影像读片从入门到精通系列

X线读片指南

范国光　杨　峰　主编

第三版

U0223993

化学工业出版社

·北京·

图书在版编目（CIP）数据

X线读片指南/范国光，杨峰主编．—3版．—北京：
化学工业出版社，2023.12
（影像读片从入门到精通系列）
ISBN 978-7-122-44169-0

Ⅰ．①X… Ⅱ．①范… ②杨… Ⅲ．①X射线诊断-指南
Ⅳ．①R814-62

中国国家版本馆 CIP 数据核字（2023）第 173496 号

责任编辑：赵玉欣　王新辉
责任校对：宋　夏
装帧设计：关　飞

出版发行：化学工业出版社
　　　　　（北京市东城区青年湖南街 13 号　邮政编码 100011）
印　　装：中煤（北京）印务有限公司
787mm×1092mm　1/16　印张 19½　字数 492 千字
2024 年 1 月北京第 3 版第 1 次印刷

购书咨询：010-64518888
售后服务：010-64518899
网　　址：http://www.cip.com.cn
凡购买本书，如有缺损质量问题，本社销售中心负责调换。

定　　价：　69.80 元　　　　　版权所有　违者必究

编写人员名单

主　　编　范国光　杨　峰

编　　者　（排名不分先后）

丁长伟（中国医科大学附属盛京医院放射科）

范国光（中国医科大学附属第一医院放射科）

侯　阳（中国医科大学附属盛京医院放射科）

胡　奕（中国医科大学附属盛京医院放射科）

林爱军（中国医科大学附属盛京医院放射科）

林　楠（中国医科大学附属盛京医院放射科）

任　莹（中国医科大学附属盛京医院放射科）

王　玉（中国医科大学附属盛京医院放射科）

杨　峰（沈阳医学院附属中心医院放射科）

李成博（中国医科大学附属第一医院放射科）

黄　鑫（中国医科大学附属第一医院放射科）

吴佳栗（中国医科大学附属第一医院放射科）

崔文卓（中国医科大学附属第一医院放射科）

李英美（中国医科大学附属第一医院放射科）

郭妙然（中国医科大学附属第一医院放射科）

李晓露（中国医科大学附属第一医院放射科）

卜书婷（中国医科大学附属第一医院放射科）

杨滨菊（中国医科大学附属第一医院放射科）

刘慧洋（中国医科大学附属第一医院放射科）

陈俞好（中国医科大学附属第一医院放射科）

赵梦婉（中国医科大学附属第一医院放射科）

王矩洲（中国医科大学附属第一医院放射科）

丛书第三版前言

随着医学影像技术日新月异的发展，医学影像已由一种临床辅助检查手段发展为临床诊断疾病的主要方法。X线、CT检查早已普及到县级基层医院，近几年基层医院也纷纷引进了MRI诊断设备，为基层医院提高疾病的诊断水平提供了可能。但另一方面，基层医师很多没有机会接受更深入的专业教育，加之多年在基层，所见病例量少，病种局限，影像读片诊断存在困难。针对这种现状，本着"贴近基层实际，提高基层影像诊断水平"的原则，我们编写了"影像读片从入门到精通系列"（分为三个分册，包括《X线读片指南》《CT读片指南》《MRI读片指南》）。

本丛书从基本理论、基本征象入手，较系统地介绍了各系统的常见病、多发病及部分少见病、罕见病的X线平片、CT、MRI表现。在编写内容方面，以医学影像学基本知识、基本理论为基础，兼顾专业技术的进展与其他相关知识，做到重点突出、深度适宜、涵盖面广、实用性强。

丛书第二版自2013年出版至今已超过8年，其间得到广大医学影像学同仁及临床医生的认可，特别是满足了基层医生工作中的实际需要。如今影像设备发展迅猛，新技术不断涌现，新指南与共识不断推出，为更新知识、丰富内容，我们启动了丛书的修订工作。

第三版在第二版的基础上，根据WHO最新疾病分类，规范了疾病的命名，增补了一些常见病及部分少见病的影像学表现，部分章节增加了影像新技术及其应用。各位编者在编写过程中联系临床实际，以实用为目的，紧扣影像科工作实践，以尽量简洁的语言写明各系统读片的共性技巧及报告书写内容和方法。在病例选择上，贴近基层实际，全面覆盖基层常见病及多发病，同时也包括一些少见病，以便于拓展影像学诊断思路。在写作方法上遵循影像读片的正常思路，以典型的图片资料为主线，以最简明的语言给出读片分析和说明。同时对一些影像相关的最新治疗和诊断技术作以简要介绍。总体来看，在丛书内容的设计上更注重理论与临床实践的紧密结合，内容丰富、实用，基本上涵盖了X线、CT及MRI诊断过程中所涉及的必备知识，既可作为基层医师的工具书，又可作为城市各大医院与医疗保健机构临床医生的参考书。

丛书在编写过程中一直得到中国医科大学附属盛京医院、附属第一医院以及业内多家医院放射科领导和专家们的支持与帮助。许多专家及同道为丛书第三版出版提出宝贵建议并为丛书无偿提供许多珍贵影像资料，在此一并表示诚挚谢意。虽几经审稿，仍难免存在疏漏、不当之处，还请各位专家、同道不吝赐教，以期再版修订时完善。

范国光于2023年1月

目录

第一章 X线诊断物理知识必读

第二章 X线诊断读片基础

第三章 头颈部疾病的X线诊断

第四章　呼吸系统疾病的 X 线诊断

第五章　循环系统疾病的 X 线诊断

第六章　骨骼肌肉系统疾病的 X 线诊断

第七章　消化系统疾病的 X 线诊断

第八章　泌尿和生殖系统疾病的 X 线诊断

第九章　乳房疾病的 X 线诊断

参考文献

X线诊断物理知识必读

一、X线产生的条件

X线产生需要3个条件：自由活动的电子群；使自由电子群高速运动；高速运动的自由电子群突然受阻。X线管的灯丝加热后，可产生自由热电子，当在X线管阴阳极之间加一个高电压时，阴极的热电子会高速冲向阳极靶，当高速运动的电子群被靶面阻挡时，约99.8%的能量转化为热能，仅不足0.2%的能量转化为X线。

二、X线的性质

（1）穿透性　X线的穿透力与X线管电压密切相关，穿透物体的程度与物体的密度和厚度相关。穿透性是X线成像的基础。

（2）荧光效应　激发荧光物质，使波长短的X线转换成波长长的可见荧光。荧光效应是进行透视检查的基础。

（3）感光效应　涂有溴化银的胶片，经X线照射后，感光而产生潜影，经显影、定影处理，产生黑白影像。感光效应是X线摄影的基础。

（4）电离效应　X线通过任何物质都可产生电离效应。电离效应是X线测量和放射治疗的基础。

三、X线成像的基本条件

X线影像形成的3个基本条件：①X线具有一定的穿透力，能穿透人体的组织结构；②被穿透的组织结构存在着密度和厚度的差别；③穿透人体以后有差别的剩余X线转变为可见的黑白对比的影像。

四、X线图像的特点

①通常用密度的高低表达影像的白与黑。②X线图像是某一部位不同密度和厚度组织结构的叠加影像。③X线影像具有放大、失真和伴影。

五、X线图像的自然对比

人体内不同组织间自然存在的密度差别所形成的X线影像的黑白对比称为自然对比，如胸部含气的肺组织与肋骨和胸壁软组织形成的对比。

六、X线图像的人工对比

人体某些部位的器官或组织间密度接近或相同，X线检查时不能形成有对比的影像，需人为引入对比剂，使之与周围的结构产生对比而显影，此时产生的对比称为人工对比。

七、X 线诊断的临床应用现状

现代成像技术如超声、CT 和 MRI 对疾病的诊断正显示出强大的优越性，但并不能完全取代 X 线检查，骨骼肌肉系统和胸部由于具备良好的天然对比，X 线检查也作为首选。泌尿系统的许多疾病主要依靠 X 线检查。在介入放射学领域，最常用的影像学技术也是 X 线检查。但对中枢神经系统，以及肝、胆、脾、胰和生殖系统疾病的诊断主要依靠超声、CT、MRI 等成像技术。

八、X 线检查中的防护

X 线照射人体会产生一定的生物效应，若超过容许辐射量，则可产生放射损伤；但随着现代 X 线设备的改进，X 线辐射量显著减少，放射损伤的可能性越来越小，因此我们既要消除不必要的疑虑或恐惧，又要重视防护问题，尤其是应重视对孕妇、小儿患者和长期接触射线的工作人员，特别是介入放射学医护人员的防护。日常工作中，应对患者选用恰当的 X 线检查方法；短期内不宜多次重复检查；孕妇（特别是妊娠早期）应尽量避免 X 线检查；对照射野相邻部位、对照射敏感的器官应用铅橡皮遮盖等措施。放射工作者应严格遵照国家有关放射卫生标准的规定制定必要的防护措施，定期监测所接受的剂量，加强自我防护。

第二章

X 线诊断读片基础

■■■ 第一节　中枢神经系统与头颈部读片基础 ■■■

一、X 线的应用价值与局限性

① 对颅骨及脊柱骨折多能明确诊断。对结核、炎症、肿瘤、先天发育异常等具有一定的诊断价值。颅内及椎管占位时 X 线平片可了解骨质结构的浸润情况。对中枢神经系统检查有很大的局限性，许多疾病的发现和定性诊断需依靠 CT、MRI 完成。

② 可显示眼眶和眶骨的改变，可用于某些先天畸形和眶内金属异物的判断。泪囊和泪道造影可用于了解泪囊的形态、大小、泪道是否阻塞及阻塞的部位和程度。

③ 显示含气鼻窦的病变。

④ 对显示中耳乳突内慢性炎症、胆脂瘤、先天发育异常与变异有一定的价值。

⑤ 用于牙齿及牙周病变、颌骨和颞下颌关节病变的观察。腮腺造影可显示腮腺导管和腺泡的情况。

⑥ 咽侧位成像可显示咽腔、咽壁情况，用于咽部炎症、腺样体肥大和咽异物的诊断。梨状隐窝造影可显示梨状隐窝结构。

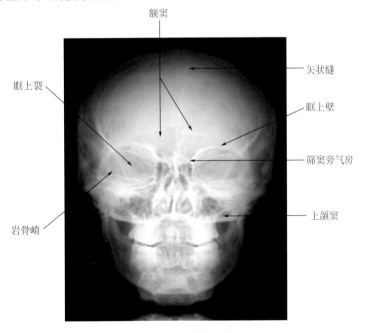

图 2-1-1　头颅正位

显示额窦、眶上裂、眶下裂、内耳道、岩骨、上颌骨、大脑镰钙化、眶上壁等结构

⑦ 颈侧位成像可显示喉部病变大体外观和范围，以及喉软骨、声门下区、颈前软组织、椎前软组织和颈椎情况。

⑧ 观察颈部气道受压、移位和变窄的情况。观察软组织内异常钙化、骨化、气体及不透 X 线异物。

二、中枢神经系统及头颈部常用投照体位正常 X 线表现

各常用投照体位正常 X 线表现见图 2-1-1～图 2-1-4。

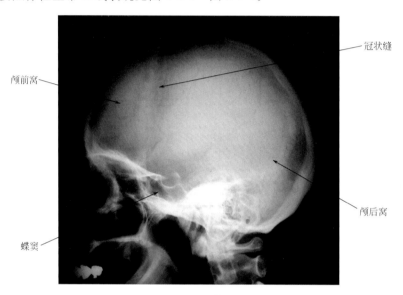

图 2-1-2　头颅侧位

显示蝶鞍、颅缝、颞骨、颅前窝、颅后窝等结构

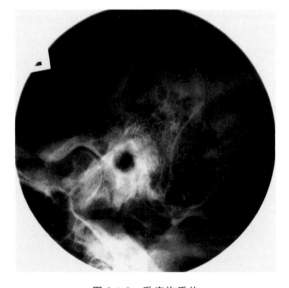

图 2-1-3　乳突许氏位

显示迷路、内耳孔、外耳孔、颌骨小头、窦硬膜角、乙状窦等结构

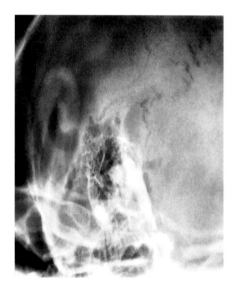

图 2-1-4　乳突梅氏位

显示外（内）听道、乳突窦、鼓室、颌骨小头、乳突蜂房等结构

第二节　呼吸系统读片基础

一、X 线的应用价值与局限性

由于胸部具有良好的天然对比，所以 X 线检查在胸部具有非常重要的应用价值，主要体现在健康普查、胸部疾病的诊断及随访等方面。胸部健康普查可以早期发现无症状或症状不明显的疾病，对多数胸部疾病可作为首选检查方法，并能做出初步诊断或明确诊断。对一些胸部疾病进行随访，可了解其演变过程，判断疗效。

X 线的应用也有一定局限性，由于前后和左右结构的重叠，一些部位小的病灶可能漏诊，如心影后、后肋膈角区、脊柱旁小病灶；对纵隔内病变不能显示；对小病灶的细微结构显示差。

二、胸片的质量控制

（1）对称性　胸部正位片要求双侧胸锁关节间隙等宽或双侧锁骨近端与对应胸椎的棘突距离相等，侧位要求双侧肋骨影重合，否则为位置不正。肩胛骨投影应在肺野之外。

（2）曝光量　合格的后前位胸片要求第 1～4 胸椎清晰可见，下部胸椎依稀可辨。左心影内可分辨出肺纹理。

（3）吸气量　成人吸气像要求膈肌位于第 6 前肋或第 10 后肋水平。

（4）标记　日期、左右、姓名、照片编号齐全、正确；无污染、无划痕和伪影。

三、肺门的组成及形态

肺门主要由肺动脉、伴行支气管及肺静脉构成。正位胸片上，肺门位于两肺中野内带第 2～5 前肋间处，左侧比右侧高 1～2cm，两侧肺门可分上、下两部。上、下部相交形成一钝角夹角，称肺门角，而相交点称肺门点，右侧显示较清楚。右下肺动脉内侧有含气的中间支气管衬托而轮廓清晰，正常成人其横径不超过 15mm。左下肺动脉由于心脏影的遮盖而不能见其全貌。侧位胸片上两侧肺门大部分重叠，右肺门略偏前。肺门的 X 线表现似一尾巴拖长的"逗号"，其前缘为上肺静脉干，后上缘为左肺动脉弓，拖长的逗号尾巴由两下肺动脉干构成。

四、胸片中易被误认为病变的结构

肋骨发育异常（颈肋、叉状肋、肋骨融合）、女性乳房、发达的胸大肌等结构都易被误认为胸内病变。应熟悉这些结构的影像，避免出现错误。

第三节　循环系统读片基础

一、X 线的应用价值与局限性

心脏及大血管位于纵隔中间，两侧为含气的肺叶，存在鲜明的自然对比，适于 X 线检查。尽管近年来，许多医学影像学新技术（包括超声心动图、多层螺旋 CT、磁共振成像及放射性核素显像）在心血管系统中的应用蓬勃发展，常规的普通 X 线检查仍以其普及率高、价格低廉、简便易行、观察肺循环敏感、准确等优势而被广泛沿用。

　　普通 X 线检查特点：①可清楚显示心脏及大血管的边缘和轮廓，可判断心脏各房室是否增大，确定房室的位置；②可动态观察各心缘和大血管的搏动状态，准确判断心功能；③可清晰显示肺循环状态，此点明显优于其他影像学检查手段；④冠状动脉造影是诊断冠状动脉病变的金标准。

　　循环系统的 X 线检查只能反映心脏的外形轮廓，分析各房室大小需要一定的经验，对评价心内情况、瓣膜活动、血流情况及瓣环打开程度有很大的局限性。

二、心脏透视检查

　　心脏普通 X 线检查主要包括透视和 X 线摄片。其中透视可通过患者转动体位，动态观察心脏、大血管轮廓及搏动情况，可校正因胸廓畸形、体位不正或吸气不足（尤其是婴幼儿）造成的 X 线片上心脏、大血管影像的失真；但由于其影像清晰度较差，不能留下客观记录以供分析和复查对比，同时其结果受透视者经验的限制较大，病人接受射线量大，一般作为辅助方法，补充 X 线摄片的某些不足，有选择地应用。

三、心脏大血管 X 线摄片的常规体位及投照

　　心脏大血管的 X 线摄片包括 4 种常规体位，分别是后前位、右前斜位、左前斜位和左侧位。传统上常将前 3 种体位联合应用，称为心脏三位像。

　　（1）心脏远达正位（后前位）像　为减小心影的放大率所致的失真，采用 X 线管球至片盒距离为 2m 的后前位投照，称为心脏远达片。一般在平静吸气下屏气投照为宜。远达片心影的放大率不超过 5%，可用于心脏径线的测量。

　　（2）右前斜位像　右胸前旋，身体冠状面与片盒成 45°投照。经常联合食管吞钡检查，观察左心房增大对食管的压迫和食管的移位。另外，此体位是观察右心室及肺动脉圆锥的重要体位。

　　（3）左前斜位像　左胸前旋，身体冠状面与片盒成 60°投照，是观察主动脉全貌和分析左、右心室和右心房增大的重要体位。

　　（4）左侧位像　是观察胸廓畸形如漏斗胸、鸡胸、桶状胸、直背综合征，观察主动脉瘤及纵隔肿物较适宜的体位。可同时应用食管吞钡，观察左心房增大情况。肺心病的检查也常应用侧位。

四、正常心脏 X 线摄片各体位影像特点

　　（1）心脏远达后前位像（图 2-3-1）　左心缘由三段组成。上段呈球形凸出的为主动脉结；中段由主肺动脉干外缘构成，称肺动脉段，可呈平直线或略有凸凹；下段最大，由左心室构成，有时左心耳可在其上端投影，与左心室段不易分开，左心室的左下端为心尖部，中年以上者在心尖外侧常可见三角形、密度较低的心包脂肪垫。右心缘分为上、下两段，两者之间有浅的切迹，下段由右心房构成，上段为上腔静脉及升主动脉的复合投影。右心缘与膈的交角为心膈角，有时此处可见垂直略向右倾斜的下腔静脉影。

　　（2）右前斜位像（图 2-3-2）　心前缘自上而下为升主动脉、肺动脉干和右心室漏斗部（或圆锥部），下段大部分为右心室段，仅膈上的一小部分为左心室心尖部。心后缘上段为升主动脉后缘、主动脉弓部、气管及上腔静脉重叠组成；下段由心房构成，上部较长段为左心房；略呈弧形，膈上的小部分为右心房，有时于后心膈角处可见向下后斜行的下腔静脉影。降主动脉和食管位于心后缘与脊柱间的心后间隙，后者与左心房后缘相邻。

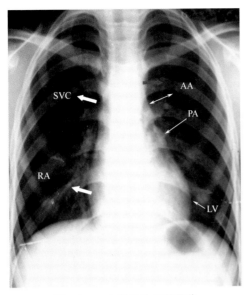

图 2-3-1 心脏远达后前位像

SVC—上腔静脉；AA—主动脉；RA—右心房；
PA—肺动脉；LV—左心室

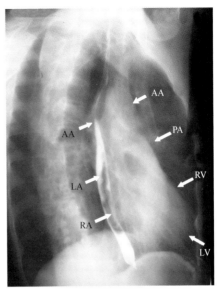

图 2-3-2 心脏右前斜位像

AA—主动脉；PA—肺动脉；RV—右心室；
LV—左心室；LA—左心房；RA—右心房

（3）左前斜位像（图 2-3-3） 心前缘上段主要由升主动脉构成并略向前凸隆，右心耳位于两者之间，成一斜行弧影。心后缘与脊柱分开，分为上、下两段，上段主要为血管结构，上部是展开的主动脉弓，弓下的透明区称主动脉窗，其中有气管杈、左主支气管及其伴行的左肺动脉；下段为房室阴影，其上缘一小部分为左心房，其下大部分为向后膨凸的左心室。左心室段的下端常可见一切迹即室间沟，为左、右心室分界的重要标志，深吸气位或悬垂型心脏更容易见到。降主动脉自弓部向下垂行于心后间隙内或与脊柱相重。心膈面后缘常可见一斜行带状阴影，为下腔静脉。心前缘与胸壁之间有一自上而下的斜行、长方形间隙，称心前间隙。

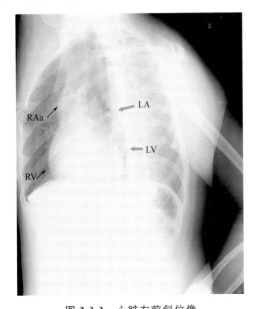

图 2-3-3 心脏左前斜位像

LA—左心房；LV—左心室；RV—右心室；RAa—右心耳

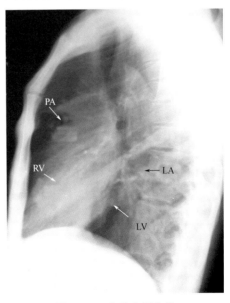

图 2-3-4 心脏左侧位像

PA—肺动脉；RV—右心室；LV—左心室；LA—左心房

(4）左侧位像（图 2-3-4） 心脏大血管居中偏前，自心尖到心底由前下向后上倾斜。心前缘与胸骨间的倒三角形的透明区称心前间隙或胸骨后间隙。心前缘下段为右心室，其上部的漏斗部与向后并略向上伸延的肺动脉干相连。升主动脉在肺动脉上方，几乎垂直走行或略向前膨隆。心后缘上段一小部分为左心房，大部分为轻度后凸的左心室，两者无明确分界。主动脉窗内于气管杈前缘可见圆形影，为右肺动脉的横断面，其下为右肺动脉，左肺动脉在左主支气管上缘后下行并分支。降主动脉走行在心后间隙内。

五、右前斜位片与左前斜位片的区别

见表 2-3-1。

表 2-3-1 右前斜位片与左前斜位片对比

项 目	右前斜位（RAO）	左前斜位（LAO）
心影形态	斜卵形、梨形	烧瓶形、立卵形
主动脉弓	重叠	展开
心前间隙	倒置三角形	长方形或平行四边形
心长轴	与脊柱成角	与脊柱平行
胃泡	位于脊柱前方	与脊柱重叠或位于其后方

六、正常心影的形态

（1）垂位心 一般见于瘦长体型者，胸廓狭长，膈低位，心影狭长，心脏轴线与膈夹角 $\alpha > 45°$，心膈面小，心胸比也常小于 0.5，甚至可达 0.3 左右 [图 2-3-5（A）]。

（2）横位心 见于肥胖体型者，胸廓短而宽，膈高位，心脏横居于膈上，心脏轴线与膈夹角 $\alpha < 45°$，心膈面增大，心胸比大于 0.5 [图 2-3-5（B）]。

（3）斜位心 又称中间型心脏，见于体格适中或健壮者，胸廓宽高适中，心膈面适中，心脏轴线与膈夹角 α 约 45°，心胸比 0.5 左右 [图 2-3-5（C）]。

七、肺纹理及其构成

肺纹理为自肺门向外放射呈树枝状分布的阴影，由肺动脉、肺静脉、支气管分支和淋巴管等构成（图 2-3-6），因此也称支气管-血管纹理。肺野中外带的肺纹理主要为肺动脉分支的投影，肺野内带同时可见肺静脉和支气管分支的投影。肺动脉分支与支气管分支相伴行，自肺门向外成比例地逐渐变细，边缘光滑，至肺野外围几乎不能辨认。

八、心胸比的测量方法

自左、右心缘至体中线的最大距离分别为 T_2 和 T_1，$T_2 + T_1 =$ 心脏横径。心脏横径与胸廓横径（右膈顶水平胸廓的内径）之比即为心胸比（图 2-3-7）。国内外普遍认为 0.5 是成人心胸比的正常上限。0.51～0.55 为轻度增大，0.56～0.60 为中度增大，0.6 以上为重度增大。婴幼儿心胸比应 ≤0.55。心胸比受膈位置的影响较大，但因测量方法简便，成人、儿童均适用，仍为目前国内外最常用的心脏测量方法。

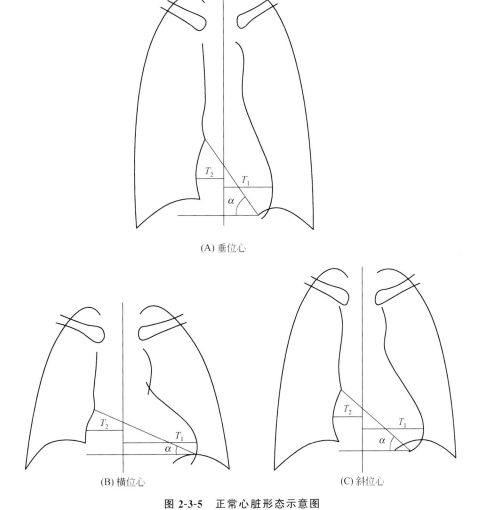

(A) 垂位心

(B) 横位心   (C) 斜位心

图 2-3-5 正常心脏形态示意图

自左、右心缘至体中线的最大距离分别为 T_2 和 T_1，T_2+T_1＝心脏横径；心脏轴线与膈的夹角为 α

九、心影外形变化

由于心脏、大血管的选择性或非对称性扩张以及心脏旋转等因素，可使心影外形呈多种不同的变化，主要归纳为以下几种类型。

（1）二尖瓣型心 主要特征为主动脉结小，肺动脉段凸出及心尖圆钝。通常反映右心负荷加重为主的心腔变化，常见于二尖瓣疾病、房间隔缺损、肺动脉瓣狭窄、肺动脉高压和肺源性心脏病（肺心病）等［图 2-3-8（A）］。

（2）主动脉型心 主要特征是主动脉结增宽、肺动脉段凹陷及心尖下移。通常反映左心负荷加重为主的心腔变化，常见于主动脉瓣疾患、高血压、冠心病或心肌病等［图 2-3-8（B）］。

（3）靴型心 主要特征是主动脉结增宽，心腰凹陷，心尖圆隆上翘。通常反映右心室流出道或肺动脉狭窄所导致的右心室增大，常见于法洛四联症［图 2-3-8（C）］。

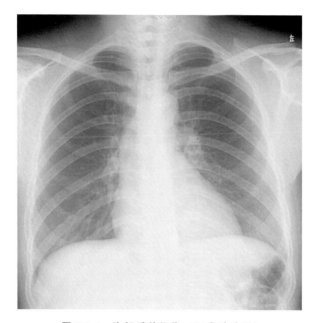

图 2-3-6　胸部后前位像（正常肺纹理）

正常肺纹理由肺门向外呈树枝状分布，内中带纹理较多，外带纹理细小，下肺纹理多于上肺纹理

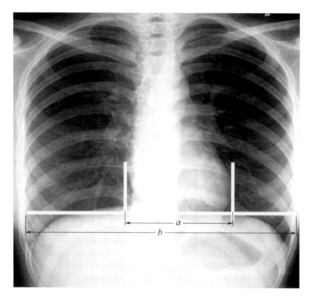

图 2-3-7　心胸比测量方法示意图

心胸比为心脏横径（a）与胸廓横径（b）之比

（4）普大型心　心脏比较均匀地向两侧增大，肺动脉段平直，为左、右两侧负荷增加的心腔变化，或为心包病变等心外因素所致，常见于心包、心肌损害或以右心房增大较著的疾病［图 2-3-8（D）］。

（5）其他　如"8"字心，见于心上型完全性肺静脉异位引流；心影不大，右弧分界不清或变直；怪异型心或分叶状心影则主要见于缩窄性心包炎［如图 2-3-8（E）所示，双侧心缘平直，以右侧为著，心包可见蛋壳样钙化］和心脏肿瘤。

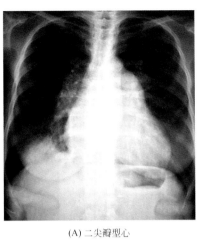

(A) 二尖瓣型心

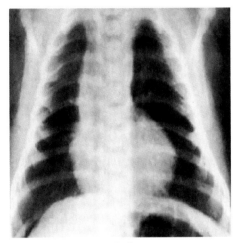

(C) 靴型心

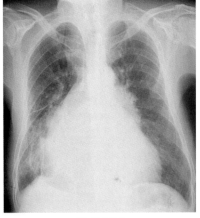

(D) 普大型心

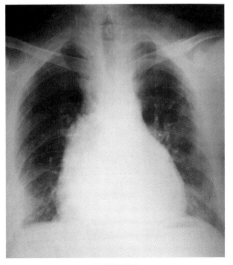

(E) 怪异型心

图 2-3-8　心影外形变化

十、先天性心脏位置异常

　　心脏位置的基本类型主要由心脏轴线的方向和内脏位置决定。心脏异位是由于胚胎发育期心脏本身的弯曲、旋转异常所致（图2-3-9）。心脏位置、房室连接及心脏与内脏位置的关系见表2-3-2。

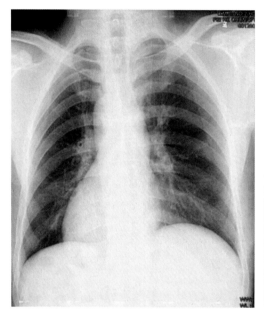

(A) 镜面右位心
心脏轴线右位，心尖位于右侧，内脏转位，
胃泡居右膈下

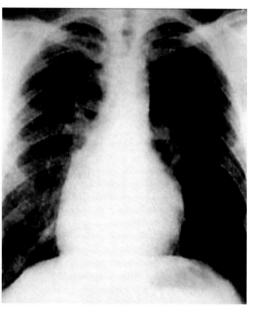

(B) 右旋心
心脏轴线右位，心尖位于右侧，内脏位置正常

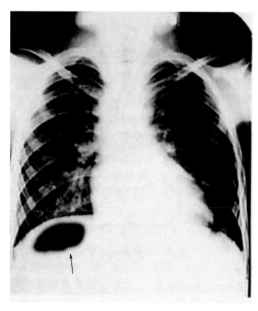

(C) 左旋心
箭头所指为胃泡，心脏在左胸腔内，
心尖指向左前方，但肝、胃位置互换

图 2-3-9　心脏位置异常

表 2-3-2　心脏位置

类　　型	心脏轴线	内脏位置	房室位置	心脏畸形
正常左位心	左位	正常位	正常	很少
镜面右位心	右位	转位	镜面	很少
右旋心	右位	正常位	心室转位	70%～80%
左旋心	左位	转位或异位	心房转位	绝大多数
中位心	居中	正常或转位	正常或转位	较多

十一、心脏房室增大的 X 线征象

1. 左心房增大

先向后、向上继之向左右扩大，常见于动脉导管未闭、室间隔缺损、左心衰竭，观察左心房增大的最敏感体位为右前斜位及左侧位（图 2-3-10）。

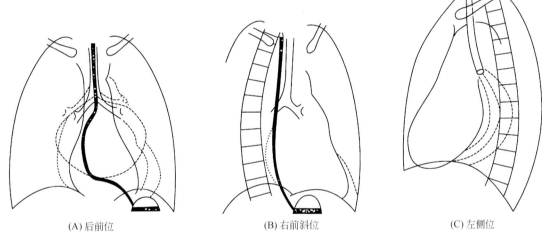

(A) 后前位　　　　　　　　(B) 右前斜位　　　　　　　　(C) 左侧位

图 2-3-10　不同体位左心房增大模式图

（1）后前位

① 心底部双重密度影。

② 左心房向右扩展与右心房一起构成右心缘，称为"双房边缘征"或"双边征"（图 2-3-11、图 2-3-12）。

③ 左心耳凸出构成左心缘第三弓，居肺动脉干下方（图 2-3-11、图 2-3-12）。

④ 气管分杈角度开大，为左心房增大后期出现的征象（图 2-3-12、图 2-3-13）。

（2）右前斜位与左侧位吞钡　食管中、下段受压移位，按其受压移位程度可分为 3 度（图 2-3-14）。

① Ⅰ度：食管前缘受压，无整体移位。

② Ⅱ度：食管受压后移，未超过脊柱前缘。

③ Ⅲ度：食管明显受压移位，超过脊柱前缘。

（3）左前斜位

① 心后缘上段隆凸，左主支气管受压抬高（图 2-3-15）。

② 主动脉窗变小。

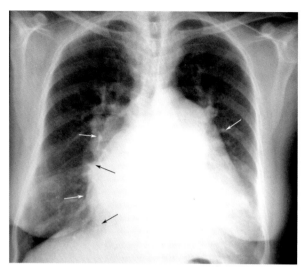

图 2-3-11 左心房增大（心脏远达后前位像）

左心房增大，心底部密度增浓，右心缘可见"双边征"（——），左心缘可见第三弓即左心耳凸出

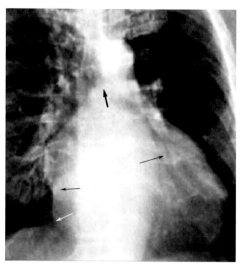

图 2-3-12 左心房增大
（心脏远达后前位像，高千伏摄影）

左心房增大，导致气管分杈角度增大（➡），
左心缘见左心耳凸出，右心缘可见"双边征"（——）

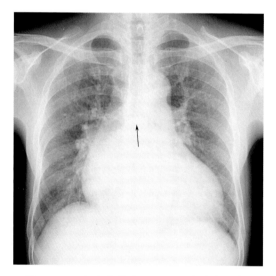

图 2-3-13 左心房增大（心脏远达后前位像）
左心房增大致气管分杈角度开大（——）

2. 右心房增大

先向前上继之向后下扩大，常见于房间隔缺损、三尖瓣病变、肺静脉畸形引流、右心衰。显示右心房增大最敏感的体位为左前斜位（图 2-3-16）。

（1）后前位

① 右心房段向右上方膨凸（图 2-3-17）。

② 右心房高/全心高＞0.5。

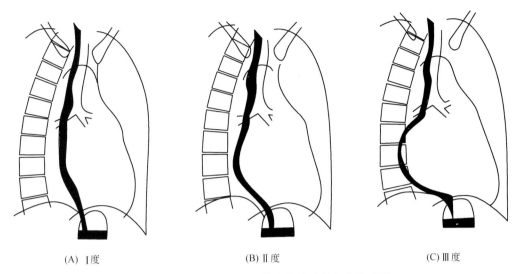

(A) Ⅰ度　　　　　　　　　　　　(B) Ⅱ度　　　　　　　　　　　　(C) Ⅲ度

图 2-3-14　右前斜位吞钡检查食管受压分度模式图

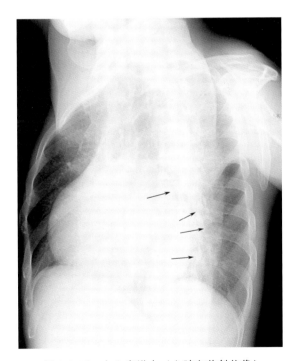

图 2-3-15　左心房增大（心脏左前斜位像）

左心房增大，主动脉窗变小，左主支气管受压抬高（➡）

（2）左前斜位

① 右心房段（耳部）向上和（或）向下延长。

② 右心房与右心室间出现"成角现象"（图 2-3-18）。

（3）右前斜位　心后缘向后下膨凸，与食管无关，心后间隙变小（图 2-3-19）。

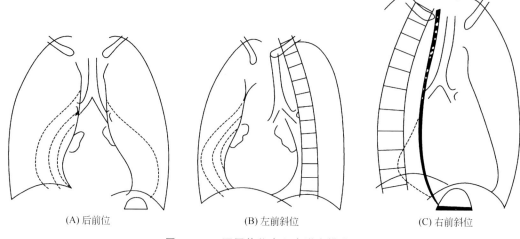

(A) 后前位　　　　　　　　　(B) 左前斜位　　　　　　　　　(C) 右前斜位

图 2-3-16　不同体位右心房增大模式图

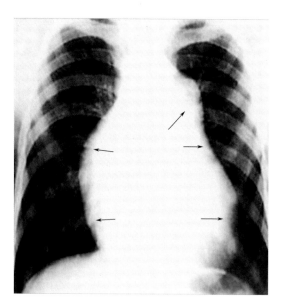

图 2-3-17　右心房增大（心脏远达后前位像）

右心房增大，心影呈二尖瓣型，主动脉结小，肺动脉段凸出，心尖圆钝，右心房段向上、向右膨突（——）

3. 左心室增大

先向左下继之向后扩大，常见于高血压性心脏病、主动脉瓣关闭不全、二尖瓣关闭不全、动脉导管未闭等。观察左心室增大最敏感的体位是左前斜位及左侧位（图 2-3-20）。

（1）后前位

① 心影呈"主动脉型"，心腰凹陷，左心缘下段延长，向左下膨凸（图 2-3-21）。

② 心尖向下移位，相反搏动点上移。

（2）左前斜位

① 心后缘下段向后下膨凸，与脊柱重叠（图 2-3-22）。

② 室间沟向前下移位。

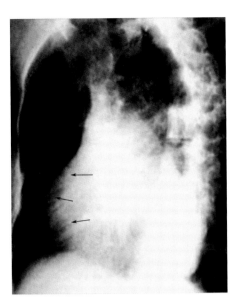

图 2-3-18　右心房增大（心脏左前斜位像）
　　右心房增大，心前缘右心房段向上、向下延伸，与右心室段形成"成角现象"（——➤）

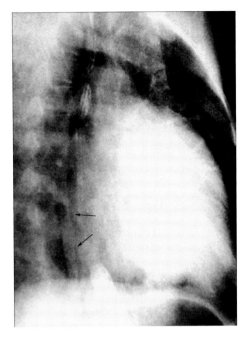

图 2-3-19　右心房增大（心脏右前斜位像）
　　右心房增大，心后缘下段膨空，心后间隙缩小（——➤）

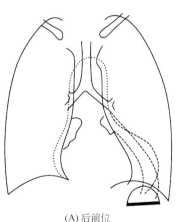

(A) 后前位

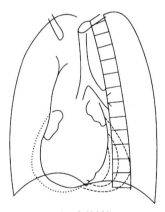

(B) 左前斜位

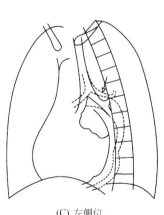

(C) 左侧位

图 2-3-20　不同体位左心室增大模式图

（3）右前斜位　心前间隙下部变小，心前缘下段前凸（图 2-3-23）。

（4）左侧位　心后缘下段向后下膨凸超过下腔静脉后缘 15mm（图 2-3-24）。

4. 右心室增大

　　先向前继之向左上，然后向后扩大，常见于二尖瓣狭窄、肺动脉瓣狭窄、房间隔缺损、法洛四联症，观察右心室增大最敏感的体位为左前斜位和左侧位，早期仅有肺动脉圆锥扩张时可在右前斜位上观察（图 2-3-25）。

（1）后前位

① 心脏向两侧扩大，心尖圆隆上翘（图 2-3-26）。

② 主动脉结小，肺动脉段凸出或饱满，相反搏动点下移。

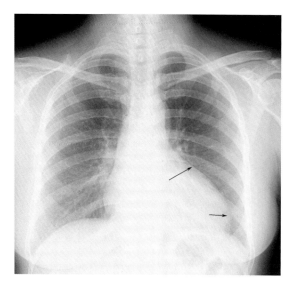

图 2-3-21 左心室增大（心脏远达后前位像）

左心室增大，心影呈主动脉型，主动脉结略增宽，心腰凹陷，左心室段向左下膨凸，心尖下移（———）

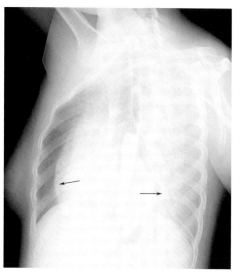

图 2-3-22 左心室增大（心脏左前斜位像）

左心室增大，心后缘下段向后下膨凸，与脊柱重叠，心后间隙消失（———）

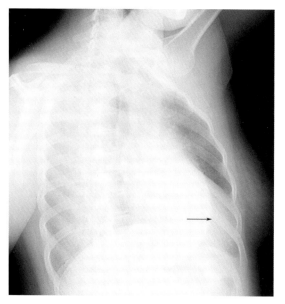

图 2-3-23 左心室增大（心脏右前斜位像）

左心室增大，心前缘下段前凸，心前间隙下部变小（———）

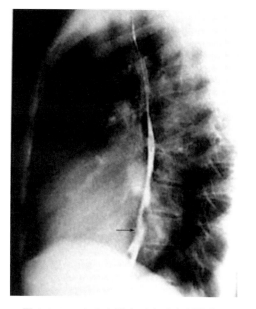

图 2-3-24 左心室增大（心脏左侧位像）

左心室增大，心后缘下段向后下膨凸，心后间隙消失（———）

（2）左前斜位

① 心前缘下段前凸，心前间隙变小（图 2-3-27）。

② 心膈面延长，室间沟向后上移位。

（3）右前斜位

① 心前间隙变小。

② 肺动脉圆锥明显前凸（＞10mm）（图 2-3-28）。

（4）左侧位 心前缘前凸，与胸骨接触面增大（图 2-3-29）。

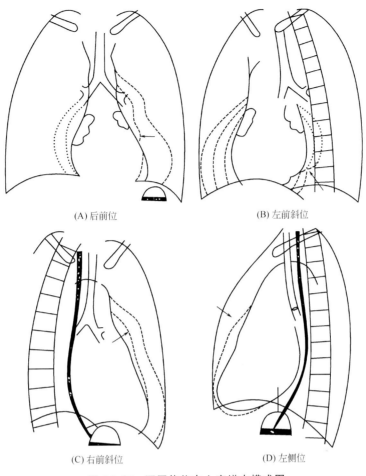

(A) 后前位　　　　　　　　　　　　(B) 左前斜位

(C) 右前斜位　　　　　　　　　　　(D) 左侧位

图 2-3-25　不同体位右心室增大模式图

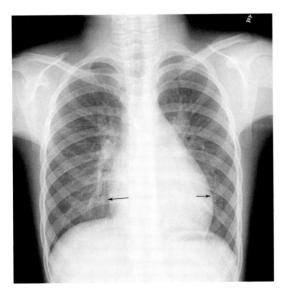

图 2-3-26　右心室增大（心脏远达后前位像）

右心室增大，心脏向两侧扩大，心尖圆隆上翘（————➤）

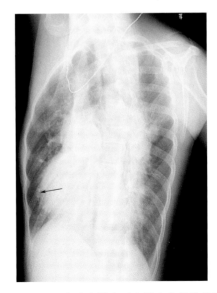

图 2-3-27　右心室增大（心脏左前斜位像）

右心室增大，心前缘下段前凸，心前间隙变小（————➤）

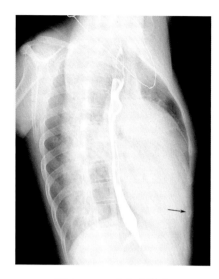

图 2-3-28　右心室增大
（心脏右前斜位像）

右心室增大，心前缘右心室段明显前凸，
肺动脉圆锥凸出，心前间隙下部消失（——→）

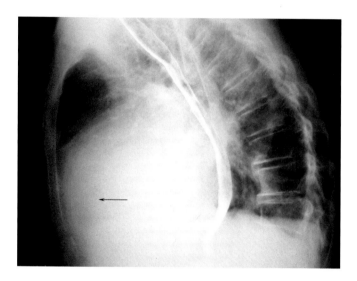

图 2-3-29　右心室增大（心脏左侧位像）

右心室增大，心前缘前凸，与胸骨接触面增大（——→）

十二、肺循环异常的类型

肺循环异常可分为肺血增多、肺血减少、肺淤血、肺水肿及肺动脉高压等。

1. 肺血增多

肺血增多即肺充血，指肺动脉血流量异常增多。X线表现：①肺纹理增粗、增多；②肺动脉段凸出，肺门血管扩张，成人右下肺动脉干横径＞1.5cm，幼儿横径大于胸锁关节水平气管的横径，血管边缘清晰，透视下可见"肺门舞蹈"（即肺门与肺动脉干搏动明显增强）；③肺野透过度正常（图 2-3-30、图 2-3-31）。常见于左向右分流型先天性心脏病（先心病）、甲状腺功能亢进症（甲亢）、贫血等心排血量增加的疾病。

2. 肺血减少

肺血减少即肺动脉血流量的异常减少。X线表现：①肺纹理纤细、稀疏；②肺门动脉正常或缩小，肺动脉段凸出、平直或凹陷，透视下肺门搏动减弱；③肺野透过度增高；④严重肺血减少时，正常肺门影消失，代之以粗乱网状纹理，为体动脉侧支循环形成（图 2-3-32、图 2-3-33）。常见于右心排血受阻或兼有右向左分流（肺动脉狭窄、法洛四联症）的病变、三尖瓣或肺动脉瓣闭锁，肺动脉阻力增高，肺动脉分支狭窄、栓塞等。

3. 肺淤血

肺静脉回流受阻导致血液在肺内瘀滞，称为肺淤血。X线表现：①上肺静脉扩张，下肺静脉正常或缩小，肺血重新分配；②肺门影增大，主要是上部的静脉扩张，边缘模糊；③肺纹理增多，边缘模糊；④肺野透过度降低（图 2-3-34、图 2-3-35）。常见于左心房阻力增加的疾病，如二尖瓣狭窄、左房内肿瘤等；左室阻力增加的疾病，如主动脉瓣狭窄、高血压以及各种病因所致的左心衰竭；各种造成肺静脉阻力增加的疾病，如各种先天、后天疾病所致的肺静脉狭窄、阻塞等。

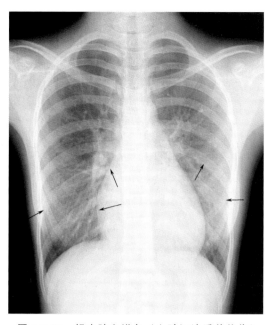

图 2-3-30　轻度肺血增多（心脏远达后前位像）
　　双肺透过度正常，肺纹理增多增粗（——），肺门影增大，肺动脉段略凸出，心尖圆隆，右心室增大为主

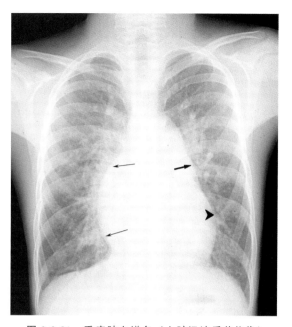

图 2-3-31　重度肺血增多（心脏远达后前位像）
　　双肺透过度正常，肺纹理明显增多增粗，肺门影明显增大，肺动脉段凸出（——），心尖圆隆（▶），右心房段向右、向上膨隆，右心房、右心室增大为主（——）

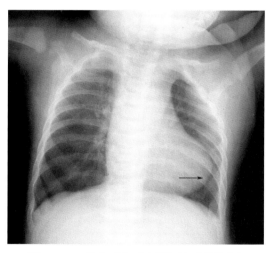

图 2-3-32　肺血减少（心脏远达后前位像）
　　双肺野透过度增强，肺纹理细小、稀疏，靴型心（——），肺门影小

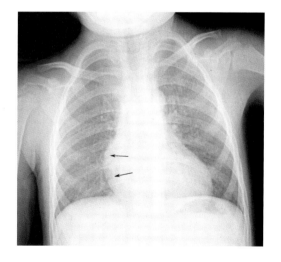

图 2-3-33　重度肺血减少（心脏远达后前位像）
　　无正常肺门结构，双侧肺野内带见粗乱网状纹理（为体动脉侧支循环形成），心尖圆隆，右心房段膨隆（——）

4. 肺水肿

　　肺毛细血管内液体大量渗入肺间质和（或）肺泡称为肺水肿。肺毛细血管-肺静脉压超过 1.3kPa（10mmHg）即为肺静脉高压，一般超过 3.3kPa（25mmHg）血浆即可外渗而引起间质性肺水肿以至肺泡性肺水肿，严重者可升高达 6.0kPa（45mmHg）。随着肺静脉高压程度的加重，按渗出部位不同可将肺水肿分为间质性肺水肿和肺泡性肺水肿。

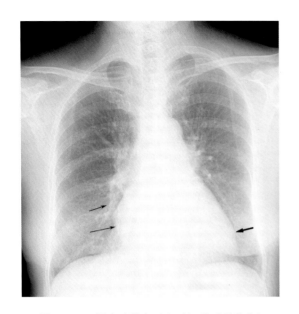

图 2-3-34 轻度肺淤血（心脏远达后前位像）

　　肺野透过度略降低，上肺静脉扩张，下肺静脉缩小；肺纹理增多，边缘模糊，左心室段向左下延伸（━→），右心缘可见"双边征"（──→），提示左心系统增大

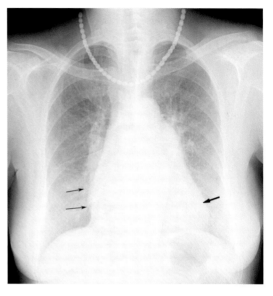

图 2-3-35 肺淤血（心脏远达后前位像）

　　肺野透过度降低，双肺静脉扩张，呈"鹿角征"，肺纹理增多，边缘模糊，肺门增大、边缘模糊，左心室段下延（━→），心膈面增宽，右心缘见"双边征"（──→），提示左心房及两心室增大

　　（1）间质性肺水肿　在肺淤血的基础上，出现各种间隔线。其病理基础为不同部位肺泡间隔水肿增厚的投影。①Kerley B 线：肋膈角区长 2～3cm、宽 1～3mm 的水平线影，见于二尖瓣狭窄、慢性左心衰竭。②Kerley A 线：肋膈角区长 5～6cm、宽 0.5～1mm 的线状影，自肺外围斜向肺门，见于急性左心衰竭。③Kerley C 线：两下肺野网格样或蜂窝状影。见于肺静脉压明显增高，较少见。④胸膜下和胸腔少量积液（图 2-3-36～图 2-3-39）。

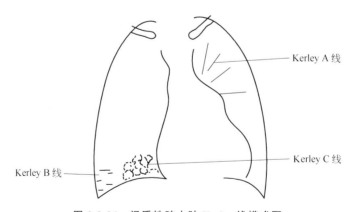

图 2-3-36　间质性肺水肿 Kerley 线模式图

　　（2）肺泡性肺水肿　当肺静脉压达到 25～30mmHg，血浆外渗至肺泡，形成肺泡性肺水肿，常与间质性肺水肿并存。X线表现：①广泛分布的斑片状边缘模糊阴影，密度较低；②以肺门为中心的"蝶翼"状阴影为其典型表现（"蝶翼征"）；③也可为单侧片状影；④对症治疗，阴影变化迅速（图 2-3-40、图 2-3-41）。多见于急性左心衰竭和尿毒症。

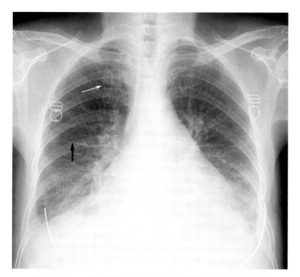

图 2-3-37 间质性肺水肿（心脏远达后前位像）

双肺上叶多发自肺门斜向外上方走行的线状影（Kerley A 线）（——➤）。右侧水平裂增厚（为少量积液所致）（——➤）

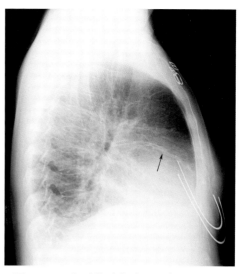

图 2-3-38 间质性肺水肿（心脏左侧位像）

上肺前段少量斜行细线状影（Kerley A 线），（——➤），水平裂增厚

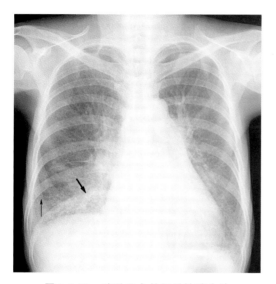

图 2-3-39 肺淤血合并间质性肺水肿
（心脏远达后前位像）

肺野透过度降低，双上肺静脉扩张，双下肺 Kerley C 线内带心缘旁见网格状阴影（——➤），双侧肋膈角区见垂直胸壁分布的多发线状影（Kerley B 线），（——➤）

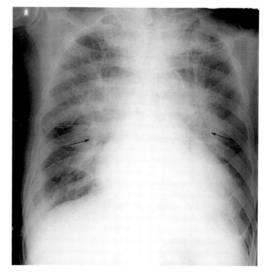

图 2-3-40 心衰伴肺泡性肺水肿
（心脏远达后前位像）

双肺透过度明显减低，双侧肺门周围可见对称分布的模糊斑片状影，出现"蝶翼征"（——➤）。心影增大，左心室为主

5. 肺动脉高压

肺动脉收缩压大于 30mmHg 或平均压大于 20mmHg 称为肺动脉高压。由肺充血引起者称为高流量性肺动脉高压；继发于肺内小血管痉挛或狭窄导致的肺静脉循环阻力增大，称为阻塞性肺动脉高压；另外，肺静脉高压晚期也可导致继发性肺动脉高压。X 线表现：①中心肺动脉扩张，外围分支亦成比例扩张，为高流量性肺动脉高压；②肺门动脉显著扩张，而肺动脉外围分支变细，"肺门截断"呈"残根征"，为阻塞性肺动脉高压；③均有右心室增大；

④透视下可见"肺门舞蹈"（图 2-3-42～图 2-3-44）。常见于肺动脉血流量增多、肺小动脉阻力增加的胸肺疾病或为肺静脉高压的后果。

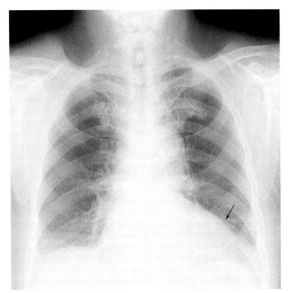

图 2-3-41 心衰纠正后（心脏远达后前位像）

图 2-3-40 病例心衰纠正后。肺内斑片状影迅速消失，肺野透过度正常，心影较前缩小，左心室大（——）

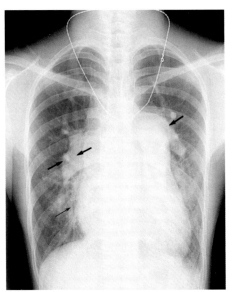

图 2-3-42 肺动脉高压（心脏远达后前位像）

双肺透过度正常，中心肺动脉扩张，外围分支亦成比例扩张，肺动脉段显著凸出（——），右心室增大（——）

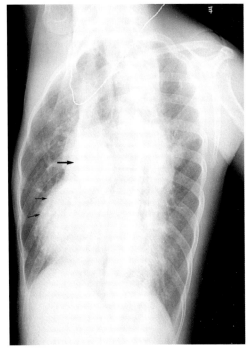

图 2-3-43 肺动脉高压（心脏左前斜位像）

肺动脉轴位管径增粗（——），心前缘下段向前膨凸（——），提示右心室增大

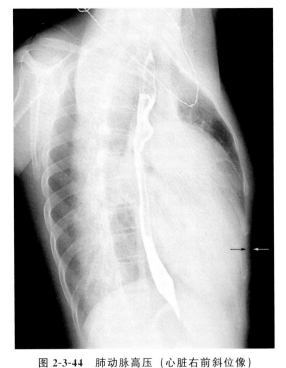

图 2-3-44 肺动脉高压（心脏右前斜位像）

心前缘右心室段明显前凸，肺动脉圆锥凸出，心前间隙下部消失（——）

■■■ 第四节　腹部读片基础 ■■■

一、X 线的应用价值与局限性

① 胃肠道的 X 线检查具有方法简便、经济实用、成像清晰、形态与功能并见等特点，是胃肠道影像学诊断中最基本、应用最广泛的方法。

② 肝血管造影在介入放射学中评价肿瘤等病变的血供情况方面的应用较多。经皮穿刺肝胆道成像（PTC）或内镜逆行胰胆管造影（ERCP）对结石、肿瘤的诊断有一定价值。腹部平片可显示腹部的阳性结石数目及大小，但对肝、胆、脾、胰等实质性器官的检查价值有限。

③ 肾排尿期膀胱尿道造影既可显示泌尿系统的解剖学形态，又可判断肾排泄功能，目前它仍然是泌尿系统疾病最常用的检查方法，但对肾实质内病变的发现和定性存在局限性。

④ 子宫输卵管造影主要用于子宫、输卵管炎性病变和子宫先天畸形的诊断，对于肿瘤性病变无价值。

二、食管充盈相、黏膜相及压迹

食管情况要通过充盈相和黏膜相来观察，充盈相食管轮廓光滑整齐，宽度可达 2～3cm；管壁柔软，伸缩自如（图 2-4-1）。黏膜相表现为数条纵行、相互平行的纤细条状阴影。正位中线偏左，左前斜位是观察食管的常规体位，其前缘自上而下 3 个压迹分别为主动脉弓压迹、左主支气管压迹和左心房压迹。

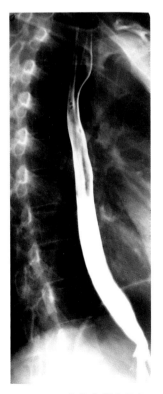

图 2-4-1　食管造影充盈相

三、胃肠形态与分区

1. 胃

胃按照形状可分为 4 种类型（图 2-4-2）。①牛角型：胃角不明显，上宽下窄，形如牛角。②钩型：胃角明显，形如鱼钩，位置中等。③瀑布型：胃底大，呈囊袋状后倾，胃泡大，胃体小，张力高。④无力型：位置低，张力低，胃腔上窄下宽如水袋状，胃下极位于髂嵴水平以下。

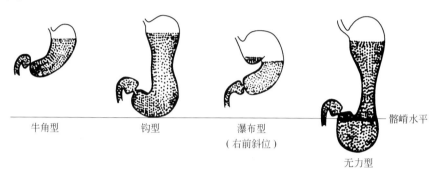

图 2-4-2　正常胃分型

胃的解剖结构包括贲门部、胃底部、胃体部、胃窦部四个部分；胃的轮廓分为大弯侧、小弯侧。胃的轮廓在小弯侧及胃窦大弯侧光滑整齐，胃体大弯侧呈锯齿状。胃的黏膜皱襞显示为条状透亮影，在小弯侧皱襞平行整齐，一般 3～5 条，大弯侧斜行、横行，呈现不规则

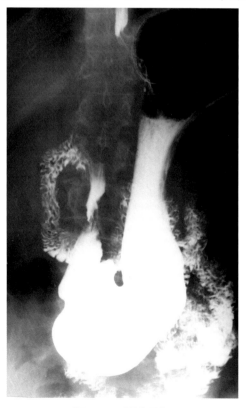

图 2-4-3　胃充盈相

锯齿状。双对比造影能显示黏膜皱襞的微细结构，即胃小区、胃小沟。正常胃小区 1～3mm，为圆形、椭圆形或多角形的大小相似的小隆起，呈细网眼状。胃小沟粗细一致，轮廓整齐，密度淡而均匀，宽约 1mm 以下（图 2-4-3～图 2-4-5）。

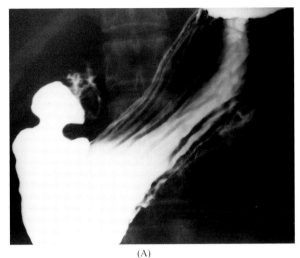

(A)

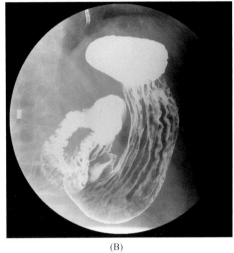

(B)

图 2-4-4　胃黏膜相

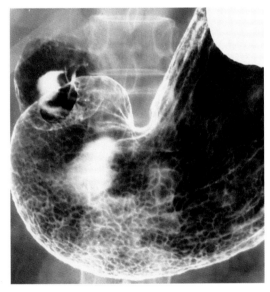

图 2-4-5　胃双对比相

清楚显示胃窦区胃小区和胃小沟

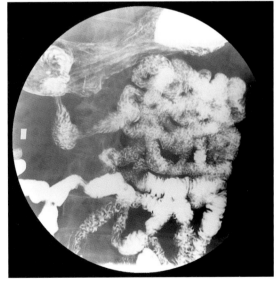

图 2-4-6　小肠造影

显示空、回肠黏膜形态及分布

2. 十二指肠

全程呈 C 形，分为球部、降部、水平部和升部。低张造影时，其管径可增宽 1 倍。黏膜皱襞纵行、平行。

3. 小肠

小肠分为空肠和回肠。空肠大部位于左上中腹，蠕动活跃，皱襞显示为羽毛状或雪花状影像。回肠皱襞少而浅，常显示为充盈相（图 2-4-6）。

4. 大肠

大肠分为盲肠、升结肠、横结肠、降结肠、乙状结肠和直肠。大肠的长度和宽度随肠管充盈状态及张力有所不同（图 2-4-7）。

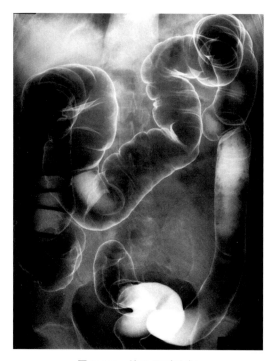

图 2-4-7 结肠双对比相

四、泌尿系统形态

正常肾盂、肾盏、输尿管形态见图 2-4-8（A）；正常尿道、膀胱形态见图 2-4-8（B）。

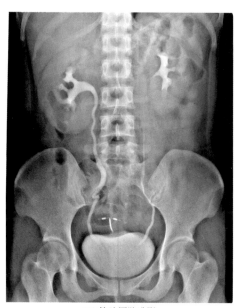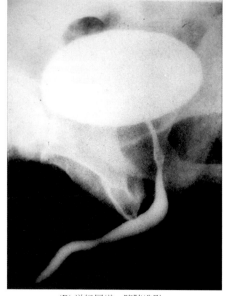

(A) 静脉尿路造影 　　　　(B) 逆行尿道、膀胱造影

图 2-4-8 泌尿系统造影正常 X 线表现

■■■ 第五节 骨骼肌肉系统读片基础 ■■■

一、X 线的应用价值与局限性

骨组织本身的皮质、松质和髓腔之间具有足够的对比度，同时骨组织与周围软组织也有良好的对比，因此骨关节的 X 线平片具有较高的空间分辨率，可以用来发现病变、明确病变范围和程度，并可对许多病变做出定性诊断。X 线检查是骨骼系统影像学检查中的首选方法。

由于各种软组织之间缺乏良好的天然对比，故在肌肉病变的诊断中 X 线的应用受到限制。

二、骨骼 X 线摄片的基本要求

① 任何部位（包括四肢长骨、关节和脊柱）都要摄正位、侧位两种体位像，某些部位还要加摄斜位、切线位和轴位等。

② 摄片应包括周围软组织；四肢长骨要包括邻近的一个关节；脊柱要包括相邻部位，如腰椎像应包括下部胸椎，以便确认腰椎序数。

③ 两侧对称的骨关节，单侧病变症状和体征较轻者，X 线改变不明显时，应在同一技术条件下加摄对侧，用于对照。

三、认识和掌握骨骼肌肉系统基本病变的影像学表现对诊断的重要性

骨骼肌肉系统不同疾病的病理改变反映在 X 线图像上大多可概括为一些基本表现，包括骨质疏松、软化、破坏、增生硬化、坏死、骨膜增生、矿物质沉积、骨骼变形及软组织改变等。虽然这些基本表现对定性诊断多无特征性意义，但只有认识和掌握这些基本的 X 线表现，进一步推断出其病理学基础，并结合病变的具体部位、累及范围、边缘、数目及临床情况，才能对疾病做出正确的诊断。

第三章

头颈部疾病的 X 线诊断

■■■ 第一节 眼 眶 ■■■

一、眼眶骨折

【X 线诊断】

① 轻微的眶壁骨折普通 X 线片因颅骨影重叠较难直接显示。

② 明显的眶壁骨折表现为眶壁骨质连续性中断、成角或塌陷变形。骨折累及鼻窦时气体进入眼眶或鼻窦积血，可见患侧眶内积气、鼻窦窦腔透过度减低等间接征象。

③ 眶壁骨折以眶内壁骨折最常见，表现为筛骨纸样板（筛骨外侧壁）骨质中断、移位，出现双边征象，局部筛窦透光性差，眶内积气。眶下壁骨折也很常见，可见骨质中断、僵直、模糊不清或向下成角、移位 ［图 3-1-1 （A）］，眼眶内容物随之疝入鼻窦，息肉状垂悬于上颌窦顶部，形成"泪滴征"。上颌窦局部黏膜肿胀，可因窦腔内积血使窦腔密度增高。瓦氏位片对眶下壁骨折显示较好 ［图 3-1-1 （B）］。眶外壁骨折多是较强大的外力直接作用所致，最常见于外壁的蝶骨大翼和颧骨眶突连接处，骨缝开大，可有小碎骨片，颧骨眶突多向后外方移位，也可有颧骨眶突碎裂。眶上壁骨折相对少见，累及额窦时，可见额窦由于黏膜肿胀和窦内积血而致透光性降低。

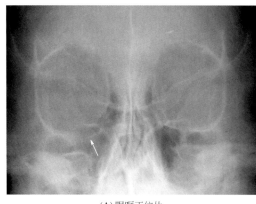 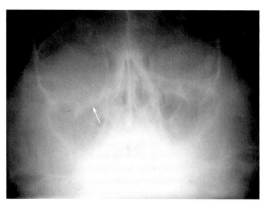

(A) 眼眶正位片　　　　　　　　　　　　　　　(B) 眼眶瓦氏位片

图 3-1-1　眼眶爆裂骨折

右眶下壁骨质中断，骨折片向上颌窦移位（——→）

④ 斜位片可显示视神经孔骨折。正常视神经孔呈卵圆形或圆形，内径为 4～7mm，两侧可不对称，但相差小于 1mm，骨皮质边缘光滑连续。视神经孔骨折时，可见患侧视神经孔骨质模糊、中断或变形，但应注意与视神经孔变异及假孔形成相鉴别，如"8"字形视神

经孔为与视神经伴行的眼动脉单独形成的孔腔、前床突过度气化等。

【特别提示】

眼眶骨折可分为爆裂骨折、直接骨折和复合型骨折。爆裂骨折指外力作用于眼部使眶内压力骤然增高，导致眶壁发生骨折而眶缘无骨折，即骨折不是外力直接作用于眶壁而是经过眶内容物的传导作用于眶壁所致，常发生于比较薄弱的眶内壁、下壁。其导致的视神经管骨折一般都导致视神经严重损伤，迅速出现视力下降。直接骨折指外力直接作用而发生的骨折，多见于眶缘。复合型骨折指上述两种骨折同时存在。

病人有眼眶钝性外伤史并有局部肿胀、淤血、眼球突出或眼球内陷，特别是皮下气肿时应高度怀疑眼眶骨折，若 X 线片未见明确骨折应行 CT 检查。

二、眶内异物

【X 线诊断】

① 不透光异物（阳性异物）表现为致密阴影，如铁等重金属（图 3-1-2）。

② 半透光异物表现为密度略高于眶内软组织的较浅淡阴影，如铝等轻金属、石片及玻璃屑等。

③ 透光异物（阴性异物）不显影，如木屑、泥沙等。眼部异物的定位需借助于眼异物测量尺来明确异物位于眼球内还是眼球外以及位于眼球内的具体方位。

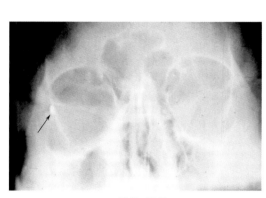
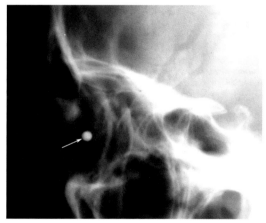

(A) 眼眶正位片　　　　　　　　　　　　(B) 眼眶侧位片

图 3-1-2　眼眶金属异物

（A）示右眶内颞骨白线处见类圆形致密影（——），边缘清晰锐利；（B）示类圆形致密结节影位于眶区（——）

【特别提示】

① X 线平片是检查眼部异物的传统方法，因其价廉而广泛应用，但对半透光及透光异物不易显示。

② CT 对不透光和半透光的异物较 X 线平片敏感，并可清晰准确地显示眶内异物的位置、数量、与眶内结构的关系以及周围损伤情况，应作为首选的常规检查。

③ MRI 可显示 X 线及 CT 检查不能显示的植物性异物，对显示眼部异物的并发症优于CT，可作为补充检查，但需要注意的是在 MRI 检查前应常规行 X 线、CT 检查以除外磁性异物，以避免其在高场强下位移及发热等而对眶内结构造成损伤。

第二节　鼻及鼻窦

一、鼻及鼻窦肿瘤

（一）骨瘤

【X线诊断】

① 圆形、类圆形或不规则形，分叶状，边界清楚的致密影。

② 密质骨型骨瘤表现为与骨皮质密度相似的象牙质样均匀增白影，多数为黄豆粒大小（图 3-2-1）。

③ 骨松质型骨瘤中心为骨松质，外围有密度较高的骨密质结构，常表现为窦腔透过度差。

④ 混合型骨瘤由骨密质和骨松质混合构成，表现为鼻窦内密度不均匀的骨性肿块、与相邻结构分界清楚。

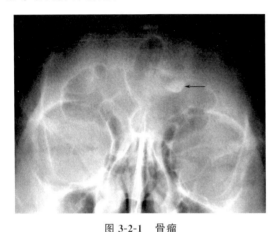

图 3-2-1　骨瘤

左额窦见半圆形致密影，为象牙质样均匀增白影，边界清楚（——）

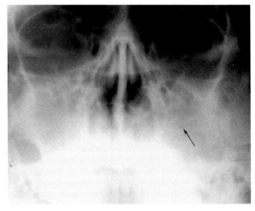

图 3-2-2　上颌窦癌

双侧上颌窦腔透过度减低。左侧上颌窦后外壁骨质破坏（——），为上颌窦癌改变；右侧窦壁模糊，骨壁完好，为炎症改变

【特别提示】

① 骨瘤是鼻窦最常见的良性肿瘤，发生于鼻窦的骨壁，向窦内突出，表面覆有正常黏膜。组织学分为3种类型：a. 骨密质型，多见于额窦，由骨密质构成，较小，质硬，多有蒂，生长慢；b. 骨松质型，多见于筛窦，体积大，生长快，表面可覆盖薄层骨密质；c. 混合型，多见于额窦，大部分或周边为骨密质，中心为骨松质。

② 骨瘤多发生于额窦，其次为筛窦、上颌窦，蝶窦罕见，通常为单发，少数可多发。多见于20～40岁成年人，男性较女性多见，生长缓慢，无恶变。大多数无症状，为偶然发现。较大的骨瘤可引起阻塞性鼻窦炎或突入眼眶或颅内而出现相应的压迫症状。一般平片即可做出诊断。

③ 多发性骨瘤合并多发性结肠息肉，为常染色体遗传性疾病，即加德纳（Gardner）综合征。

（二）鼻及鼻窦恶性肿瘤

【X线诊断】

① 鼻腔和鼻窦透过度减低，见不规则软组织肿块，周围骨质侵蚀性破坏，广泛而不规则。上颌窦癌最常见内侧壁破坏，并伴有鼻腔外侧壁或鼻腔内软组织肿块（图 3-2-2）。

② 肿瘤可侵犯眼眶、颅底等邻近结构。

【特别提示】

① 鼻及鼻窦恶性肿瘤较少见，包括上皮性恶性肿瘤（鳞癌、腺癌和未分化癌等）和非上皮性恶性肿瘤（嗅神经母细胞瘤、横纹肌肉瘤、淋巴瘤和软骨肉瘤），鳞癌最多见。多起源于上颌窦，其次为筛窦。易阻塞窦口造成继发性鼻窦炎。

② 早期症状与慢性鼻窦炎相似，晚期典型临床表现包括面部疼痛和麻木、鼻阻和持续血涕、牙齿松动、突眼、泪溢、头痛。鼻窦癌多见于中老年，肉瘤则多发于青年，均以男性多见。周围骨质广泛而不规则的侵蚀性破坏及周围结构的侵犯是鼻及鼻窦恶性肿瘤的特征。

二、鼻窦炎性病变和囊肿

(一) 鼻窦炎

【X线诊断】

① 鼻窦窦腔部分或全部透过度减低，黏膜增厚（图 3-2-3）。急性鼻窦炎立位投照时有时可见气液平面。慢性鼻窦炎可见窦壁骨质增厚、硬化（图 3-2-4）。

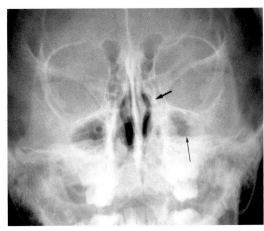
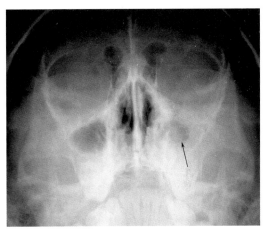

(A) 克氏位片　　　　　　　　　　　　　　(B) 瓦氏位片

图 3-2-3　急性化脓性鼻窦炎

左侧上颌窦窦腔透过度减低、黏膜增厚（———➤），前组筛窦透过度减低（——➤），窦壁骨质未见异常

② 可见黏膜下囊肿，多见于上颌窦，表现为沿窦壁半球形软组织影突入窦腔，边界较清楚。大的囊肿可充满窦腔，表现窦腔透过度减低，窦壁骨质一般不受累。

【特别提示】

① 鼻窦炎是鼻部最常见的病变，可继发于感染、过敏、免疫状态改变或以上几种因素共同作用。

② 鼻窦炎按病程分为急性和慢性。急性鼻窦炎黏膜肿胀，分泌物增多，窦口阻塞时则分泌物滞留，少数可发生骨髓炎或眶内、颅内并发症。临床表现为鼻塞、脓涕、回吸性分泌物、头痛和面部疼痛，可伴发热。慢性鼻窦炎黏膜增生、肥厚，可形成息肉及黏膜下囊肿，窦壁骨质可有增生硬化。

③ 常见临床表现为鼻塞、反复流涕和回吸性分泌物，也可有鼻出血、嗅觉减退、头痛和面部疼痛。上颌窦发病率最高，其次是筛窦，常为多发性，一侧或双侧各鼻窦均发病者，称全鼻窦炎。

④ 鼻窦真菌球是临床上最常见的一种真菌性鼻窦炎，通常只侵犯一个鼻窦，上颌窦最常见，临床表现为血涕较其他鼻窦炎更常见。鼻镜检查可见不同色泽、干酪样、极易破碎、常伴有恶臭的团块，为其典型的分泌物。真菌菌丝中的钙、铁和镁等金属形成点状、细条或云絮状高密度影，窦壁骨质增生肥厚，有时上颌窦内壁近自然开口处可见骨质破坏。

（二）鼻窦黏膜下囊肿

【X 线诊断】

① 以瓦氏位显示最佳，柯氏位可辅助诊断。

② 囊肿多见于上颌窦，呈基底部位于窦底的半球形或球形软组织影，突入窦腔，密度均匀，边界较清楚（图 3-2-5）。大的囊肿可充满窦腔，表现为窦腔透过度减低，窦壁骨质一般不受累。

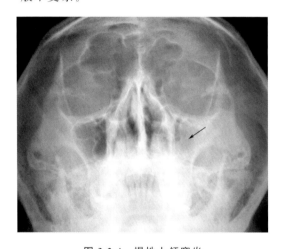

图 3-2-4　慢性上颌窦炎

瓦氏位片示左侧上颌窦黏膜肥厚，窦腔减小、透过度减低，窦壁骨质增生、增厚（———）

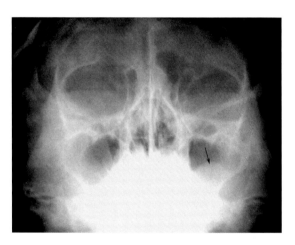

图 3-2-5　上颌窦黏膜下囊肿

瓦氏位片示左侧上颌窦齿槽窝见球形隆起，上缘光滑锐利（———）

【特别提示】

① 黏膜下囊肿又称黏膜囊肿，包括黏液腺囊肿（潴留囊肿）和浆液囊肿。前者是由于窦黏膜内的黏液腺导管口阻塞、黏液潴留、腺腔扩大所致或因黏膜息肉囊性变而造成，常见于上颌窦；后者是浆液性炎性渗出液积存于黏膜下层的疏松结缔组织内，逐渐膨胀、扩大形成，无上皮覆盖，仅发生于上颌窦内。

黏膜下囊肿临床上大多数无症状，常为影像学检查时偶然发现，偶有头痛，有时囊肿自行破溃从鼻腔中流出黄色液体。

② 本病一般不难诊断，较小者有时与息肉不易区别。后者常多发、外形不光滑，除上颌窦下壁外，还可见于内侧壁，一般如豌豆大小，随访观察大小无变化。

（三）鼻窦黏液囊肿

【X 线诊断】

鼻窦透过度减低，窦腔扩大，可见边缘光滑、密度均匀的囊性低密度影，窦壁骨质膨胀，邻近骨质受压吸收（图 3-2-6）。

【特别提示】

① 黏液囊肿多认为由窦口堵塞、分泌物在窦腔内大量潴留所致。囊肿内容物为淡黄、

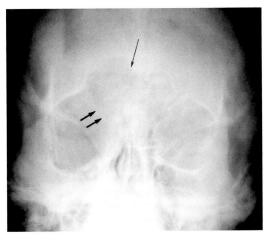
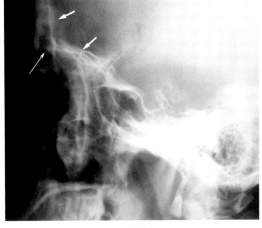

(A) 克氏位片　　　　　　　　　　　　　　　　　　(B) 侧位片

图 3-2-6　黏液囊肿

（A）示右侧额窦明显扩大（——）、突向眶腔，透过度略减低，骨壁白线局部欠完整（➤）；（B）示额窦气球样扩大（——），后壁向颅内膨隆，骨质变薄（➤），轮廓光整

棕褐或淡绿等色泽不一的黏稠液体，内含胆固醇。黏液大量潴留压迫窦壁，以致窦腔膨胀，窦壁变薄。

② 黏液囊肿绝大多数为单发，极少数为多发。额窦最常受累（65%），多见于中老年人；其次为筛窦（25%），多见于青年或中年人；上颌窦受累少于10%；蝶窦罕见。

③ 黏液囊肿生长缓慢，患者早期无任何不适，随着囊肿逐渐增大，压迫邻近结构而出现相应症状，额窦、筛窦黏液囊肿多以眼球突出就诊，蝶窦黏液囊肿最常见症状为视力下降，严重者可出现眶尖综合征。黏液囊肿可继发感染形成脓囊肿，出现高热及全身不适等症状。黏膜下囊肿紧贴窦壁，一般不会引起窦壁骨质变薄、吸收，亦不会造成窦腔膨胀，很容易与本病鉴别。

三、鼻骨骨折

【X 线诊断】

① 单纯线形骨折表现为鼻骨中下段透亮线，可有断端塌陷、移位，同时伴有鼻背部软组织肿胀［图 3-2-7（A）］。有时单侧鼻骨骨折看不到透亮线，远折端翘起或塌陷而与健侧鼻骨远端共同形成分叉状外观是重要的诊断证据［图 3-2-7（B）］。

② 粉碎性骨折表现为鼻骨可见多条透亮线及碎骨片，并且移位较明显，周围软组织明显肿胀［图 3-2-7（C）］，常合并面部多发骨折。

【特别提示】

① 因颅骨重叠正位片鼻骨显示不清，主要靠侧位片诊断。

② 鼻骨是面部最常见的骨折部位，约50%伴发邻近结构骨折。鼻骨上部窄而厚，下端宽而薄，又缺乏支撑，故多数骨折发生于鼻骨下1/3。

③ 鼻骨骨折分为单纯线形骨折、粉碎性骨折及复合型骨折3种类型，复合型骨折可伴有上颌骨额突、鼻中隔、泪骨等邻近结构骨折。

④ 鼻骨的形态和大小多变，在诊断鼻骨骨折时必须注意。

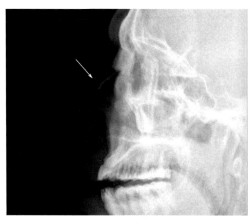 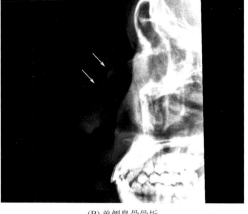

(A) 线形骨折　　　　　　　　　　　　　　(B) 单侧鼻骨骨折

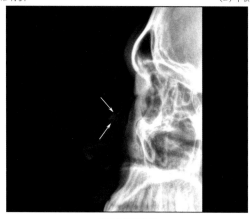

(C) 粉碎性骨折

图 3-2-7　鼻骨骨折

（A）示鼻骨远端见斜行透亮线（——），骨折端略移位，周围软组织肿胀；（B）示鼻骨中部见透亮线、骨折片移位，鼻骨远端分叉（——）；（C）示鼻骨碎裂，见多发透亮线，碎骨片略移位，周围软组织肿胀（——）

■■■ 第三节　咽　部 ■■■

一、咽后脓肿

【X线诊断】

① 颈部侧位片表现为椎前软组织影增宽，鼻咽及口咽部大于 5mm、喉咽部大于 1cm，并呈弧形向前隆凸，如咽后壁软组织内有气泡或气液平面，则更提示为本病。

② 咽气道受压变形、变窄，颈椎正常生理弯曲消失。

③ 结核冷脓肿尚可见椎体破坏、椎间隙变窄或消失（图 3-3-1）。

【特别提示】

① 咽后脓肿为咽后间隙的化脓性炎症并积脓，分为急性与慢性两型。

a. 急性型。最常见于咽后淋巴结化脓，多见于 6 岁以下儿童，可因上呼吸道感染，引起咽后淋巴结炎，进而发展为咽后脓肿。咽后壁红肿明显，临床症状发展急剧，以发热、畏寒、咽痛和吞咽困难起病；进而出现颈僵，头部常向脓肿侧倾斜，或有呼吸困难。X线所见结合上述急性炎症表现不难做出诊断。

　　b. 慢性型。主要为颈椎结核或咽后淋巴结结核引起的冷脓肿，好发于成年人，多位于中线或两侧间隙，黏膜表面无明显充血。发病缓慢，早期可无明显症状，或有低热及结核中毒症状。待脓肿增大后，方出现咽部堵塞症状。伴有椎体破坏、椎间隙变窄或消失时能为结核造成的慢性冷脓肿提供重要诊断依据。

　　② 由于咽后间隙自颅底延伸至上纵隔达气管隆嵴水平，故咽后脓肿易向纵隔扩展。

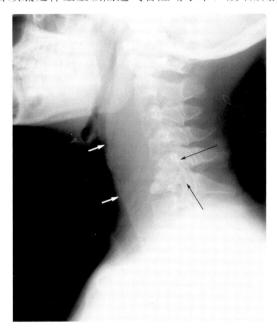

图 3-3-1　咽后脓肿

颈部侧位片见第 5、第 6 颈椎椎体骨质破坏，椎间隙消失，颈椎后突 （——），咽后壁软组织弥漫性梭形增厚 （——），超过椎体前后径近 2 倍，为颈椎结核所致

二、咽旁脓肿

【X 线诊断】

　　① 颈部正侧位片可见一侧颈部软组织肿胀，脂肪间隙模糊、消失，有时可见边界不清的团块影。

　　② 如果病变内见到气体及气-液平面，是脓肿的特征性表现，可确诊为咽旁脓肿［图 3-3-2 （A）］。

　　③ 咽腔变形、狭窄、移位［图 3-3-2 （B）］。

【特别提示】

　　① 咽旁脓肿为咽旁间隙的化脓性炎症。早期为蜂窝织炎，若得不到有效控制，则形成脓肿。咽旁脓肿多由邻近组织炎症如扁桃体周围炎和牙槽脓肿、异物损伤、医源性感染以及远隔部位炎性病灶经血行感染等原因所导致。

　　② 咽旁脓肿好发于儿童和青少年。发病较急。症见咽部疼痛，发热，颈部肿胀、疼痛，不敢吞咽或转动头部。应与咽旁肿瘤鉴别。后者起病隐匿，症状较轻，病程较长，多为咽部不适或咽侧壁隆起，但黏膜无红肿、无发热。影像上肿块明确，轮廓清楚，无气液平面，邻近结构多受压移位，可资鉴别。

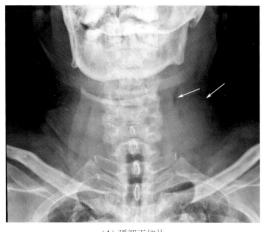

(A) 颈部正位片

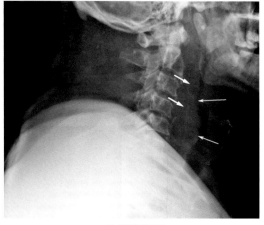

(B) 颈部侧位片

图 3-3-2　咽旁脓肿

（A）示左颈部软组织肿胀，脂肪间隙模糊、消失，见团片状密度增高影，内见多发气体影（➞）；（B）与（A）为同一病人，见咽后壁软组织影增多（➡），咽腔受压变形、狭窄、向前移位（➞）

三、腺样体肥大

【X 线诊断】

侧位片可见鼻咽顶后壁局限性软组织增厚，边缘可光滑或不光滑，突入鼻咽腔使局部气道狭窄。

估测腺样体是否肥厚及其程度一般以硬腭后端至颅底骨间距作为鼻咽腔高度，正常情况下幼童鼻咽顶软组织厚度仅为其 50% 或占其 60% 以下，如果厚度增加，使局部气道狭窄甚至闭塞，则为腺样体肥大。腺样体肥大按气道狭窄程度分为轻、中、重 3 度；气道受压在 1/3 以下时，为轻度肥大 [图 3-3-3 （A）]；在 1/3～2/3 时为中度肥大 [图 3-3-3 （B）]；在大于 2/3 时为重度肥大 [图 3-3-3 （C）]。分度可以帮助临床确定手术指征。

【特别提示】

① 腺样体（咽扁桃体）为位于鼻咽顶部的一团淋巴组织，儿童期可呈生理性肥大，5 岁左右最明显，以后逐渐萎缩，至 15 岁左右达成人状态。

② 少数儿童因呼吸道炎症反复发作可使腺样体持续肥大。腺样体肥大主要临床表现有鼻塞、张口呼吸、打鼾，影响咽鼓管口开放时可导致分泌性中耳炎。本病结合影像所见、年龄及临床症状和鼻镜检查，诊断不难。

③ 本病须与鼻咽部炎症及儿童鼻咽癌相鉴别，鼻咽部炎症多表现为鼻咽部软组织广泛弥漫性肿胀，临床上有局部及全身炎症表现；而鼻咽癌发病年龄略大，多在 10 岁以上，症状进行性加重，可有血涕、头痛及颈部淋巴结增大，鼻咽镜检可见质硬不光滑肿物，表面有溃疡，常侵犯邻近组织结构，并常有颈部淋巴结转移。

四、咽部异物

【X 线诊断】

① 颈部正侧位片能直接显示不透 X 线异物，如金属异物、义齿、碎骨片等，有助于定位（图 3-3-4）。但需与喉软骨钙化、韧带钙化、颈椎骨质增生等鉴别。

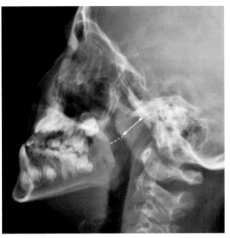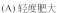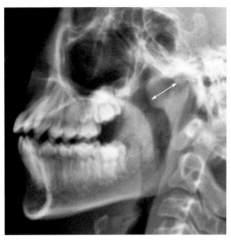

(A) 轻度肥大　　　　　　　　　　　　　　(B) 中度肥大

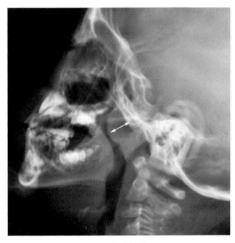

(C) 重度肥大

图 3-3-3　腺样体肥大

（A）示鼻咽顶后壁软组织增厚（腺样体）（◄───►），表面光滑，气道（------）轻度狭窄，小于 1/3；（B）示鼻咽顶后壁软组织增厚（◄───►），表面光滑，气道中度狭窄，介于 1/3 与 2/3 之间；（C）示鼻咽顶后壁软组织增厚（◄───►），表面欠光滑，气道重度狭窄，超过 2/3

② 对于透 X 线的异物，可行吞钡透视以判定异物的位置。常规检查应包括咽部和食管，重点观察梨状窝和颈段食管。一般异物局部易有钡剂存留，经反复吞咽后，固定于局部的钡剂常可显示异物的外形。对于鱼刺等易刺入食管的细小异物可在钡中掺入棉絮，钡棉在异物处的钩挂可帮助明确诊断。

③ 若合并感染，则可见咽后及咽旁脓肿的 X 线表现，即侧位片见咽后壁肿胀，弧形隆凸，咽部气道变形、变窄，周围组织受压移位等。

【特别提示】

① 大多数咽部异物病例有误吞异物史，多为误吞鱼刺、骨片、果核或婴幼儿吞入玩具碎片等所致。咽下疼痛、吞咽困难、唾液增多和呕血为常见症状，异物附近咽部多有触痛。一般用间接喉镜检查可查见异物。异物易停留于口咽或喉咽隐蔽处，不规则或带尖刺的异物可嵌入或刺入咽峡、扁桃体、舌根、会厌谷及梨状隐窝等，并可导致继发感染。

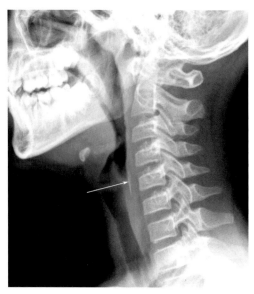

图 3-3-4 下咽部异物

误咽鱼刺，咽痛并有异物感，侧位片见下咽部环后区纵行条状高密度影（——➤）

② 本病结合病史不难诊断，但 X 线检查时须注意：a. 正常喉软骨钙化，主要是甲状软骨和环状软骨后缘或杓状软骨基底部的钙化，易误诊为喉咽部异物；b. 正常梨状隐窝、会厌也可存留少量钡剂，一般两侧对称，饮水或反复吞咽后可以消失，应注意鉴别；c. 局部刺伤也可附着钡剂，但经反复吞咽后消失，且局部触痛不明显。

五、茎突综合征

【X 线诊断】

① 应从茎突的长度、粗细和走行方向几方面来观察：茎突正位片及侧位片显示茎突长度大于 2.5cm；茎突形态异常，如骨质局部增粗或粗细不均；过度向内弯曲甚至向外侧弯曲，茎突前倾角小于 20°或内倾角大于 40°时，均视为茎突异常。

② 若出现一侧茎突过长、过粗、过度弯曲，或茎突舌骨韧带有化骨，结合临床症状和体征，应考虑本病可能（见图 3-3-5）。

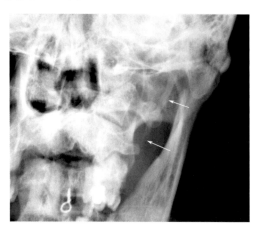

图 3-3-5 茎突综合征

左侧茎突粗细不均、过长，远端达第 2 颈椎横突水平，粗细不均（——➤）

【特别提示】

茎突综合征是指由于茎突长度、方位或形态异常刺激相邻的神经、血管所引起的咽部不适、异物感、咽痛、转头时疼痛加剧，甚至眩晕、高血压及心律失常等诸多临床症状的总称。有些患者茎突看似异常，却无相应症状，因此，一定要注意结合临床症状和体征，综合诊断。

第四节 耳 部

一、耳部肿瘤

听神经瘤

【X 线诊断】

① 内听道像可发现内听道口及内听道的扩大（图 3-4-1）。

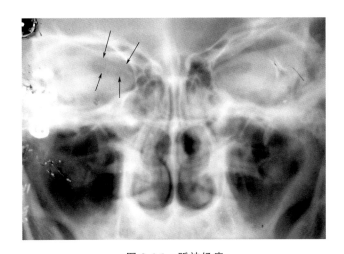

图 3-4-1 听神经瘤
右侧内听道及内听道口扩大，骨壁模糊，颞骨岩部尖骨质透过度增加（——）

② 正常内听道双侧对称，开口小于 0.8cm，内径小于 0.6cm，若一侧内听道明显大于对侧或内听道径线大于上述各值，则提示听神经瘤的可能。

【特别提示】

听神经瘤是脑桥小脑三角（桥小脑角）区最常见的肿瘤之一，多发生于前庭上神经，多为神经鞘瘤。病变多位于内听道，并向桥小脑角池发展。临床表现为高频性感音神经性聋。多为一侧发病，神经纤维瘤病Ⅱ型见双侧听神经瘤。

二、中耳乳突炎及胆脂瘤

【X 线诊断】

① 急性中耳乳突炎。表现为中耳（包括鼓室、上鼓室、乳突窦）和（或）乳突蜂房透过度减低（图 3-4-2）。合并骨髓炎时表现为不规则溶骨性骨破坏，边界不清，骨脓肿时可见死腔及死骨。

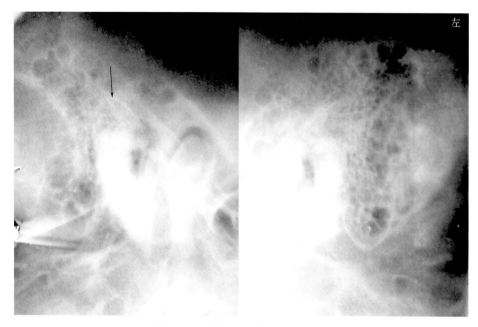

图 3-4-2　急性中耳乳突炎（右侧）

许氏位片示双侧乳突气化良好；左侧乳突正常，右侧乳突蜂房透过度减低、间隔模糊（——➤）

② 慢性中耳乳突炎。表现为乳突蜂房减少、消失，骨密度增高，呈板障型或硬化型乳突（图 3-4-3）。可见局部骨质破坏，常常边缘不规则。可有不规则死骨形成，多发生在乳突。

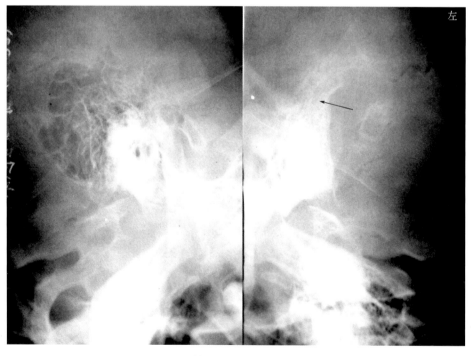

图 3-4-3　慢性化脓性中耳乳突炎（左侧）

许氏位片示左侧乳突硬化型，中耳腔密度增高（——➤），无骨质破坏。右侧乳突气化良好

③ 慢性中耳乳突炎继发胆脂瘤。常见表现为上鼓室、乳突窦及两者间的乳突窦入口透过度减低、开大，呈膨胀性骨质破坏，边缘光滑、硬化（图3-4-4）。乳突较大的胆脂瘤可见窦硬膜三角开大；若窦硬膜骨白线局部模糊或中断，提示胆脂瘤侵及乙状窦。有时可见内、外耳道重叠处听骨链缺失或不完整。

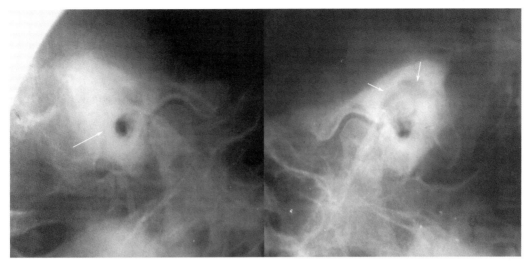

(A)许氏位片（一）

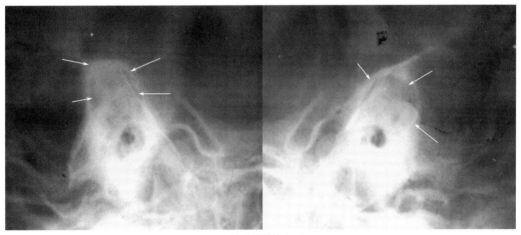

(B)许氏位片（二）

图 3-4-4 胆脂瘤

（A）许氏位片示双侧乳突硬化型，左侧上鼓室、乳突窦及其入口明显扩大，边缘清楚有硬化，听骨链分辨不清（——）；
（B）许氏位片示双侧乳突硬化型，双侧上鼓室、乳突窦及其入口明显扩大，听骨链分辨不清，右侧窦硬膜角开大（——）

【特别提示】

① 中耳乳突炎是耳部最常见的疾病，临床表现为耳部疼痛、耳道分泌物及传导性聋。按病因可分为分泌性中耳乳突炎和化脓性中耳乳突炎。

② 中耳乳突炎按病程可分为急性和慢性两种。慢性中耳乳突炎是耳科最常见的感染性疾病，多由急性中耳乳突炎未经治疗或治疗不当发展而来，一般认为急性炎症超过2个月未能治愈即为慢性。少数无急性感染病史，可由低毒性感染所致。

③ 慢性化脓性中耳乳突炎引起的炎性肉芽肿需与胆脂瘤鉴别。前者引起的骨质破坏常常边缘不规则，无明显窦腔扩大。而胆脂瘤的破坏边缘骨质光滑，甚至硬化，常伴窦腔扩大。

④ 真性胆脂瘤是一种先天性疾病，是胚胎上皮残留在颞骨内形成的。多发生在岩锥，少数发生在乳突、中耳及鼓窦内。临床上可因瘤体压迫面神经或听神经而出现面瘫、耳聋等症状，无流脓和鼓膜穿孔等慢性中耳乳突炎症状。其影像学表现为岩锥内孤立的圆形骨缺损腔，边缘骨质清楚光滑，无骨质硬化。

■■■ 第五节　口腔颌面部 ■■■

一、颌骨骨折

【X 线诊断】

①上颌骨骨折好发于牙槽突、上颌窦及邻近骨缝薄弱区，易累及眼眶、筛窦及颅前窝底。可见上颌骨骨质断裂、错位。

②下颌骨骨折表现为下颌骨皮质局灶性的无骨皮质性透亮线（图 3-5-1）。好发于颏孔区、正中联合部、下颌角及髁状突等。有两种常见类型：a. 下颌骨体部骨折，常伴对侧下颌角/体或髁下骨折。b. 双侧髁下骨折，由于下颌骨联合部被直接撞击所致。

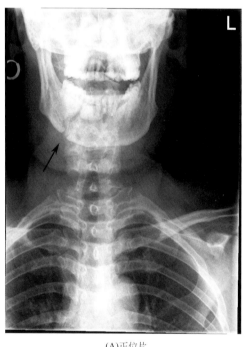
(A)正位片

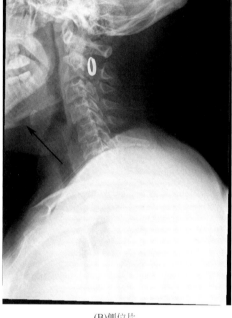
(B)侧位片

图 3-5-1　右侧下颌骨骨折

右侧下颌骨骨质不连续（——→），可见线状透光影

【特别提示】

① 颌骨骨折多由于直接暴力或由邻近肌肉牵拉所致，上颌骨骨折常表现为软组织肿痛、眶下神经分布区麻木、咬合错乱、眼运动及功能障碍；下颌骨骨折常表现为软组织肿胀、疼痛、麻木，张口受限，咬合与咀嚼障碍。

② 需与血管沟及骨缝相鉴别，骨折线边缘较锐利，常伴有骨质移位。

二、颌骨肿瘤

（一）牙源性肿瘤

1. 成釉细胞瘤

【X 线诊断】

① 可分为多房型和单房型两种。a. 多房型。为最常见的一种。病变区见膨胀性多房性低密度病灶，边界清楚，各房大小不等且相差悬殊，常呈圆形或卵圆形，密度不同，分隔不均但多较平滑。膨胀的方向多向唇颊侧。颌骨皮质受压变薄吸收，多不完整（图 3-5-2）。b. 单房型。少见。表现为边界清楚的单一囊状膨胀性低密度区，内无分隔，边缘常有分叶和切迹，也可呈类圆形，不分叶。无论多房型还是单房型，骨质的破坏可无皮质硬化带或仅有轻微皮质硬化带。

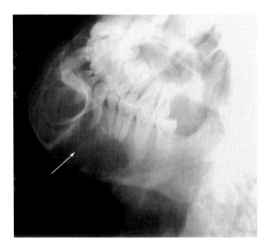

图 3-5-2　成釉细胞瘤（多房型）（——）

下颌骨侧位片示下颌骨颏部及右侧体部分叶状透光区（——），呈多房膨胀性，边缘光滑，骨皮质变薄

② 邻近牙根多被侵蚀，呈锯齿、斜面或截根状，也可见牙齿脱落缺失（图 3-5-3）。

③ 肿瘤可穿破颌骨皮质骨形成软组织肿块。

④ 病灶内可含牙或不含牙，如病变内有牙冠，提示病变可能由含牙囊肿发展而来。囊腔内含牙多出现于下颌第 1 磨牙区。

⑤ 如肿瘤生长速度增快，影像上不呈膨胀性，多房型则原有的骨间隔破坏消失，牙槽侧骨皮质破坏，为肿瘤恶变征象。

【特别提示】

① 成釉细胞瘤是最常见的发生在颌骨内的牙源性肿瘤。主要来自牙板残件，也可来自口腔上皮及含牙囊肿或角化囊肿的内衬上皮。80%～85% 发生于下颌骨，尤其是磨牙区及升支；少数发生于上颌骨，多见于前磨牙区和磨牙区。

② 肿瘤包膜不完整或无包膜，可为实性、囊性或囊实性。囊性部分内含黄色或黄褐色液体，有的可见胆固醇结晶。病变具有单房型和多房型两种生长类型。多房型多见，好发于下颌，偶可发生于上颌，多呈囊实性。

③ 肿瘤虽为良性，但由于肿瘤包膜不完整，有局部侵袭性。肿瘤切除后可复发，也可恶变为癌或肉瘤，故也被称为局限性恶性肿瘤、低度恶性肿瘤或交界性肿瘤。

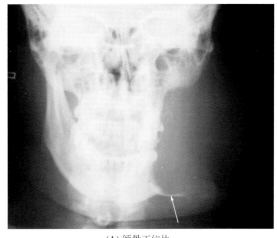 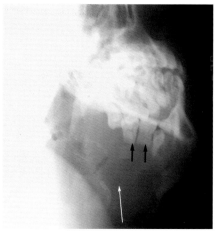

(A) 颌骨正位片　　　　　　　　　　　　(B) 颌骨侧位片

图 3-5-3　成釉细胞瘤

（A）示左侧下颌角区及升支明显膨隆，骨质溶骨性破坏，皮质变薄；（B）示左侧下颌体部及升支膨胀性透光区（──→）皮质缘不清，根尖切削变平，牙齿脱失（──▶）

④ 多见于 20～40 岁青壮年，尤以 20～29 岁年龄段最为多见，男性稍多于女性。多数病人表现为无痛性、缓慢发展的颌骨膨大，多为颌骨向唇颊侧膨胀，面部畸形，颜面部两侧不对称。由于颌骨皮质长期受压，骨质变薄吸收，肿瘤可穿出颌骨突至面部，此时触诊肿块有乒乓球样弹性感，穿刺可抽出黄色液体，可见发亮的胆固醇结晶，但无牙源性囊肿的脱落上皮及黄白色片状角化物。

⑤ 鉴别诊断。成釉细胞瘤是颌骨最多见的牙源性肿瘤，应与之鉴别的主要为发生于颌骨、具有囊性生长特点的肿瘤和肿瘤样病变，常见的有牙源性囊肿、骨巨细胞瘤和囊性骨纤维异常增生症等。

a. 牙源性囊肿多为单房，也可表现为多房状。多房牙源性囊肿一般各房大小均匀，间隔较薄，邻牙牙根常被推压移位，而无牙根破坏；而多房型成釉细胞瘤各房大小多相差悬殊，间隔较厚，邻牙牙根多被侵蚀成锯齿状。单房牙源性囊肿与单房型成釉细胞瘤的 X 线表现鉴别要点在于，前者的边缘一般光滑，分叶少见；而后者分叶状和切迹常较明显。

b. 骨巨细胞瘤较少见，也表现为皂泡样多房性透光区，分隔较粗糙，房不规则，各囊腔大小相差不大，与牙齿无关；而成釉细胞瘤间隔光滑，房呈较规则的卵圆形和圆形。各囊腔大小不一，常有牙根侵蚀。但有时两者的鉴别仍较难，应结合其他临床资料。

c. 颌骨的囊性骨纤维异常增生症由纤维组织代替骨松质所致，X 线片上表现为多房或单房的囊性低密度区，可与成釉细胞瘤混淆，但囊性骨纤维异常增生症常可于囊性区附近见到程度不同的骨化区，呈磨玻璃样改变，而成釉细胞瘤无此征象，应注意区别。

2. 牙源性角化囊性瘤

【X 线诊断】

① 好发于下颌第 3 磨牙和下颌支。

② 表现为颌骨内膨胀性低密度区，小病灶常为单房性，而大病灶常为多房性，密度均一，边界清楚，边缘一般光滑完整。

③ 可以含有或不含有牙齿。病变肿可在骨松质内蔓延，有沿颌骨长轴发展而累及多个牙齿的趋势（图 3-5-4）。

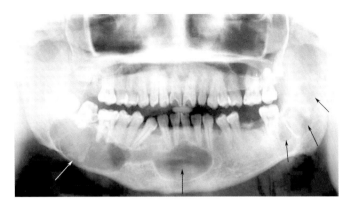

图 3-5-4　牙源性角化囊性瘤

曲面平展片示下颌骨多发囊状占位，多房性，轻度膨胀，边界清楚、光滑，有硬化缘。下颌骨体部病变向右蔓延达下颌角（——），牙根无受累。左下颌骨第 3 磨牙和下颌支有类似病变

④ 影像上不易与其他囊肿区别，若为上、下颌骨多发囊状透光，可考虑为本病。

【特别提示】

① 本病传统命名为角化囊肿，又称始基囊肿。2017 年 WHO 分类中将其归属为牙源性囊肿，2022 年 WHO 指南维持此分类。来源于原始的牙胚或牙板残件。

② 本病好发于 10～30 岁男性。好发于下颌第 3 磨牙和下颌支。25% 发生于上颌骨，通常在尖牙区，位于上颌后部者可累及上颌窦。

③ 病理上，囊壁的上皮为复层鳞状上皮，表面覆盖角化层，囊内为白色或黄色的角化物或油脂样物。在主囊的囊壁外侧有时可见微小子囊。病变可单发，也可多发。多发者可伴有肋骨分叉-基底细胞痣-颌骨囊肿综合征，出现皮肤、肋骨、颅骨和颅内的异常改变，如伴有皮肤基底细胞痣、叉状肋、小脑镰钙化、颅骨异常等，可支持本病诊断。本病术后复发率较高，其原因可能与微小子囊存在有关。

3. 中央性颌骨癌

【X 线诊断】

① 早期病变局限于根尖区骨松质内，呈不规则虫蚀状骨质破坏（图 3-5-5）。以后病变进展，破坏区扩大，累及皮质。病变广泛时则呈弥散性溶骨性破坏，导致病理性骨折。

② 可累及牙根，造成牙根切削或牙齿移位及脱落（图 3-5-5）。

③ 多无骨膜反应。

④ 下颌神经管受累可见扩大、破坏、中断。

【特别提示】

① 中央性颌骨癌也称颌骨中心性癌或原发性骨内癌，是颌骨内生长的上皮性恶性肿瘤，由牙源性上皮残余发生而来或由角化囊肿等癌变所致，少数源于腺源性上皮如唾液腺等，病理上多为鳞癌。颌骨是骨骼系统中唯一可以发生上皮癌的部位。

② 好发于中老年人，以 50～60 岁居多，男性多于女性。病变多发生于下颌骨，尤其是磨牙区，早期无自觉症状，继而出现牙痛，下唇麻木，牙齿松动、脱落。穿破骨皮质可出现局部软组织肿块。淋巴转移易至颌下、颏下及颈深上淋巴结，也可发生远处血行转移。

③ 鉴别诊断。中老年人牙痛、下唇麻木及无痛性肿块为中央性颌骨癌典型症状。好发于下颌骨。早期为根尖区虫蚀状骨质破坏，继而累及骨皮质，广泛侵犯时呈弥漫性骨质破

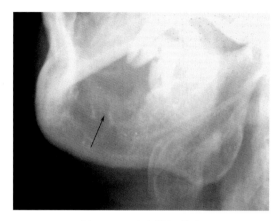

图 3-5-5 中央性颌骨癌

右侧下颌骨体部见不规则骨质破坏透光区（——→），边界不清，牙槽骨边缘不整，牙齿脱失

坏，可累及下颌神经管。出现上述表现时应考虑到本病的可能。应注意与下列疾病鉴别。

a. 慢性骨髓炎。慢性骨髓炎有感染病史，影像上除骨质破坏外，还可见增生修复改变，包括骨质增生硬化和骨膜增生，常可见死骨和病牙；而中央性颌骨癌主要为骨质破坏的表现。

b. 颌骨骨肉瘤。骨肉瘤发病年龄相对较轻，成骨性骨肉瘤可见象牙质样致密肿块，其他类型的骨肉瘤也表现为溶骨性骨质破坏，有时不易与中央性颌骨癌鉴别，确诊须行组织学检查。

（二）骨源性肿瘤

1. 骨化纤维瘤

【X 线诊断】

病变处颌骨透过度减低，局部模糊片状或球状磨玻璃样改变，骨松质小梁结构不清（图3-5-6），有的可见斑点状骨性致密影，颌骨可有膨胀。

【特别提示】

① 骨化纤维瘤为颌骨比较常见的良性肿瘤，主要由纤维组织和少量骨组织构成。

② 下颌骨发病略多于上颌骨，尖牙区多见。

③ 好发于青年人，多偶然发现颌骨膨隆，无其他自觉症状。

④ 病理及影像上与骨纤维异常增殖症相似，两者容易混淆，但后者较弥漫、骨质膨大明显、面部畸形，可有多骨受侵，与骨化纤维瘤不同。

2. 骨巨细胞瘤

【X 线诊断】

① 颌骨膨胀性骨破坏，呈类圆形或不规则形透光区，内常见皂泡样改变，间隔粗糙，大小不均，形态不整。边缘较为清楚，多无硬化缘。颌骨皮质可受压变薄（图3-5-7）。

② 牙齿可受压移位或脱失。

【特别提示】

① 骨巨细胞瘤是颌骨较少见的骨源性肿瘤，肿瘤起源于骨髓内的原始间叶组织，具有一定的侵袭性和复发倾向。可分为良性和恶性两种，良性占大多数，少数良性骨巨细胞瘤手术后可复发，也可恶变。

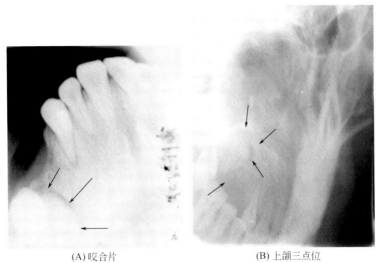

(A) 咬合片   (B) 上颌三点位

图 3-5-6 骨化纤维瘤

（A）示右侧上颌尖牙及前磨牙牙齿脱失，局部根尖处于槽骨增浓，结构不清，边界尚清（——）；（B）示右侧上颌尖牙及前磨牙区团块状增浓改变，小梁结构不清（——）

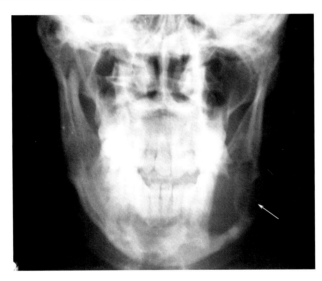

图 3-5-7 骨巨细胞瘤

左侧下颌角区膨胀性骨破坏，见不规则形透光区，边缘清楚，略有分叶，其内可见条样骨影（——）

② 好发于青壮年，多见于颌骨中央部，以下颌骨颏部及前磨牙区多见，故也称中央性骨巨细胞瘤。症见局部膨胀、疼痛，也可出现牙齿松动、脱落。

三、颌骨骨纤维异常增殖症

【X 线诊断】

① 典型表现为病变颌骨膨大变形，为磨玻璃样改变，边界不清，与周围骨质移行（图 3-5-8）。

② 病变也可表现为多房囊性低密度灶，边缘可硬化，但病灶附近常可见磨玻璃样改变。

【特别提示】

① 骨纤维异常增殖症为非肿瘤性骨病。病理改变为正常骨组织被增生的纤维组织所取

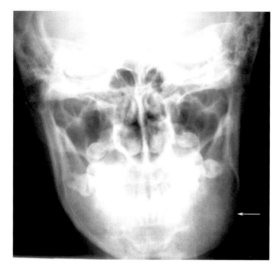

图 3-5-8　颌骨骨纤维异常增殖症

左侧下颌骨膨大、变形，呈磨玻璃状，边界不清，皮质变薄（——➤）

代，病灶内有多数不规则骨小梁散在分布于纤维结缔组织中。分单骨受累和多骨受累两型，两型均可发生于颌骨，但前者更常见。发生于颌骨的病变以上颌骨为多，最常累及第 1 磨牙周围区域。下颌骨病变通常出现在颏孔和下颌角之间。

② 单骨受累型通常临床症状常不明显。多骨受累型可致明显畸形，呈所谓骨性狮面表现，并多有症状，如疼痛、脑神经受压症状、面部不对称和牙齿移位等。一般于童年和青少年出现症状。多数患者在骨生长停止后病情稳定。

③ 本病恶变虽少见，但单骨受累型所发生的肉瘤变中，50％见于颌骨。

四、牙源性囊肿

由牙齿发育障碍或牙齿病变所引起的囊肿，统称为牙源性囊肿，较常见的有根尖囊肿、含牙囊肿、牙源性角化囊肿。

（一）根尖囊肿

【X 线诊断】

① 病牙根尖端周围类圆形单房透光影，边缘规整，边界清楚，可有硬化增白，若合并感染则边缘可模糊。囊肿较小，直径通常小于 1cm（图 3-5-9）。

② 位于上颌骨者可突入上颌窦内，位于下颌骨者很少侵及下颌骨升支。

③ 牙根一般不移位，也无侵蚀破坏。

【特别提示】

最常见的牙源性囊肿，是由于深龋病发生牙髓坏死、根尖感染，形成肉芽肿，逐渐有上皮长入作为其液化腔的衬里而形成。多发生于上颌切牙、尖牙和前磨牙牙根唇面。多无明显自觉症状，增大可使面颊部隆起。

（二）含牙囊肿

【X 线诊断】

① 好发于下颌骨第 3 磨牙。

② 早期改变为未萌出牙的牙冠周围间隙增宽。

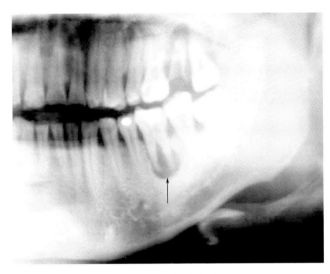

图 3-5-9 根尖囊肿

病牙根尖周围见囊状低密度区，边缘清楚光滑（——→）

③ 典型表现为颌骨单房或多房类圆形透光区，边界清晰，周围绕以骨质反应性白线，囊肿内含有未萌发牙齿，一般只有 1 颗，牙冠被包绕在囊内，牙根在囊外。有此征象即可明确诊断（图 3-5-10）。

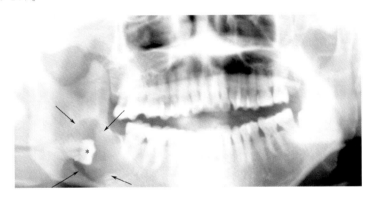

图 3-5-10 含牙囊肿

曲面平展片示右侧下颌角区类椭圆形单房囊状透光区，边界清晰，周围绕以反应性白线（——→）。内可见横生智齿（*），其牙冠被包绕其中，根尖位于囊肿外。

④ 未萌发牙可被推向侧方或牙槽远处，囊肿可紧贴于牙冠的侧缘。

【特别提示】

① 含牙囊肿是指包含一个未萌牙齿的牙冠并且附着于该牙牙颈部的囊肿，好发于下颌骨第 3 磨牙，其次是上颌骨尖牙、第 3 磨牙等，均为好发阻生齿的部位。所含牙齿多为埋伏牙，相应部位牙齿缺失，有的可为额外牙。囊肿内牙齿经常移位，如上颌骨含牙囊肿多突入上颌窦，牙齿位于囊肿的内上份；而下颌骨含牙囊肿多向后蔓延至下颌角，牙齿可位于囊肿的前下方或后下方。

② 临床上多见患侧面部肿胀、牙列不齐和牙龈增生等症状。

③ 本病主要与根尖囊肿鉴别，后者是最常见的牙源性囊肿，是由于深龋病发生牙髓坏死、根尖感染，形成肉芽肿后，逐渐有上皮长入其内作为衬里而形成，与含牙囊肿的区别在

于根尖囊肿较小，直径通常小于1cm，膨胀轻，囊肿包绕根尖，而不具备含牙囊肿特征性的包绕牙冠的表现。

（三）牙源性角化囊肿

【X线诊断】

① 好发于下颌第3磨牙和下颌支。

② 表现为颌骨内膨胀性低密度区，可有"云絮状"腔，小病灶常为单房性，而大病灶常为多房性，密度均一，边界清楚，边缘一般光滑完整。

③ 可以含有或不含有牙齿。病变囊肿可在骨松质内蔓延，有沿颌骨长轴发展而累及多个牙齿的趋势（图3-5-11）。

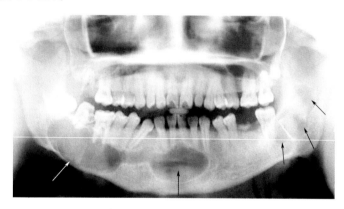

图 3-5-11　牙源性角化囊肿

曲面平展片示下颌骨多发囊状占位，多房性，轻度膨胀，边界清楚、光滑，有硬化缘。下颌骨体部病变向右蔓延达下颌角（——），牙根无受累。左下颌骨第3磨牙和下颌支有类似病变

④ 影像上不易与其他囊肿区别，若为上、下颌骨多发囊状透光，可考虑为本病。

【特别提示】

① 牙源性角化囊肿，又称牙源性角化囊性瘤、始基囊肿。2017年WHO新分类中将其重新归属为囊肿，并重新命名为牙源性角化囊性瘤。来源于原始的牙胚或牙板残件。

② 本病好发于10～30岁男性。好发于下颌第3磨牙和下颌支。25%发生于上颌骨，通常在尖牙区，位于上颌后部者可累及上颌窦；囊肿可致发育中的牙移位，吸收牙根，导致牙齿受压移位。若囊肿位于下颌骨中，常沿骨骼长轴生长；若囊肿位于上颌骨，可能累及上颌窦。

③ 病理上，囊壁的上皮为复层鳞状上皮，表面覆盖角化层，囊内为白色或黄色的角化物或油脂样物。在主囊的囊壁外侧有时可见微小子囊。病变可单发，也可多发。多发者可伴有肋骨分叉-基底细胞痣-颌骨囊肿综合征，出现皮肤、肋骨、颅骨和颅内的异常改变，如伴有皮肤基底细胞痣、叉状肋、小脑镰钙化、颅骨异常等，可支持本病诊断。本病术后复发率较高，其原因可能与微小子囊存在有关。

■■■■ 第六节　头　颅 ■■■■

一、颅内肿瘤

【X线诊断】

X线平片可以发现脑外肿瘤引起的颅骨改变，从而间接提示脑外肿瘤的存在，可以为对

颅骨的压迫破坏或增生，如脑膜瘤可引起附着处骨质增生；垂体瘤可导致蝶鞍的扩大与破坏（图 3-6-1）；听神经瘤可导致内听道的扩大；脊索瘤可发生颅底区的明显骨质破坏。脑内肿瘤一般不累及颅骨，脑内转移瘤可同时伴有颅骨转移破坏。

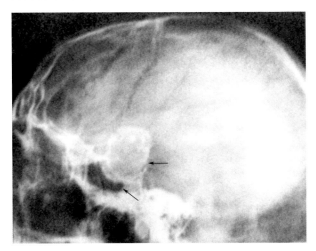

图 3-6-1　蝶鞍扩大、破坏

肿瘤引起的蝶鞍扩大、破坏。蝶鞍区异常高密度钙化（——▶）

除颅骨改变外，X 线平片还可发现颅内肿瘤的间接改变有颅内高压改变（图 3-6-2）、生理钙化移位和异常钙化（图 3-6-3）的出现。

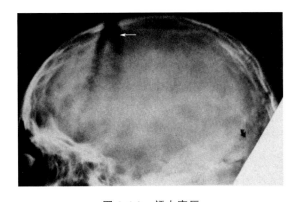

图 3-6-2　颅内高压

颅内肿瘤引起的颅内高压改变，颅缝开大，脑回压迹加宽、增深（——▶）

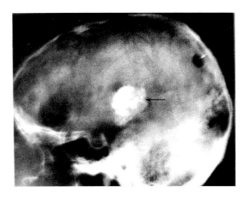

图 3-6-3　脑内异常钙化

颅内肿瘤出现的脑内异常钙化（——▶）

二、颅脑骨折

【X 线诊断】

① X 线平片可以显示边缘锐利的低密度骨折线，复杂骨折可见骨折线交错，骨碎片分离、陷入或重叠（图 3-6-4）。

② 婴幼儿可出现青枝样凹陷骨折，即有颅骨凹陷而无骨折线。

③ 颅缝分离的意义如同骨折，表现为人字缝、矢状缝或冠状缝明显增宽，超过 1.5mm 或两侧宽度相差 1mm。

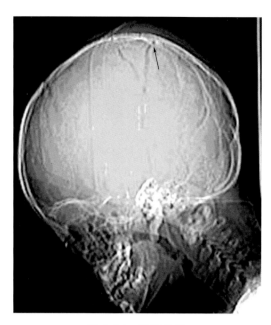

图 3-6-4　颅骨骨折

患儿，男，5岁，外伤后顶骨骨折，颅骨侧位可见边缘清晰锐利的骨折线（——），软组织肿胀明显

第四章

呼吸系统疾病的 X 线诊断

■■■ 第一节　气管和支气管疾病 ■■■

一、先天性支气管囊肿

【X 线诊断】

① 含液囊肿呈肿块状或结节状阴影，圆形或椭圆形，密度均匀，为水样密度。病变边缘光滑、清楚。囊肿在肺野的中、内带较多见。单发性支气管囊肿大小 3～5cm，巨大的囊肿可占据一侧胸腔。

② 含气囊肿为薄壁空腔阴影，含液、含气囊肿有气液平面，囊壁一般厚 1～2mm，内缘和外缘光滑。合并感染时囊壁增厚、模糊，周围有片状阴影，囊内液体增多。

③ 多发性支气管囊肿多数是含气囊肿，可发生在一个肺段、肺叶，也可在一侧或两侧肺内弥漫性分布，囊壁薄，在肺内形成多发的环形透光阴影，病变阴影相互重叠形成蜂窝状或粗网状阴影。合并感染时有气液平面，液体较少则表现为囊肿下壁增厚。经反复感染形成肺段、肺叶或一侧肺的实变阴影，其密度不均，肺体积减小，其内可见多发囊腔（图 4-1-1）。

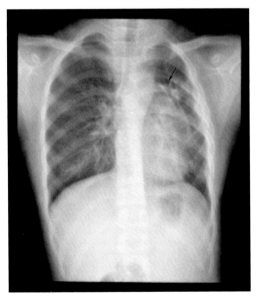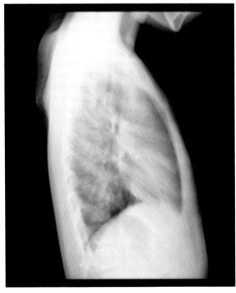

图 4-1-1　多发含气支气管囊肿

左肺可见多发含气囊腔及小片影（──），左肺体积减小，肋间隙变窄，含气囊肿合并感染

【特别提示】

① 本病多发生在肺内，称为肺内支气管囊肿；少数在纵隔内，称为纵隔支气管囊肿。囊肿不与支气管相通。感染后囊肿可与支气管连通，此时囊内液体可经支气管排出，并有气体进入囊内，使囊肿成为含气或含液囊肿。

② 病人年龄较轻，多在 30 岁以下，病程长，有反复呼吸道感染病史，普通 X 线检查可以诊断。CT 检查能够证实病变为囊性，有助于确诊。先天性支气管囊肿须与肺大疱、肺结核空洞、肺脓肿及良性肿瘤等疾病鉴别诊断。

二、气管、支气管异物

【X 线诊断】

1. 气管异物

金属、石块及牙齿等不透 X 线的异物在胸部 X 线片上可显影。根据阴影形态可判断为何种异物。正位及侧位胸片能够准确定位。

2. 主支气管异物

① 呼气性活瓣阻塞时患侧肺透明度升高，肺纹理变细。

② 纵隔摆动：呼气性活瓣阻塞时纵隔在呼气相向健侧移位，吸气时恢复正常位置；吸气性活瓣阻塞时纵隔在吸气相向患侧移位，呼气时恢复正常位置（图 4-1-2）。

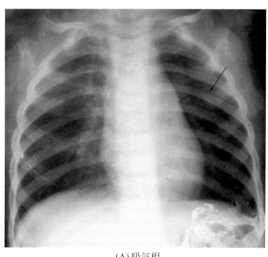
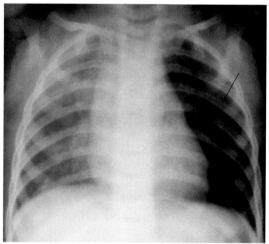

(A) 吸气相   (B) 呼气相

图 4-1-2 左主支气管异物

呼气性活瓣阻塞，左侧肺透明度升高（——➤），肺纹理变细，纵隔摆动

③ 阻塞性肺炎和肺不张：支气管阻塞数小时后可发生小叶性肺炎，较长时间的阻塞后发生肺不张。

3. 肺叶、段支气管异物

局限于肺叶或肺段的肺气肿平片不易显示。阻塞性肺炎为反复发生或迁延不愈的斑片状阴影，相应的肺叶内发生肺不张后肺体积缩小、密度增高。

【特别提示】

① 气管、支气管异物多见于 5 岁以下儿童，由于右主支气管比左侧更接近于垂直走行，故异物易进入右侧。

② 气管内金属异物有时需与食管异物区别。在侧位胸片，气管异物位于气道的透明影内，而食管异物偏后。气管内异物如为片状或扁形时，最大径位于气管矢状面，最小径位于冠状面；食管异物则与其相反。

三、支气管扩张

【X 线诊断】

① 支气管扩张以两下叶基底段、左肺舌叶和右肺中叶多见。

② 柱状支气管扩张有轨道征，即两条平行的线状阴影。囊状支气管扩张形成多发囊腔阴影，直径为 1～3cm，多个囊状阴影呈蜂窝状（图 4-1-3）。

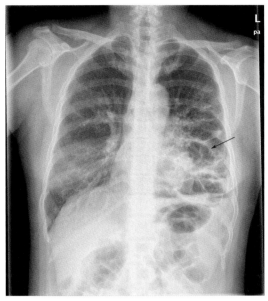
(A) 正位

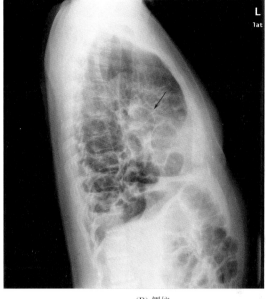
(B) 侧位

图 4-1-3　支气管扩张
双肺纹理增粗、模糊，可见柱状支气管扩张及囊状支气管扩张，左下肺"蜂窝状"改变（➞）

③ 合并感染时，囊腔内有气液平面，病变区支气管周围有斑片状或大片状阴影。反复感染后肺体积缩小，肺纹理密集，肺透过度下降。

【特别提示】

① 支气管扩张分为柱状支气管扩张、静脉曲张型支气管扩张和囊状支气管扩张。

② X 线平片对本病的诊断有限度，确定诊断需作 CT 检查。支气管扩张应与肺大疱及蜂窝肺鉴别。

四、慢性支气管炎

【X 线诊断】

① 慢性支气管炎的 X 线表现无特征，异常征象为两肺纹理增粗、增多（图 4-1-4），反映了支气管炎症、支气管周围和血管周围纤维化。

② 在支气管走行部位可见到互相平行的线状阴影，线状阴影之间有约 3mm 的细长透光带，称为轨道征。线状阴影代表增厚的管壁，其间的透光带为支气管腔。

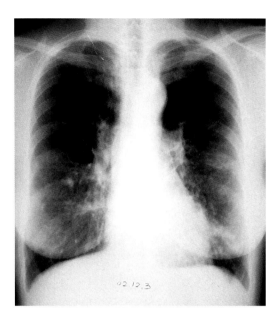

图 4-1-4　慢性支气管炎
两肺纹理增粗、增多、紊乱

③ 胸段气管冠状管径较小，矢状径增宽，二径线的比值为 0.6 或更小，气管外形如刀鞘状，称为刀鞘状气管。

④ 常合并肺气肿、肺大疱，肺大疱好发于胸膜下，肺尖及肺底多见，肺大疱破裂后可形成气胸。

【特别提示】

① 慢性支气管炎的临床诊断标准是慢性进行性咳嗽连续 2 年以上，每年连续咳嗽、咳痰至少 3 个月，并除外全身性疾病或肺部其他疾病。影像检查的目的是除外肺部其他疾病及发现合并症。

② 本病常合并肺内炎症、肺气肿、肺大疱，并常继发肺源性心脏病。冬季发病较多，易发生呼吸道感染，使咳嗽及呼吸困难加重。

■■■■ 第二节　肺先天发育性疾病 ■■■■

一、肺发育异常

肺发育异常分为肺不发育、肺发育不良和肺发育不全。

【X 线诊断】

① 一侧肺不发育及发育不良的患者患侧胸部密度增高，主要在中、下部。有时上部由于对侧肺脏疝入而有透亮含气阴影。纵隔向患侧移位，患侧膈升高。健侧肺纹理增重（图 4-2-1）。

② 一侧肺发育不全的患者患侧全部或部分肺野密度增高，纵隔向患侧移位。肺叶发育不全的肺叶体积缩小，密度增高。

③ 一侧肺发育不全的患者患侧肺动脉分支细小，数量减少；对侧肺动脉分支粗大。

【特别提示】

① 一侧肺发生异常一般分为 3 型。

a. 肺不发育：患侧支气管、肺和血液供应完全缺如。

b. 肺发育不良：患侧仅有一小段支气管盲管，无肺组织和血液供应。

c. 肺发育不全：患侧主支气管形成，但比正常细小，肺组织发育不完全，为原始结缔组织结构，或有支气管囊肿。

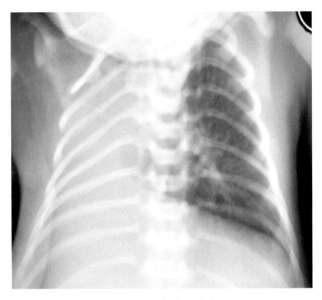

图 4-2-1 右肺不发育

患侧肺野密度增高，体积减小，纵隔向患侧移位；健侧肺纹理增重

② 本病可合并其他畸形，如动脉导管未闭、法洛四联症、大动脉转位、先天性膈疝及骨骼畸形等。

③ 先天性一侧肺不发育多见于小儿。平片表现须与肺炎引起的肺不张鉴别。

二、支气管闭锁

【X 线诊断】

胸片有特征性表现，最常累及左肺上叶尖后段，大约 90％ 的病例可见局部肺野透过度增高（图 4-2-2），由病变肺实质内血量减少和空气增加共同导致局部透过度增高。邻近正常肺被压缩和移位，纵隔居中或偏移，支气管闭锁远端分泌物和黏液堆积导致邻近肺门处椭圆形、圆形或分支状阴影。呼气相胸片显示空气捕捉征。

【特别提示】

① 由于周围支气管束到闭塞点之间是不阻塞的，气道和气腔数量正常，这导致黏液和黏液囊肿紧贴闭塞远端，由邻近支气管供应的肺泡是由邻近气道通气，表现为空气捕捉征，伴有过度充气。

② 主要与异物或支气管腔内肿瘤导致的气道部分阻塞相鉴别。与之相同的是支气管闭锁远端肺组织透过度增高并有空气捕捉征。但支气管腔内病变很少伴有支气管肺节段过度充气而支气管闭锁几乎均可见如此表现。因此，最大吸气胸片常可鉴别诊断。

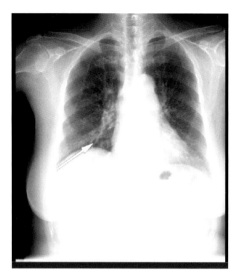

图 4-2-2 支气管闭锁

肺纹理增强、紊乱，右肺下叶局限性透过度增高（——→）

三、肺隔离症

1. 肺叶内型肺隔离症

【X 线诊断】

① 隔离肺为圆形或椭圆形致密阴影，边缘光滑、清楚，密度均匀。多数病变阴影下缘与膈相连。

② 当病变与支气管相通时，囊内液体排出，有气体进入，形成单发或多发囊腔，壁薄，有气液平面（图 4-2-3）。

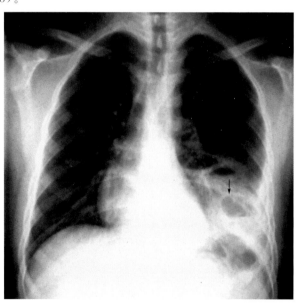

图 4-2-3 左肺下叶肺隔离症

多发囊腔，壁薄，有气液平面（——→）

【特别提示】

① 肺叶内型肺隔离症的供血动脉来自主动脉或其分支，以胸主动脉多见，少数为腹主动脉或其分支。多数病人静脉回流通过肺静脉系统，引起左向右的分流。

② 约 2/3 的病人隔离肺位于脊柱旁沟，多位于左下叶后段，少数为右下叶后段。

③ X 线检查发现下叶后段尤其是左下叶后段实性或囊性阴影，病人年龄轻、无症状或有肺炎反复发作时应考虑到肺隔离症的可能。CT 增强扫描发现供血血管可确诊。

2. 肺叶外型肺隔离症

【X 线诊断】

X 线检查可见左下叶后段密度均匀的软组织阴影。位于膈下的病变为脊柱旁的肿块影，CT 增强扫描可显示其供血动脉及静脉回流情况（图 4-2-4）。

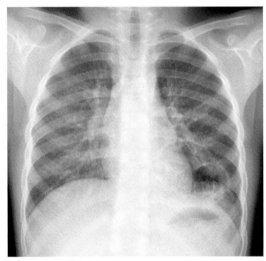

(A) 正位片　　　　　　　　　　　(B) 侧位片

图 4-2-4　肺叶外型肺隔离症

【特别提示】

① 肺叶外型肺隔离症与正常肺不在同一个脏层胸膜内，约 90% 病变位于左下叶后段，也可位于膈下或纵隔内。

② 肺隔离症表现为软组织阴影，应和肺肿瘤鉴别，鉴别诊断的关键是进行 CT 增强扫描、CT 血管成像（CTA）及数字减影血管成像（DSA）等检查以显示异常供应血管。

四、肺动静脉瘘

【X 线诊断】

① 胸部平片见单发或多发的结节阴影，单发占 2/3 以上。下叶多见。结节直径从 1cm 至数厘米不等，密度均匀，边缘清楚，或有浅分叶（图 4-2-5）。

② 弥漫性肺动静脉瘘发生在多个叶、段，呈多发葡萄状阴影或肺纹理增强、扭曲。有的病例在平片及体层片均无阳性所见。

【特别提示】

① 平片显示结节及与结节相连的带状血管影像时应考虑到本病的可能。CT 平扫显示结节状影像及与肺门相连的带状血管影为本病的诊断依据。

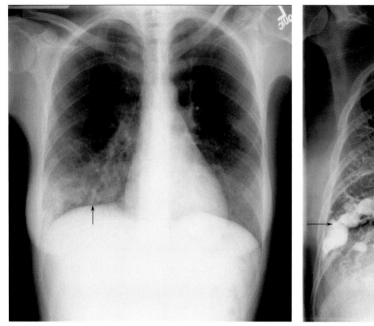

图 4-2-5　右下肺动静脉瘘

右下肺可见结节、索条影，造影证实为扩张血管影（——→）

　　② 对于肺门附近的肺内结节阴影做穿刺活检之前应首先除外本病，以免引起严重出血。CT 血管成像可确定诊断。螺旋 CT 多平面重建和三维重建及 CT 血管成像可显示病变的整体形态。

■■■ 第三节　肺部炎症 ■■■

一、大叶性肺炎

【X 线诊断】

　　① 大叶性肺炎充血期，可无阳性发现，或仅肺纹理增多，透明度略低。

　　② 实变期（红色肝样变及灰色肝样变期）表现为密度均匀的致密影，炎症累及肺段则表现为片状或三角形致密影；累及整个肺叶时呈以叶间裂为界的大片致密阴影，有时致密阴影内可见透亮支气管影，即支气管充气征（图 4-3-1）。

　　③ 消散期见实变区密度逐渐减低，由于病变的消散不均，表现为大小不等、分布不规则的斑片状阴影。炎症最终可完全吸收，或只留少量索条状阴影，偶可机化演变为机化性肺炎。

【特别提示】

　　① 大叶性肺炎是细菌性肺炎中最常见的一种，多为肺炎双球菌致病。炎症累及整个肺叶或多个肺叶，也可呈肺段分布。

　　② 典型的病理变化分为四期，即充血期、红色肝样变期、灰色肝样变期及消散期。

　　③ 多数患者发病前有受凉、过度劳累或上呼吸道感染等诱因。起病急，症见寒战高热、胸痛、咳较黏稠痰或典型铁锈色痰。下叶肺炎可刺激纵隔胸膜，疼痛放射至腹部。血白细胞总数及中性粒细胞明显增高。

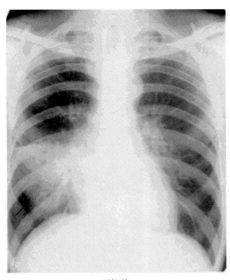
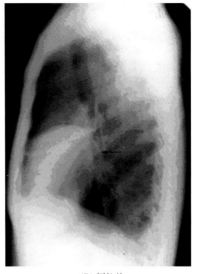

(A) 正位片　　　　　　　　　　　(B) 侧位片

图 4-3-1　右中叶肺炎

右中下肺野可见大片高密度影，上缘清晰，右心缘模糊。侧位片示病变位于右中叶（——）

二、支气管肺炎

【X 线诊断】

① 肺纹理增强。为病原菌引起的支气管炎和支气管周围炎表现，在 X 线片上表现为肺纹理增强、边缘模糊。

② 斑片状阴影。边缘模糊的直径 6～8mm 的结节状阴影为腺泡肺泡炎，边缘模糊的直径 10～25mm 的阴影为小叶肺泡炎，而较大斑片状密度不均匀、边缘模糊的阴影为多数小叶肺泡炎相互重叠的影像（图 4-3-2）。病灶多位于两肺下野内带，肺叶后部病变较前部多，沿支气管分布。

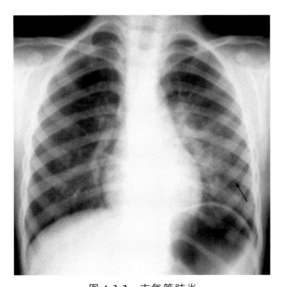

图 4-3-2　支气管肺炎

左肺纹理模糊，中下肺野可见边缘模糊的斑片状阴影（——）

③ 肺气肿。由于终末细支气管黏膜充血、水肿、炎性渗出，可引起阻塞性肺气肿，表现为两肺野透亮度增高、胸廓扩大、肋间隙增宽及膈低平。

④ 空洞。以金黄色葡萄球菌及链球菌引起的支气管肺炎较多见。肺炎液化坏死形成空洞时，在斑片状阴影区内可见环形透亮区，引流支气管因炎症形成活瓣时，空洞内含气量逐渐增多，压力增大，壁变薄，一般称为肺气囊，在 X 线影像上表现为壁厚约为 1mm 的薄壁圆形空腔。

【特别提示】

① 支气管肺炎多见于婴幼儿、老年人、极度衰弱的患者或为手术后并发症。在临床上以发热为主要症状，可有咳嗽、呼吸困难、发绀及胸痛。极度衰弱的老年病人，因机体反应力低，体温可不升高，白细胞总数也可不增多。

② 细菌、病毒及真菌等均可引起支气管肺炎，判断支气管肺炎的病原性质比较困难，需结合临床病史、实验室及病原学检查才能确诊。

三、支原体肺炎

【X 线诊断】

① 病变早期可仅表现为肺纹理增多、边缘模糊，仅据此征象不能诊断支原体肺炎。

② 肺内出现网状阴影，与增多、模糊的肺纹理并存，提示间质性肺炎。

③ 肺内出现肺泡炎表现，表现为中下肺野密度较低的斑片状阴影或肺段阴影（图 4-3-3），可以单发，也可多发，占据一个大叶的支原体肺炎较少见。

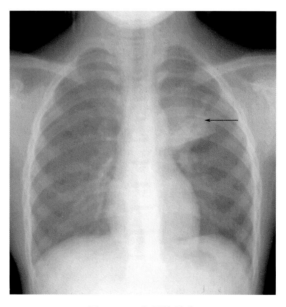

图 4-3-3　支原体肺炎

左上肺可见片状模糊影，密度不均，左肺门密度增高（——→）

【特别提示】

① 支原体肺炎大部分由肺炎支原体引起，以冬春及夏秋之交为多发季节。

② 小儿及成人均可患病，临床症状轻重不一，血清冷凝集试验在发病后 2～3 周比值较高。

③ 支原体肺炎的影像表现需与细菌性肺炎、病毒性肺炎及过敏性肺炎鉴别。血清冷凝集试验对于支原体肺炎的诊断有价值。

四、间质性肺炎

【X 线诊断】

① 一般表现为两肺纹理增多、紊乱；支气管周围间质增厚，表现为一侧或双侧肺下部的沿气道分布的不规则条索状和网格状阴影，较僵直，常伴随沿支气管分布的斑点状和小片状阴影。

② 好发于两肺内带和下肺野；肺泡壁及小叶间隔的间质水肿和增厚，呈短线条状影，交织成网状或呈弥漫性磨玻璃状。

③ 两肺野透亮度增高，形成局限性或广泛性气肿，膈面下降，呼气相及吸气相差别不大。

④ 肺门影常增大，边缘较模糊（图 4-3-4）。

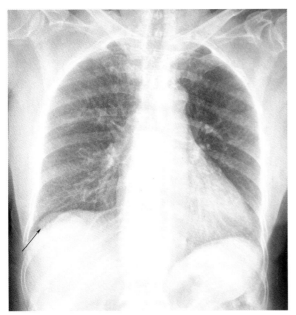
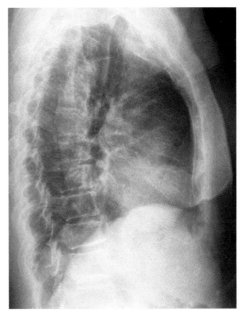

(A)正位片　　　　　　　　　　　　　　　　　(B)侧位片

图 4-3-4　间质性肺炎

双肺纹理增多、紊乱，双肺下叶可见沿气道分布的索条影（——）

【特别提示】

① 间质性肺炎是肺间质疾病的常见类型，分为特发性和继发性，继发性又分为感染性和非感染性；多发生于免疫力低下的患者，呼吸道症状较轻。

② 病理上表现为肺间质水肿和炎性细胞浸润，较严重的病变炎性细胞浸润、毛细血管淤张和炎性水肿明显，引起肺间质增厚，同时伴有肺泡 II 型上皮细胞增生和渗出。

③ 间质性肺炎的影像表现需与大叶性肺炎吸收期、肺泡细胞癌肺炎型、结节病等鉴别。

五、严重急性呼吸综合征（传染性非典型肺炎，SARS）

【X 线诊断】

① 病变初期多为局灶性阴影，呈小片状或较大片状磨玻璃样密度影像，可为单侧，也

可为双侧（图 4-3-5）。病灶多为单发，也可为多发。

　　② 进展期病变加重，病变由单侧肺发展到双侧，由 1 个肺野发展到多个肺野，病灶相当于肺叶或肺段的形态或呈大小不一的类圆形，病灶分布以肺野外带和中下肺野多见（图4-3-6）。

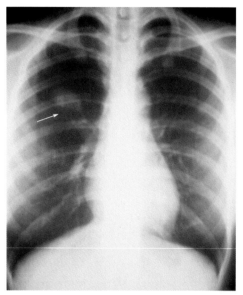
图 4-3-5　SARS 早期
右上肺类圆形磨玻璃密度病变（➝）

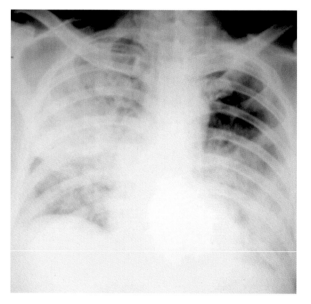
图 4-3-6　SARS 进展期
双肺大片实变及磨玻璃密度灶

　　③ 一般发病 2～3 周后为恢复期，病变吸收好转，阴影范围减少，密度逐渐减低及吸收。在肺内病变吸收过程中可合并肺间质增生，部分可发展为肺间质纤维化。

　　④ SARS 的肺部病灶动态变化较快，一日内病变大小即可有变化。新旧病灶可交替出现，肺内一部分病灶吸收而另一部位可出现新的病灶。同时病变可反复，即病变由重变轻后还可再次加重，表现为病灶范围增大及出现新的病灶。

　　【特别提示】

　　① 严重急性呼吸综合征，又称传染性非典型肺炎，是由 SARS 冠状病毒引起，主要通过近距离空气飞沫和密切接触传播。本病传染性强，病死率高。

　　② 平片是这种强传染性疾病的首选检查方法，利于早期发现病变及观察其动态变化。当出现发热时，大多数患者胸片可有异常表现，但无特异性征象。

　　③ 由于 SARS 无特异性影像表现，因此确诊应结合临床表现及相关的实验室检查，更重要的是流行病史。

六、肺炎性假瘤

　　【X 线诊断】

　　① 炎性假瘤可发生于两肺野任何部位，肿块呈圆形或椭圆形，无分叶，边缘清楚或模糊，在肿块周围有时可见不规则索条状阴影，以边缘清楚者多见（图 4-3-7）。

　　② 肿块以直径 2～4cm 多见，也可大于 5cm。炎性假瘤密度中等且较均匀，由化脓性炎症形成的炎性假瘤可见小透明区，为空洞表现。

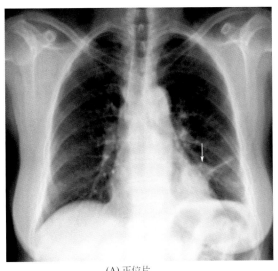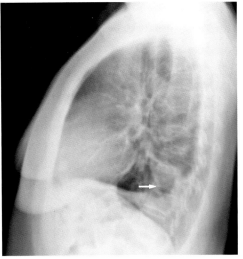

(A) 正位片　　　　　　　　　　　　　　(B) 侧位片

图 4-3-7　肺炎性假瘤

左下肺椭圆形肿块影（──→），边缘清楚，肿块周围可见不规则索条状阴影（──→）

③ 炎性假瘤附近的胸膜可见局限性增厚粘连，但炎性假瘤形成的胸膜粘连带较结核瘤少见。

【特别提示】

① 肺炎性假瘤的本质为增生性炎症，增生的组织形成肿瘤样团块，故称为"假瘤"。

② 肺炎性假瘤的影像无特征性，常误诊为其他疾病，因此在诊断时应与周围型肺癌和结核瘤鉴别。与周围型肺癌和结核瘤鉴别困难者，对于炎性假瘤的诊断应采用排除法，将影像表现与临床表现相结合，加以综合考虑，做出正确的诊断。

七、肺脓肿

【X 线诊断】

1. 急性肺脓肿

① 气源性肺脓肿。脓肿可发生在两肺任何部位，两肺后部较前部多见，多为单发。脓肿空洞大小不一，空洞内壁多不规则且模糊，空洞外可见范围不等的斑片状浸润阴影（图4-3-8）。空洞内液化坏死物经支气管引流不畅时，在空洞内可见气液平面。在合理的抗生素治疗下，一般 2 周即可见空洞大小和周围浸润性病变有明显变化，经 4～6 周可完全吸收。

② 血源性肺脓肿。常为多发性，以两下叶多见，早期表现为两肺多发散在斑片状病灶，边缘模糊，或两肺多发圆形或椭圆形密度增高影，中心为液化坏死区，一般经过 1 周或不到 1 周可发展为多发薄壁空洞，空洞内可有气液平面，但较少见。可同时伴有脓胸。经抗生素治疗后经 2～4 周可完全吸收。

2. 慢性肺脓肿

慢性肺脓肿好发生于肺的后部，下叶多见，特别是下叶后底段，但也可以发生于上叶。慢性肺脓肿一般为边界清楚的厚壁空洞，呈圆形或椭圆形，多数为单发大空洞，也可为实性肿块内多发小空洞，可有气液平面（图4-3-9）。当引流支气管堵塞不通畅，液化物质排不出时，可形成团块状影像，脓肿附近常可见局限性胸膜肥厚粘连。

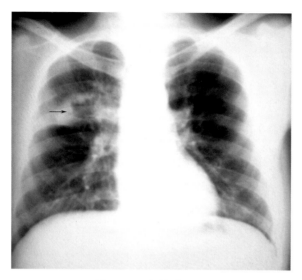

图 4-3-8　急性肺脓肿

右上叶不规则性空洞，其边缘较模糊（——→）

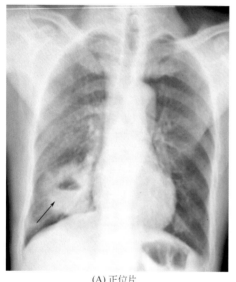

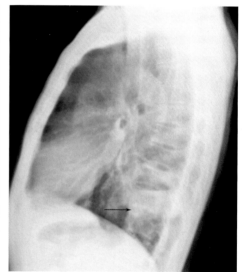

（A）正位片　　　　　　　　　　　　　　　　（B）侧位片

图 4-3-9　慢性肺脓肿

右下肺后底段厚壁空洞，内可见气液平面（——→）

【特别提示】

① 经呼吸道感染的肺脓肿多为单发，血源性肺脓肿多发常见。

② 肺脓肿影像表现有时应与肺结核、周围型肺癌鉴别，仅根据影像表现鉴别较困难，特别是慢性肺脓肿，应密切结合临床病史及症状。

③ 痰找结核菌或癌细胞对鉴别诊断有帮助，抗生素治疗动态变化快，有助于肺脓肿与周围型肺癌鉴别。有时周围型肺癌出现空洞，而且伴有空洞内感染及其周围肺感染时，临床以感染症状为主，此时易被误诊为肺脓肿。

第四节 肺 结 核

一、原发性肺结核

1. 原发复合征

【X 线诊断】

① 表现为肺野内圆形、类圆形或絮片状边缘模糊阴影，也可表现为肺段或肺叶阴影，病变多位于上叶下部或下叶上部，常误诊为肺炎。一般来说结核性病变吸收缓慢，经抗结核治疗 3～9 个月方可吸收，而肺炎经抗感染治疗后 2～4 周即可吸收。

② 表现为肺内原发灶及肺门淋巴结增大，在两者之间可见条索状阴影，即结核性淋巴管炎，三者呈哑铃状，又称双极期。人们将原发灶、淋巴管炎与淋巴结炎的 X 线表现，称为原发复合征。有的病人原发灶范围较大，常可将淋巴管炎与淋巴结炎掩盖（图 4-4-1）。据统计 90％的原发性肺结核有淋巴结增大，以右侧气管旁和肺门淋巴结增大多见。

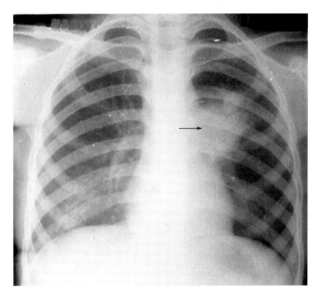

图 4-4-1 原发复合征

左上肺见边缘模糊片状阴影，左肺门淋巴结增大（——），原发灶较大，淋巴管炎被掩盖

2. 胸内淋巴结结核

【X 线诊断】

① 表现为纵隔及肺门肿块阴影，以右侧支气管旁淋巴结增大较常见，纵隔多数淋巴结增大融合，可表现为纵隔一侧或两侧增宽，边缘呈波浪状。一侧肺门增大较两侧肺门增大常见（图 4-4-2）。

② 肺门增大淋巴结呈边缘清楚的肿块者称肿瘤型。增大肺门淋巴结伴周围炎，可使增大淋巴结边缘模糊，称发炎型。肿瘤型和发炎型不是固定的，可以互相转化。

【特别提示】

① 大多数（98％）的原发性肺结核可以自愈，原发病灶可以完全吸收、纤维化或钙化。淋巴结内干酪坏死灶不易完全吸收，但可逐渐缩小、纤维化或钙化。

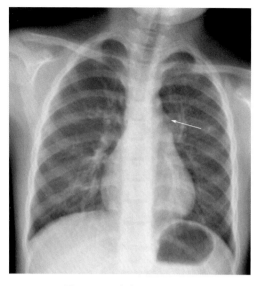

图 4-4-2 胸内淋巴结结核

患儿，男，8岁，咳嗽半个月，左肺门淋巴结增大（——）

② 当机体由于某种原因而抵抗力下降时，肺内原发病灶和增大淋巴结可继续发展，可形成肺内的原发性空洞，还可引起血行或支气管播散。

二、血行播散型肺结核

1. 急性血行播散型肺结核

【Ⅹ线诊断】

① 急性血行播散型肺结核在胸片上表现为两肺野从肺尖到肺底均匀分布的粟粒样结节阴影，其特点是"三均匀"，即病灶大小均匀、密度均匀和分布均匀（图 4-4-3）。

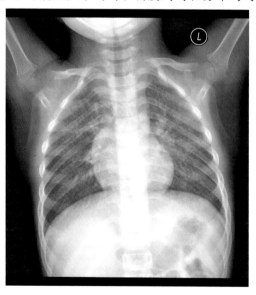

图 4-4-3 急性血行播散型肺结核

显示两肺大小、密度及分布均匀的粟粒样结节

② 病灶边缘较清楚，若为渗出性病灶，则病灶边缘不清楚。病灶数量多、分布密集时，两肺野呈磨玻璃密度。

③ 急性血行播散型肺结核由于病灶小，胸部透视较难辨认，故临床疑诊为急性血行播散型肺结核时应摄胸片。

2. 亚急性及慢性血行播散型肺结核

【X 线诊断】

① 在胸片上表现为粟粒状或比粟粒大的大小不等阴影，密度较高与密度较低病灶可同时存在，有的病灶还可纤维化或钙化。病灶主要分布在两肺上中肺野，但分布不均匀，在肺尖部及锁骨下病灶多硬结钙化，其下方多为边缘清楚的结节状增殖性病灶与边缘模糊的斑片状渗出性病灶（图 4-4-4）。

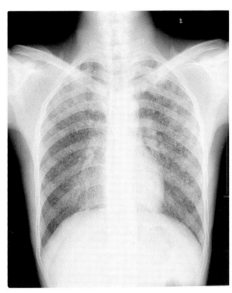 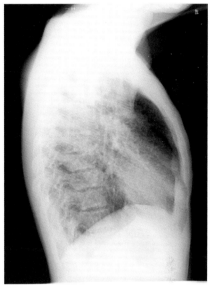

(A) 正位片　　　　　　　　　　　　　　　　　(B) 侧位片

图 4-4-4　亚急性及慢性血行播散型肺结核

② 此型肺结核好转时病灶可以吸收、硬结或钙化，恶化时病灶可融合扩大，甚至溶解播散，形成空洞，也可发展成为纤维空洞型肺结核。

三、继发性肺结核病

【X 线诊断】

① 边缘模糊的斑片状及云絮状阴影。病灶好发于两肺上叶尖后段和下叶后底段，以上叶尖后段尤为多见（图 4-4-5）。病灶可单发或多发。病灶内密度减低区为病灶溶解空洞形成的表现，有时还可见引流支气管。

② 球形阴影。2cm 以上干酪样病灶被纤维包膜包裹称为结核球。大多数结核球直径为 2～3cm，也有的在 4cm 以上。多发生于两上叶尖后段与下叶背段，单发病灶较多发者常见，表现为边缘光滑清楚的球形或近似球形阴影，在病灶与胸膜面之间可见宽 1mm、长 1～2cm 的线状粘连带或幕状粘连，结核球密度较高且较均匀，有的结核球内可见钙化。结核球内的干酪样坏死物质液化并经支气管排出后可形成空洞，有时可见引流支气管。在结核球周围常可见卫星灶（图 4-4-6）。

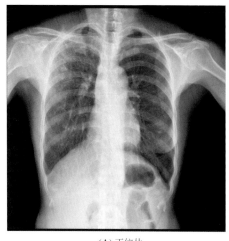

(A) 正位片   (B) 侧位片

图 4-4-5　继发性肺结核病

左肺尖、两上肺可见斑片状阴影

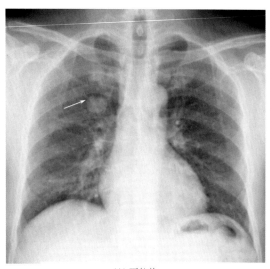 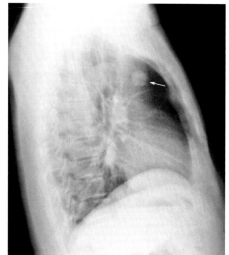

(A) 正位片   (B) 侧位片

图 4-4-6　结核球

右上肺可见边缘清楚的结核球，直径约 2.1cm，密度较高（──→）

③ 肺段或肺叶阴影。干酪样肺炎表现为肺段或肺叶实变，其中所见不规则透明区为急性空洞形成表现。有时可在同侧或对侧肺内见经支气管播散的斑片状边缘模糊的阴影。在抗结核治疗下，渗出性病变较易吸收，增殖性病变不易吸收，干酪样肺炎可吸收或纤维化，也可演变为慢性纤维空洞型肺结核（图 4-4-7）。

④ 空洞、纤维化。在胸片上于一个肺野或两个肺野内可见形状规则或不规则的厚壁空洞，在其周围有较广泛的纤维索条状病灶及新旧不一的结节状病灶，病变同侧下方或对侧可见斑片状及结节状播散病灶。纤维病变广泛时，可使胸廓塌陷，肺门部血管及支气管向上移位，其血管分支近似垂直走行，状似垂柳。纵隔向患侧移位，无病变区域呈代偿性肺气肿，常伴有胸膜肥厚粘连。

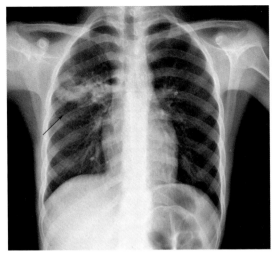
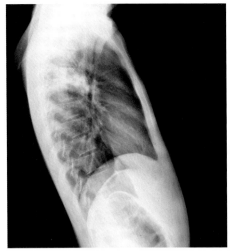

(A) 正位片　　　　　　　　　　　　　　　　(B) 侧位片

图 4-4-7　干酪样肺炎

右上肺可见密度较高的模糊片影（——），内部密度不均，可见局限小透光区，侧位可见位于右上肺后段

【特别提示】

① 继发性肺结核病可为已静止的肺内原发灶重新活动，也可为外源性感染所致。此型为成人肺结核中最常见的类型，病变预后差别较大。可导致纤维厚壁空洞与不规则空洞、广泛纤维性病变及经支气管播散的病灶同时存在，也可导致经血行肺内或肺外播散。病变好转，空洞可闭合，肺内病变以纤维性病变为主体时称肺硬变。

② 红细胞沉降率（血沉）快，痰结核菌检查阳性率高。当病变形成空洞及纤维化时，在临床上可有反复低热、咳嗽、咳痰、咯血、胸痛及气短，痰菌培养可阳性。

四、结核性胸膜炎

【X 线诊断】

① 游离性胸腔积液。积液量达 250ml 以上，在胸部 X 线检查时可发现。胸腔少量积液时，可见肋膈角变钝，此时作胸部透视借助于体位与呼吸可见液体移动。大量胸腔积液时，于下胸部或中下胸部可见大片均匀致密阴影，其上界呈外高内低的反抛物线状，纵隔可向健侧移位（图 4-4-8）。

② 肺底积液。立位胸部透视或摄片颇似一侧膈升高，膈顶最高点移至膈外侧，卧位透视或摄片可见患侧胸部呈均匀一致性密度增高阴影，膈显示清楚，其位置及形态正常（图 4-4-9）。

③ 包裹性积液。包裹性胸腔积液多发生于胸腔中下方后部或侧面，呈单发或多发扁丘状或半球形边缘清楚阴影，具有胸膜外征。

④ 叶间积液。叶间积液多与游离性胸腔积液或包裹性积液并存，也可单独出现。在正位胸片上呈边缘清楚的圆形或长椭圆形阴影，在侧位胸片上于水平裂和（或）斜裂部位可见梭形边缘清楚的阴影。

⑤ 结核性胸膜炎并发支气管胸膜瘘时，可呈液气胸或包裹性液气胸表现。游离性液气胸可见横贯胸膜腔的气液平面；包裹性液气胸时，于包裹性胸膜炎阴影内可见气液平面；支气管胸膜瘘时出现的液气胸表现与胸腔抽液后形成的液气胸表现相同，应结合临床进行鉴别诊断。

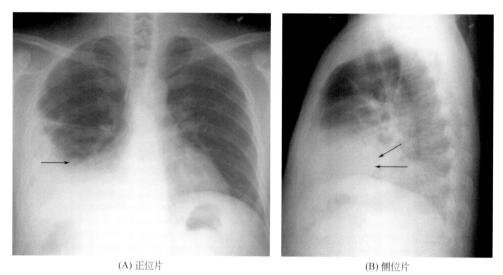

(A) 正位片　　　　　　　　　　　(B) 侧位片

图 4-4-8　胸腔积液

右下胸部见大片均匀致密阴影，其上界呈外高内低的反抛物线状（——➤）

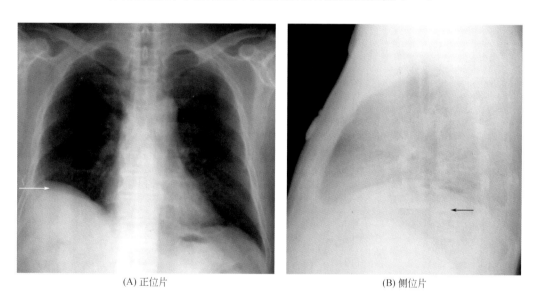

(A) 正位片　　　　　　　　　　　(B) 侧位片

图 4-4-9　肺底积液

右侧膈肌影抬高，膈顶最高点移至膈外侧（——➤）

【特别提示】

① 胸膜炎可与肺结核同时存在，也可单独出现而无肺内病灶。位于胸膜下的肺内结核病灶直接蔓延，累及胸膜引起的胸腔积液常与肺结核同时存在。淋巴结内结核杆菌经淋巴管逆流至胸膜者可单独发生胸膜炎。结核性胸膜炎可见于任何年龄，以儿童与青少年多见。

② 干性结核性胸膜炎以发热及胸部剧烈疼痛为主要症状，深呼吸及咳嗽时胸痛加重，听诊可闻及胸膜摩擦音。渗出性结核性胸膜炎，多为单侧，一般为浆液性，偶为血性。胸水生化检查有利于鉴别胸腔积液性质。

■■■ 第五节　肺　肿　瘤 ■■■

一、肺良性肿瘤

（一）错构瘤

【X线诊断】

① 中央型错构瘤。中央型错构瘤引起支气管阻塞时在胸片上可表现为范围不同的阻塞性肺炎或肺不张阴影，如肺段实变阴影、肺叶实变阴影或片状阴影，经抗生素治疗，病变可以减轻，但多数不能完全吸收，有时可反复出现。

② 周围型错构瘤。X线表现为肺内孤立结节或肿块阴影，直径以 2～3cm 多见，纤维型错构瘤瘤体较大。肿瘤呈圆形或椭圆形。边缘光滑清楚，也可呈波浪状。肿块的密度中等且均匀，软骨型错构瘤内可见爆米花样钙化，纤维型错构瘤内可有囊变（图 4-5-1）。

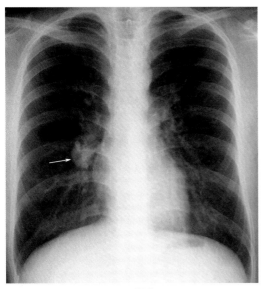
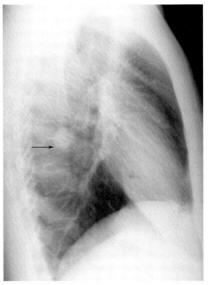

(A) 正位片　　　　　　　　　　　　(B) 侧位片

图 4-5-1　错构瘤

右下叶背段结节，边缘光滑清楚，内可见小点状钙化（——）

【特别提示】

① 发生在主支气管及叶、段支气管内的错构瘤称中央型错构瘤，发生在肺内的称周围型错构瘤。错构瘤的主要病理成分为纤维组织和软骨，瘤体有包膜。根据病理成分将错构瘤分为软骨型及纤维型，以软骨型常见。

② 中央型错构瘤阻塞支气管可发生阻塞性肺炎或肺不张。周围型错构瘤多数无临床症状，常在胸部影像检查时偶然发现。少数较大错构瘤患者可有咳嗽、痰中带血及气短等临床症状，易误诊为肺癌。

③ 错构瘤的 X 线表现需要与肺癌、结核瘤、炎性假瘤及腺瘤鉴别。中央型错构瘤与中央型肺癌的鉴别点是错构瘤病史长，CT 上可见管腔内结节状软组织影，而中央型肺癌的管腔内结节常合并支气管管壁增厚。周围型错构瘤的 X 线表现有时与周围型肺癌鉴别困难，

CT 显示结节内有钙化及脂肪密度则有助于错构瘤的诊断。

(二) 肺炎性肌纤维母细胞瘤

【X 线诊断】

常见于周围肺实质及胸膜下，为圆形或类圆形的中等密度影，病灶密度均匀，大多边缘清楚，少数有毛刺样表现；病灶直径多为 3～6cm，位于肺周边的病灶可见邻近胸膜局限性粘连增厚。

【特别提示】

需与结核球、周围型肺癌、周围型错构瘤及球形肺炎鉴别。a. 结核球。好发于上叶尖后段及下叶背段，内可见斑点状钙化，边缘光滑，病灶周围可见卫星灶。b. 周围型肺癌。多为深分叶及短毛刺，常有胸膜凹陷。c. 周围型错构瘤。直径常在 2.5cm 以下，边缘清晰光滑，典型表现为瘤体内爆米花状钙化。d. 球形肺炎。病灶通常为圆形，无包膜，边缘模糊，密度较淡而中央密度相对较高，内含气泡影。

二、肺恶性肿瘤

(一) 周围型肺癌

【X 线诊断】

(1) 早期肺癌 胸片可以发现 5mm 左右的病灶，由于胸片条件不合适或病灶与肋骨重叠，有时可遗漏 1cm 左右的病灶。

① 实性结节。为早期周围型肺癌中最常见的类型，占早期周围型肺癌的 80% 左右，在胸片表现为 2cm 或 2cm 以下孤立的结节状阴影 (图 4-5-2)，大多数边缘有毛刺、分叶或脐凹。少数呈边缘光滑清楚的圆形阴影。结节阴影的密度不均匀。肿瘤位于胸膜下时，由于肿瘤内瘢痕牵拉产生胸膜凹陷，在胸片上于结节阴影及胸膜间可见线状阴影。

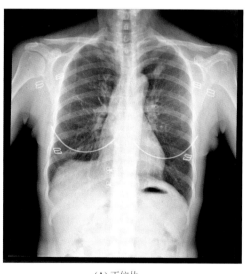
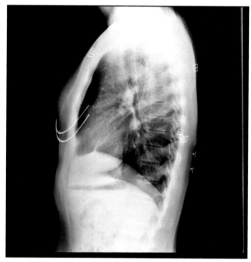

(A) 正位片 　　　　　　　　　　　　(B) 侧位片

图 4-5-2 左肺上叶周围型肺癌 (一)

(A) 显示左肺上叶、第 2 前肋旁实性结节阴影；(B) 显示不清

② 磨玻璃密度结节。在胸片上表现为 2cm 或 2cm 以下边缘模糊的斑片状阴影，其表现与肺炎、浸润型肺结核较难鉴别 (图 4-5-3)。病理组织学诊断为肺泡癌或腺癌。

③ 空洞影。此型占早期周围型肺癌的 3% 左右。在胸片上表现为壁较厚且薄厚不均匀的小空洞，空洞壁外缘较清楚，有时可见分叶征。

④ 在动态观察上，2cm 以下的周围型肺癌一般增长较慢，可经过 3～6 个月甚至 1 年时间增长不明显，而直径 3cm 以上的周围型肺癌增长较快，经过 3～6 个月可见较明显增大。

（2）进展期肺癌

① 瘤体征象。周围型肺癌的肿块阴影多数有分叶或脐样切迹，边缘不规则，也可呈边缘平滑的无分叶球形阴影（图 4-5-3）。此征可见于各种组织类型的肺癌。

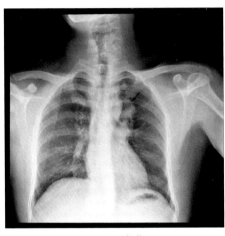
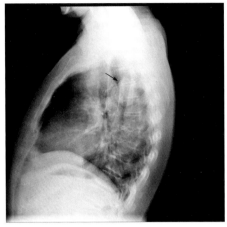

(A) 正位片　　　　　　　　　　　　　　(B) 侧位片

图 4-5-3　左肺上叶周围型肺癌（二）

左肺上叶肿块阴影，可见分叶征（———➤）

肿块阴影边缘毛糙或毛刺是周围型肺癌另一 X 线征象。肿瘤边缘毛糙或毛刺以腺癌多见。在胸片上肿块边缘呈长短不一致细毛刺结构或边缘模糊。如肿瘤组织坏死并经支气管排出后，肿块阴影内可见癌性空洞，直径常为 4～5cm，小的可在 3cm 以下，大的可超过 10cm，空洞壁较厚且厚薄不均匀，空洞壁内面可见结节状阴影，空洞壁边缘呈分叶状。

② 邻近胸膜受侵征象。鳞癌侵犯胸膜多表现为局限性胸膜增厚，腺癌多引起胸膜凹陷。当肿瘤内形成大量瘢痕时，瘢痕收缩牵拉肿瘤表面胸膜形成胸膜凹陷。胸膜凹陷在 X 线上表现为线样阴影和三角形阴影。

③ 胸部转移征象。可见肺内多发小结节病灶，也可表现为网线状与粟粒状结节的癌性淋巴管炎、肋骨破坏、胸膜肿块、胸腔积液、心包积液与肿块、纵隔及肺门淋巴结增大等。

【特别提示】

① 周围型肺癌发生于较小支气管，位于肺的外围，在肺内形成肿块。因肿瘤各部分生长速度不等，边缘凹凸相间。肿瘤各部分生长速度相差不明显时，肿瘤可呈类圆形。若肿瘤内组织坏死经支气管排出，可形成空洞。

② 具有较大空洞的肺癌多见于鳞癌，应与结核性空洞进行鉴别，合并感染时应与脓肿鉴别。

（二）中央型肺癌

【X 线诊断】

（1）早期肺癌　胸片上可无异常发现，也可表现为肺段或肺叶阴影，还可表现为因支气管阻塞引起的条状或小斑片状阻塞性肺炎或肺不张。肺癌引起的阻塞性肺炎可经抗感染治疗暂时吸收，但短期内在同一部位可又出现。

（2）进展期肺癌

① 瘤体征象。瘤体征象是指肺门区肿块阴影和支气管狭窄或梗阻。

a. 肺门区肿块阴影。中央管壁型与中央管外型的原发灶均可在肺门区形成肿块阴影（图4-5-4），中央管外型较中央管壁型多见。肺门区肿块阴影在病理上常为原发灶与转移淋巴结的融合。管壁型肿块多见于肺叶支气管，肿块长轴与肺叶支气管长轴一致。管外型肿块多见于肺段支气管，瘤体呈球形、椭圆形或不规则形，肿块的长轴与发生肿瘤的肺段支气管的长轴一致，肿块边缘清楚。

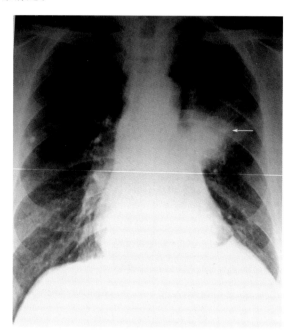

图 4-5-4 中央型肺癌

左肺门肿块，肺门密度增高（ ➡ ）

b. 支气管阻塞的继发征象。肺不张、阻塞性肺炎、肺气肿和支气管扩张是支气管梗阻的继发性变化。支气管不完全性梗阻时为阻塞性肺炎（图4-5-5），支气管完全梗阻时形成肺不张。

c. 肺不张与肺门区肿块形成的特殊性X线表现

（a）横行"S"征。右上叶肺不张时，由于不张肺叶体积缩小，上叶向上移位，不张上叶的下缘与肺门肿块下缘的连线呈横置的"S"状（图4-5-6），在胸部正位片上可见横行"S"征。

（b）心影转位征。左下叶不张时，不张的左下叶向后收缩，在胸部正位片上，左下叶肺不张阴影与心影重叠，心影略向左后方转位，称为心影转位征。

（c）上三角征与下三角征。右下叶肺不张使其体积显著缩小，于右上纵隔旁可见尖向肺门的三角形阴影，称为上三角征。右上叶肺不张时右上叶体积明显缩小，于膈上方出现幕状三角形阴影，称为下三角征。

（d）新月征。左上叶发生肺不张时，上叶体积显著缩小并向前下移位，而代偿膨胀的左下叶向后上伸展，在正位胸片上可见在肺不张的左上叶上方显示一新月状透明区。

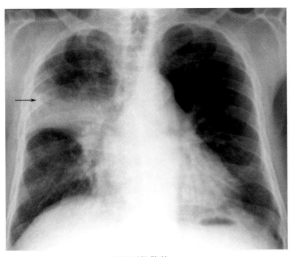

|(A) 正位胸片|(B) 侧位胸片|
|右肺上叶大片状阴影，右肺透光度减低 (→)|右肺上叶大片状阴影 (→)|

图 4-5-5　右肺中央型肺癌，阻塞性肺炎

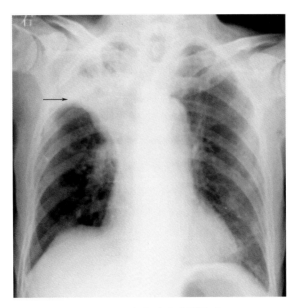

图 4-5-6　右上叶中央型肺癌

正位胸片可见右肺门肿块与右上叶肺不张的下缘形成横行"S"征 (→)

② 肺门及纵隔转移征象。肿瘤转移至肺门淋巴结，引起肺门淋巴结增大，管壁增厚及肿瘤穿破支气管外膜层在肺内发展，均可形成肺门区肿块阴影。此外，中央型肺癌可以表现为肺门区肿块不明显，而纵隔淋巴结明显增大，也可表现为肺门肿块与纵隔肿块同时存在。

【特别提示】

① 中央型肺癌肿瘤较大阻塞支气管时，可引起阻塞性肺炎、肺不张、肺气肿及支气管扩张，多见于鳞癌和小细胞癌。

② 中老年患者反复发生同一叶、段的炎症时，应当注意有无所属支气管的阻塞，必要时行支气管镜检查。

（三）肺转移癌

【X 线诊断】

① 血行转移癌表现为肺内多发结节影像，结节大小不等，可为多发大结节、1cm 以下小结节或粟粒结节。结节随机分布，可位于胸膜下、支气管血管束周围及肺内（图 4-5-7）。结节的密度均匀，骨肉瘤转移可有钙化。

② 淋巴转移癌可为弥漫性或局限性分布，后者位于一侧肺或 1～2 个肺叶。常有小叶间隔增厚、支气管血管束增粗。肺内有多发小结节，主要位于胸膜下、支气管血管束周围及小叶间隔（图 4-5-8）。

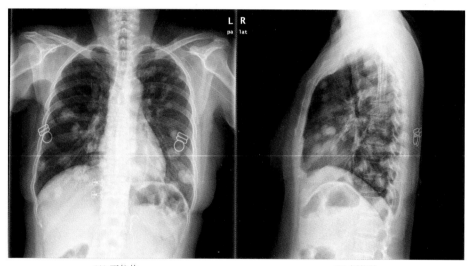

(A) 正位片　　　　　　　　　　　　　　　　(B) 侧位片

图 4-5-7　双肺转移癌

双肺多发大小不等的类圆形结节

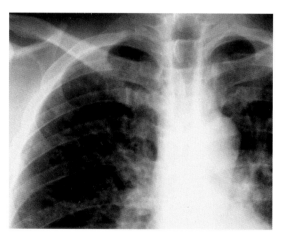

图 4-5-8　癌性淋巴管炎

正位胸片可见两肺多发小结节及网线状阴影

【特别提示】

肺转移癌需要与肺内一些疾病鉴别，如肺结核、金黄色葡萄球菌肺炎及其他病原体引起的肺炎、真菌病、结缔组织病、肺尘埃沉着病（尘肺）、恶性组织细胞病、结节病、肺淀粉样变等。其中以肺结核需与转移瘤鉴别的机会较多，特别是发生于两肺中下肺野的血行播散型肺结核及多发肺结核瘤。

■■■ 第六节　特发性肺纤维化 ■■■

【X 线诊断】

① 早期表现为两肺中下野细小网织影。随着病变进展出现不对称性、弥漫性网状、条索状或网状结节影，可扩展至上肺野。晚期病变以直径为 0.5～1cm 的蜂窝样囊腔为特征，称为蜂窝肺（图 4-6-1）。

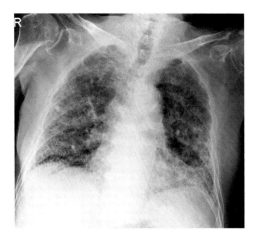

图 4-6-1　特发性肺纤维化
双肺弥漫多发的细小网织影、条索影，以肺外带为著

② 并发阻塞性肺气肿时，可见肺野透亮度增强。若气囊破裂，可发生自发性气胸。

【特别提示】

① 特发性肺纤维化是病因不明的慢性进行性纤维化性间质性肺炎的一种特殊类型，好发于老年人。

② 特发性肺纤维化病变主要分布在双下肺外带，表现为从胸膜下至肺门逐渐减轻的规律。肺纤维化严重时可见肺容量减少和与肺动脉高压相对应的肺动脉增宽。

■■■ 第七节　肺尘埃沉着病（尘肺） ■■■

一、硅沉着病（矽肺）

【X 线诊断】

① 早期小阴影多成簇出现，首先见于中下肺区中外带，右肺早于左肺，有 10％～15％可先在上肺区出现。每个类圆形小阴影密度由淡变浓，边界锐利，与周围肺组织界限分明。结节影可有钙化。晚期可出现"八"字形或长条形大阴影，为融合团块的表现（图 4-7-1、图 4-7-2）。

② 肺门淋巴结蛋壳样钙化有助于与其他肺尘埃沉着病区别，但并非特异性，还可见于非肺尘埃沉着病性质的疾病，如结节病等。

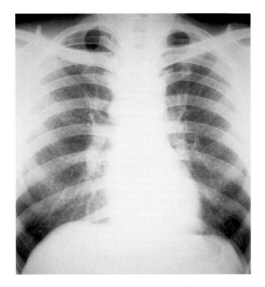

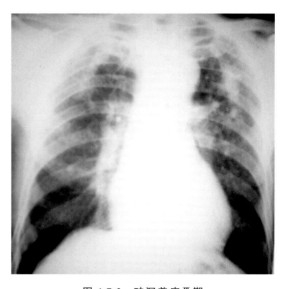

图 4-7-1　硅沉着病 Ⅱ 期

小结节总体密集度 2 级，分布范围超过 4 个肺区

图 4-7-2　硅沉着病 Ⅲ 期

有大阴影出现，大阴影面积之和未超过右上肺区面积

【特别提示】

① 硅沉着病是肺尘埃沉着病中危害最大、最多见的一种，多发生于采矿、玻璃、陶瓷、耐火材料、石英制粉、机械制造等行业的工人中。

② 多个小结节可以互相融合形成大结节或融合团块。融合团块的周围可有肺气肿。这是典型硅沉着病晚期常见病理改变。

③ 硅沉着病早期临床表现可不明显。晚期则可有呼吸困难，甚至发绀、咯血。合并肺结核及慢性炎症者症状更为严重。最后因肺源性心脏病而致心肺功能衰竭。

二、石棉沉着病（石棉肺）

【X 线诊断】

① 可见胸膜及肺实质的变化，胸膜改变比肺实质更为明显。

② 胸膜改变为胸膜斑形成、胸膜斑钙化和胸腔积液。上述三种改变可以单独存在，亦可合并发生。胸膜斑是发生在壁层胸膜的纤维化，为光滑或结节状增厚改变，最常见于膈肌的腱膜部分和侧胸壁（图 4-7-3）。

③ 胸膜斑发生于心包和膈肌腱膜时，分别表现为心缘不规则、膈肌局限性僵直或小的圆形突起。胸膜斑可以钙化且容易辨认。

④ 石棉沉着病的肺实质改变以不规则形小阴影为主要所见，有时还可见到类圆形小阴影，肺野有"磨玻璃"感。不规则小阴影明显增多，可累及两肺上、中肺野，致使心脏边缘模糊。严重病例两肺可出现蜂窝状阴影。

【特别提示】

① 石棉沉着病是吸入石棉粉尘后，肺部产生纤维化的改变。石棉粉尘随空气吸入呼吸道后，首先沉积在呼吸性细支气管内，刺激局部组织，引起支气管慢性炎症。部分粉尘由呼吸性细支气管进入肺泡和肺泡间隔，由于粉尘对组织的长期刺激，产生肺间质的弥漫性纤维化和胸膜斑的形成。

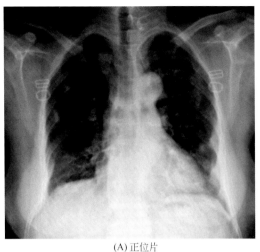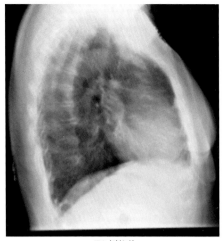

(A) 正位片   (B) 侧位片

图 4-7-3　石棉沉着病（石棉肺）
双侧多发胸膜钙化，患者曾从事石棉加工工作 8 年

② 临床上，石棉沉着病病人在 X 线检查出现明显的特征性改变之前，就有咳嗽、气短和无力等症状。当呼吸道感染时，症状加重，并有胸痛、发绀、发热等。晚期病人常有杵状指及肺源性心脏病症状。

■■■ 第八节　胸膜病变 ■■■

一、胸膜增厚、粘连和钙化

【X 线诊断】

① 结核性胸膜炎治愈后胸膜增厚及胸膜外脂肪沉着、胸膜钙化时，在肋骨与胸膜外脂肪层之间可见胸膜钙化影，钙化的范围不同，表面不规则，好发于后胸壁或侧胸壁（图 4-8-1）。

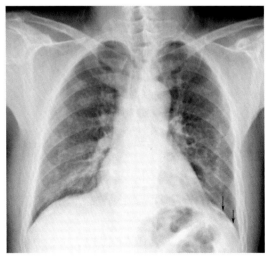

图 4-8-1　胸膜肥厚、粘连和钙化
左侧胸壁、膈胸膜可见增厚、钙化膜影（——→），肋间隙变窄

② 胸膜钙化多见于结核性胸膜炎、脓胸，出血机化也可发生胸膜钙化。在胸部影像上轻度局限性胸膜增厚粘连可表现为肋膈角变钝，膈运动轻度受限。广泛胸膜增厚粘连时，可见患侧胸廓塌陷，肺野密度增高，肋间隙变窄，沿肺野外侧及后缘可见带状密度增高阴影，肋膈角近似直角或闭锁，膈顶变平，膈升高，膈运动微弱或不动。纵隔可向患侧移位。胸膜钙化时肺野边缘呈不规则片状高密度阴影。包裹性胸膜炎时，胸膜钙化可呈弧线形或不规则环形。

二、胸腔积液

【Ｘ线诊断】

① 游离性胸腔积液：当肺底积液增多时，首先在侧位胸片上显示后肋膈角变钝。当胸腔积液量达到250ml时，正位胸片可见肋膈角变钝。中量积液表现为外高内低的弧形致密影，肋膈角完全消失（图4-8-2）。大量积液表现为外高内低的弧形致密影超过下肺野，当积液填充胸膜腔时，可导致肺不张，表现为胸部密度增高、一侧胸腔不透亮、患侧肋间隙增宽、纵隔向健侧移位、膈下降。

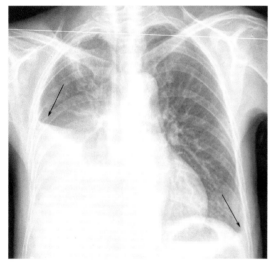
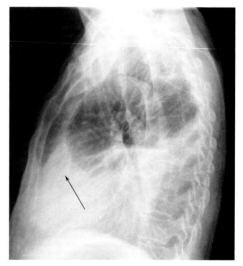

(A)正位片　　　　　　　　　　　　　　　　(B)侧位片

图 4-8-2　双侧胸腔积液

双侧肋膈角消失，可见外高内低弧形致密影，右肺压缩变实（——➤）

② 局限性胸腔积液。a. 叶间积液：影像表现取决于叶间裂的形状、走行方向和积液位置。b. 斜裂积液：在正位胸片上通常表现为一个弧线密度增高影，内侧边缘锐利，上方和外侧边缘模糊。

③ 包裹性积液：积液局限在肺与胸壁之间，多见于胸腔的后壁和侧壁，表现为密度均匀、边缘清楚的半圆形或梭形阴影，基底紧贴胸壁外缘，内侧突向肺野。

④ 肺底局限性积液：位于肺底与膈，右侧较多见。由于被肺底积液向上推挤的肺下缘呈圆顶形，易误诊为膈升高。

【特别提示】

直立位时，胸腔积液由于重力沉至胸腔底部。仰卧位时，自由流动的积液会位于后方胸腔内，当正位看时在整个胸腔形成均匀的模糊改变。患者半卧位时，胸腔积液会在肺底形成厚度不同的三角形分布，三角形的尖端或最细的部分上升的高度不同，这取决于患者半卧的程度和积液量的多少。

三、气胸

【X 线诊断】

① 肺脏被气体压缩，于壁层与脏层胸膜之间形成气胸区，或称为气胸带。此区无肺纹理，气胸带的宽窄取决于胸腔内气体量的多少，少量气胸时，气胸带呈线状、带状，呼气时显示较清楚，肺轻度压缩（图 4-8-3）。

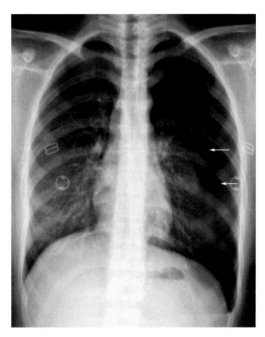

图 4-8-3　气胸

可见左胸外带带状无肺纹理区及压缩肺边缘（——→）

② 诊断气胸时应注意不要把皮肤皱褶影误认为压缩肺的边缘。大量气胸时，气胸区可占据肺野的中外带，内带为压缩的肺，呈密度均匀的软组织影。壁层与脏层胸膜粘连时，可形成局限性气胸。大量气胸可使纵隔明显向健侧移位，膈向下移位。张力性气胸表现为大量气胸，肺受压显著。不能仅根据一次胸片提出张力性气胸的诊断，应根据胸片动态变化及临床症状作出诊断。

四、胸膜肿瘤

（一）胸膜间皮瘤

【X 线诊断】

① 局限型胸膜间皮瘤表现为从胸膜向肺野突出的球形、椭圆形或扁丘状肿块阴影，肿块在切线位片上呈宽基底，其上下缘与胸壁相交成钝角。肿块表面光滑清楚，密度均匀。

② 弥漫型胸膜间皮瘤的影像表现为胸腔积液及胸膜上多发肿块，也可为进行性广泛胸膜肥厚。胸膜广泛增厚可导致胸廓狭窄变形、胸段脊柱侧弯及胸腔积液。当胸腔积液为血性、增长较快、伴有剧烈胸痛时应考虑胸膜间皮瘤（图 4-8-4）。

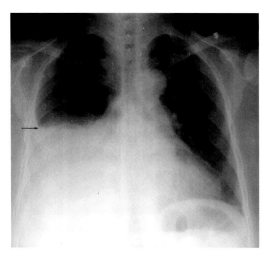

图 4-8-4　胸膜间皮瘤

右侧大量胸腔积液，胸膜肿瘤被掩盖（——）

多发肿块伴胸腔积液时，诊断胸膜间皮瘤比较容易。而广泛胸膜肥厚与胸腔积液并存时，有时诊断较困难，若在半年或更短时间内胸廓塌陷变形明显、纵隔向患侧移位，应考虑胸膜间皮瘤。有的弥漫型胸膜间皮瘤也表现为胸腔积液，与结核性胸膜炎鉴别困难，需要靠胸膜活检和胸水查找瘤细胞鉴别。

【特别提示】

① 包裹性胸腔积液与局限型胸膜间皮瘤 X 线表现相似，B 超或胸部 CT 检查可鉴别包裹性积液和实性肿块。弥漫型胸膜间皮瘤可伴胸腔积液，应与胸膜转移瘤及结核性胸膜炎鉴别。胸腔积液伴广泛胸膜肥厚，包括纵隔胸膜增厚，最厚大于 1cm，或有多发结节，可考虑为弥漫型胸膜间皮瘤及胸膜转移瘤。

② 弥漫型胸膜间皮瘤的肿瘤组织呈弥漫分布，伴广泛胸膜肥厚，胸膜内有大量血性胸水及浆液性、纤维素性液体，可侵犯邻近组织和器官，如纵隔、肋骨、肺及脊柱等。

（二）胸膜转移瘤

【X 线诊断】

① 小的转移病灶在 X 线上多难以发现，最常见的表现是进行性增长迅速的胸腔积液，但同时也可掩盖病变（图 4-8-5）。

② 胸膜有多发结节和肿块，或胸膜局部肿块，可伴肋骨破坏。

③ 胸膜增厚较明显。

【特别提示】

① 胸膜转移瘤多来自乳腺癌或肺癌，影像上胸膜转移瘤需与胸膜间皮瘤、结核性胸膜炎鉴别，X 线检查难以鉴别，CT 可根据 CT 值鉴别胸膜炎与实性肿块。

② 对于胸膜转移瘤，应重视查找胸腔内外原发病灶，通过发现原发病灶，排除胸膜外间皮瘤。

（三）孤立性纤维瘤

【X 线诊断】

① 孤立性纤维瘤好发于胸腔中下部，典型表现为孤立性的、密度均匀的圆形结节或肿块（图 4-8-6）。

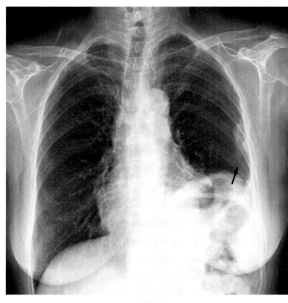

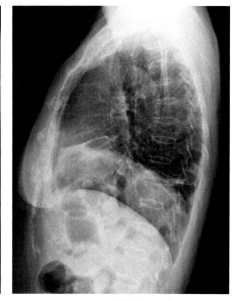

(A) 正位片　　　　　　　　　　　　　　　　　(B) 侧位片

图 4-8-5　胸膜转移瘤

（A）左肺野外带可见模糊团片影（——→），边界清晰；（B）侧位片由于部分组织重叠，肿瘤被掩盖

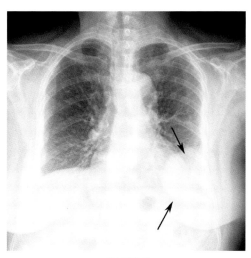

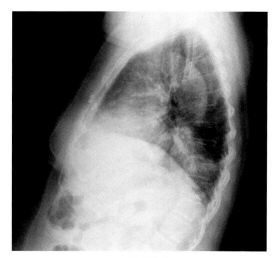

(A) 正位片　　　　　　　　　　　　　　　　　(B) 侧位片

图 4-8-6　孤立性纤维瘤

左肺下叶可见孤立性肿块影，密度均匀，边界较清，左侧肋膈角显示不清（——→）

② 肿块近肺组织的部分边界清楚，靠近胸壁部分边界不清楚，逐渐变细的边界与纵隔及胸壁呈钝角。可伴有胸腔积液，若积液量多，则可掩盖病变。

【特别提示】

胸膜纤维瘤的胸片表现无特异性，鉴别诊断需考虑到所有胸膜肿块，包括孤立性的胸膜转移瘤、胸膜脂肪瘤和膈膨升、疝，甚至是较大的心膈角的脂肪垫，胸膜外病变也有类似表现。

■■■■■ 第九节　纵隔疾病 ■■■■■

一、纵隔炎症

1. 急性纵隔炎

【X 线诊断】

急性纵隔炎主要表现为两侧纵隔阴影增宽，通常以两上纵隔明显，边缘光滑清楚，较严重时，两侧纵隔普遍增宽变直，侧位胸片见胸骨后区密度增高，气管、主动脉弓轮廓模糊。急性纵隔炎如由食管穿孔所引起，即伴有纵隔气肿，可并发气胸或液气胸，当食管穿孔位于食管下段时，液气胸较多见于左侧胸腔；而当食管穿孔位于食管中段时，液气胸更倾向于右侧胸腔。食管造影可见造影剂经穿孔处流到食管以外（图 4-9-1），甚至到达胸腔。

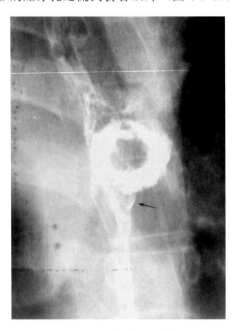

图 4-9-1　急性纵隔炎

食管癌患者放射治疗后食管破裂，食管造影显示造影剂从穿孔处到达纵隔（——→）

【特别提示】

临床上如有食管镜检查不当和食管狭窄行球囊扩张、剧烈呕吐、纵隔直接外伤和枪伤及穿刺伤等病史，病人有明显的胸骨后疼痛并放射到颈部，伴有高热和寒战等症状，即应想到本病的可能。少数病人可出现上腔静脉阻塞综合征，甚至呼吸困难。如为食管破裂引起的急性纵隔炎，其预后通常较差。

2. 慢性纵隔炎

【X 线诊断】

慢性纵隔炎多分为肉芽肿性纵隔炎和纤维性纵隔炎，后者又称特发性纵隔纤维化。慢性纵隔炎的表现可为纵隔阴影增宽，但通常纵隔不增宽而仅表现为纵隔胸膜增厚，或纵隔轻度增宽而较平直，病变区可出现钙化阴影。少数病人可出现肺内网状、结节状阴影，这可能与肺淤血或淋巴回流受阻有关。上腔静脉造影可显示上腔静脉阻塞改变（图 4-9-2）。食管钡餐造影有助于发现食管阻塞改变，通常表现为气管隆嵴以上的外压性改变，吞钡时食管呈光滑的、逐渐变细的漏斗状改变。

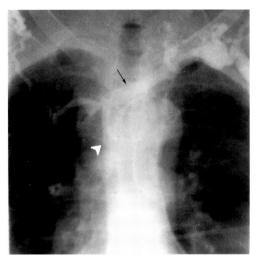

图 4-9-2　慢性纵隔炎

不明原因出现上腔静脉阻塞综合征患者，静脉造影显示上腔静脉明显变细（◀），两侧头臂静脉增宽（➡）

【特别提示】

① 慢性纵隔炎的病因较复杂，常为结核、组织胞质菌病、放线菌、结节病、梅毒、外伤后纵隔出血以及药物中毒等因素引起，可导致纵隔纤维化。也可能与自身免疫有关。部分患者的病因不明。

② 纤维性纵隔炎的临床表现主要是由纤维组织引起纵隔结构不同程度受压所引起的，严重时可引起纵隔血管、气管和食管的阻塞。纵隔中薄壁的静脉最易受累，故常出现上腔静脉阻塞综合征。

3. 纵隔脓肿

【X 线诊断】

① 脓肿形成的软组织块影向纵隔的一侧凸出。如脓肿靠近气管可使气管受压移位，位于食管旁者可使食管移位。如脓肿是由于食管穿孔所产生的，则伴有纵隔气肿现象。脓肿内通常迟早会出现脓腔和气液平面，气体和气液平面的出现可由于脓肿与食管或气管、支气管相通而成，也可以是产气细菌的感染所致（图 4-9-3）。

② 如纵隔脓肿为食管手术后的并发症或临床疑为食管穿孔所引起者，行食管碘油或有机碘溶液造影，可直接显示食管穿孔的部位、大小以及其与脓肿的关系。

【特别提示】

纵隔脓肿的病因和急性纵隔炎相同，或为急性纵隔炎的发展，炎症局限化以后形成脓肿。脓肿往往局限于纵隔的某一部位。

二、前纵隔肿瘤

（一）胸骨后甲状腺肿

【X 线诊断】

① 胸骨后甲状腺肿位于前上纵隔，在前纵隔的各类肿瘤中，它的位置最高。多偏于纵

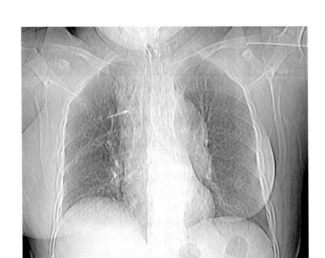

图 4-9-3 纵隔脓肿

食管镜检查后出现胸痛、发热，右上纵隔增宽、模糊，密度不均，内可见不规则气体影（——➤）

隔的一侧，较大的胸骨后甲状腺肿可向纵隔的两侧凸出。肿块影通常上端较宽大，与颈部的软组织影相连续，因此，肿块的上缘轮廓不清楚，外侧缘向上达锁骨水平后，也因融入颈部软组织中，与没有充气的肺野做对比而使其轮廓消失。

② 气管受压移位是胸骨后甲状腺肿的重要征象之一，气管被肿块压迫向对侧移位，常自颈根部开始向下延续至纵隔内（图 4-9-4），这也提示肿块起自颈部向下延伸至上纵隔内。侧位胸片见气管旁有软组织肿块影，肿块较多偏于气管前，将气管压迫向后；也可偏气管后，将气管压迫向前、食管向后，肿块还可沿气管后壁向下扩展达隆嵴平面。肿块内可有钙化，呈斑点状钙化，通常见于较大的良性胸骨后甲状腺肿。透视时病人做吞咽动作，可见肿块轻度上下移动。

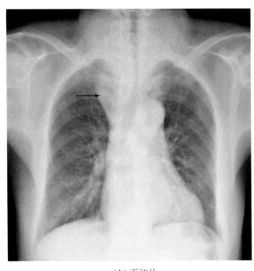

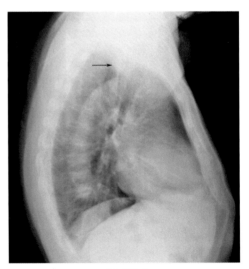

(A) 正位片

(B) 侧位片

图 4-9-4 胸骨后甲状腺肿

胸部后前位片显示右上纵隔增宽（——➤），可见气管向左移位

③ 肿块上端宽大，上缘轮廓消失；外侧缘达锁骨水平轮廓消失；气管受压自颈根部开始，向下延续至上纵隔：以上三点提示肿块呈颈纵隔连续征象，可作为诊断胸骨后甲状腺肿的重要 X 线依据。

【特别提示】

胸骨后甲状腺肿较多见，为颈部甲状腺增大并沿胸骨后延伸进入纵隔上部。右上纵隔的胸骨后甲状腺肿的鉴别诊断在普通 X 线检查时应考虑无名动脉伸展迂曲和无名动脉瘤。

（二）胸腺瘤

【X 线诊断】

① 胸腺瘤位于前纵隔，多位于前纵隔中部、心脏底部与升主动脉交接部及肺动脉段区（图 4-9-5）。较大的胸腺瘤常从前纵隔中部向下扩大达前纵隔下部，自前纵隔向后扩大达中纵隔，也可自前纵隔中部向上扩大达上纵隔。直径大于 10cm 的肿瘤恶性的可能性明显增大（图 4-9-6）。

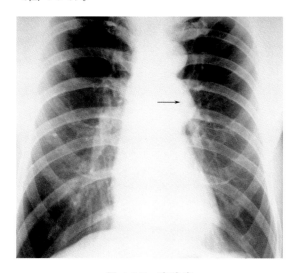

图 4-9-5　胸腺瘤

胸部后前位片显示心脏底部与升主动脉交接部及肺动脉段区肿块影（➡）

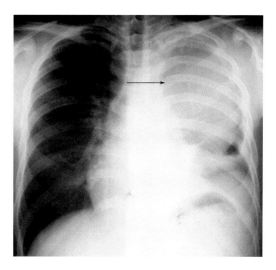

图 4-9-6　恶性胸腺瘤

胸部后前位片显示左侧纵隔巨大肿块，占据左侧（➡）胸腔的大部分，左侧少量胸腔积液，左膈升高

② 肿瘤通常向纵隔的一侧凸出，较大的可向两侧凸出。肿瘤通常呈圆形或椭圆形，实质性肿瘤较易出现分叶状轮廓。有时肿瘤呈较扁的椭圆形，使其在侧位胸片因密度较淡而显示不清楚轮廓。有些囊性胸腺瘤则因其液体的重力，而上部较扁、下部较宽大凸出，在侧位片上有时可出现肿块上缘不清楚而下缘较清楚。

③ 胸腺脂肪瘤可形成较大的肿块，由于含有大量脂肪组织，其质地较软，肿块自前纵隔中部向下达纵隔下部并延伸及膈面，形成近似三角形阴影。另一方面由于含有大量脂肪组织，肿块密度较低，肿块的外缘在充气的肺野对比下仍显示密度较淡，轮廓不够清楚锐利。

【特别提示】

① 胸腺瘤是前纵隔最常见的肿瘤，其发病率略高于畸胎瘤。胸腺瘤可发生于任何年龄，但以中年人发病率最高，20 岁以下者极为少见。

② 一般认为良性胸腺瘤有完整的包膜，恶性胸腺瘤包膜不完整，肿瘤组织突破包膜向邻近组织侵犯甚至转移，但是由于两者在显微镜下的表现是一样的，或仅有轻微或不典型的

差别；因此在临床上根据胸腺瘤的生物行为，通过有无包膜外的蔓延进行诊断，把有包膜外蔓延者称为侵袭性胸腺瘤。侵袭性胸腺瘤侵犯心包膜时可产生心包积液，侵犯胸膜时可形成多个大小不等的胸膜结节和血性胸腔积液。

③ 良性胸腺瘤可有不同程度的囊性改变，也可完全呈囊肿形态，病理上称为胸腺囊肿。胸腺上皮组织中混有大量脂肪组织，病理上称为胸腺脂肪瘤。

④ 临床上胸腺瘤与重症肌无力有明显关系，35%～40%的胸腺瘤病人有重症肌无力，10%～15%的重症肌无力病人有胸腺瘤，少数病人可合并甲状腺功能亢进症、单纯红细胞性贫血或系统性红斑狼疮等。

（三）畸胎瘤

【X线诊断】

① 畸胎瘤发生于前纵隔，较多位于前纵隔中部，心脏与升主动脉交接处，与胸腺瘤的好发部位基本相似。少数位置较高，上缘越过主动脉弓顶部，也可位置较低，位于前纵隔下部，偶尔也可在后纵隔。一般只向一侧纵隔凸出，个别病例可向两侧凸出。肿瘤的大小差别很大，大的肿瘤可以自前向后达后纵隔，甚至占满一侧胸腔（图4-9-7）。

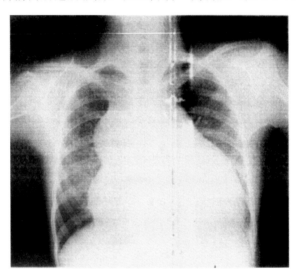

图 4-9-7　畸胎瘤

② 畸胎瘤通常呈圆形、椭圆形，多房囊肿常呈大分叶状。肿瘤轮廓一般清楚光滑，由于含有多种不同的组织，可以显示密度不均匀的现象。含脂肪组织多的部位密度较低，软骨组织可出现斑点和不规则的钙化影，囊肿壁可出现弧线形钙化。在肿瘤内可见到骨骼影或牙齿状阴影为畸胎瘤的特征性表现。

【特别提示】

① 畸胎瘤通常可分为两类：囊性畸胎瘤和实性畸胎瘤。

② 囊性畸胎瘤即皮样囊肿，是组织较简单的畸胎瘤，包含外胚层和中胚层组织。通常是单房，也可为双房或多房，房内含皮脂样液体，囊肿壁为纤维组织，内层似表皮组织，有复层鳞状上皮、皮脂腺、汗腺、毛囊、毛发、横纹肌和平滑肌，囊壁可钙化，也可含软骨、骨和牙齿。

③ 实性畸胎瘤组织学上包括三个胚层的各种组织，表现复杂，人体内任何器官的组织都可出现。肿瘤内常有大小不等的囊性区域。实性畸胎瘤恶变的倾向较囊性畸胎瘤大。肿瘤

如与支气管相通或有瘘管通颈根部时，可在咳出的痰液或自瘘管流出的液体中发现头发或豆渣样皮脂物质，这有重要诊断意义。

三、中纵隔肿瘤

淋巴瘤

【X 线诊断】

主要表现为两侧气管旁和肺门淋巴结肿大。通常以气管旁淋巴结肿大为主，并且多为两侧对称性。早期可能仅表现为气管两旁上纵隔阴影轻度增宽。由于此类肿瘤生长迅速，发现病变时，多数明显肿大的淋巴结均已融合成块，使上纵隔向两侧显著增宽，轮廓清楚而呈波浪状，密度均匀（图 4-9-8）。侧位胸片见肿瘤位于中纵隔上中部，即气管及肺门区，肿块边界不清楚，前纵隔胸骨后淋巴结也常被侵及，表现为紧贴于胸骨后的圆形或椭圆形波浪状向后凸出的阴影。

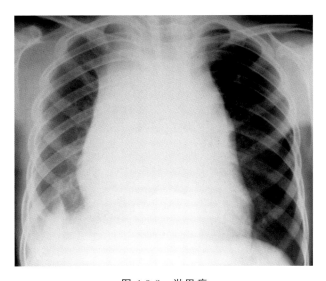

图 4-9-8　淋巴瘤
胸部后前位片示两侧纵隔增宽

【特别提示】

① 淋巴瘤是淋巴网状系统的全身性过度增生性疾病，病理上分为霍奇金淋巴瘤和非霍奇金淋巴瘤。这两大类淋巴瘤无论是临床表现、影像表现、对治疗的反应还是预后都有明显的差异。

② 在 X 线表现上应注意与结节病、转移性淋巴肿瘤和淋巴结结核鉴别。

③ 淋巴瘤对化疗和放疗甚为敏感，可于短期内明显缩小甚至完全消退。在治疗后淋巴结有缩小时，囊状坏死区可继续存在，化疗或放疗后淋巴结可见钙化，呈不规则、蛋壳状或弥漫性钙化。

四、后纵隔肿瘤

神经源性肿瘤

【X 线诊断】

① 神经源性肿瘤最常见于后纵隔脊柱旁，在侧位片上肿块影的后缘重叠于椎间孔，上、

中纵隔较下纵隔略为多见。肿瘤通常为单个，少数可于同侧纵隔多发或双侧纵隔多发。发生于迷走神经的肿瘤位于中纵隔气管旁。

　　② 肿瘤常呈圆形或椭圆形，良性和恶性肿瘤都可呈分叶状，但很少见，也可以呈较长而扁的椭圆形，紧贴于脊柱旁，或近似长扁而角钝的三角形，长的一边紧贴于脊柱旁，这类肿瘤多数为节细胞神经瘤。肿瘤通常轮廓清楚光滑，密度均匀（图 4-9-9）。

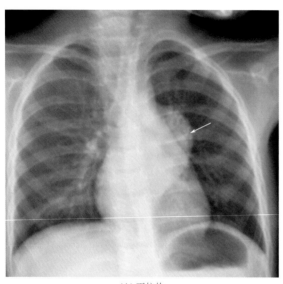
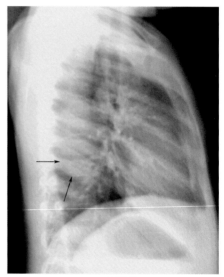

(A) 正位片　　　　　　　　　　　　　　　　(B) 侧位片

图 4-9-9　神经源性肿瘤

后纵隔可见肿块影，侧位与脊柱重叠（——）

　　③ 神经鞘瘤较常见出血灶及坏死改变，更易发生钙化影。肿瘤可压迫邻近椎体或肋骨可引起骨质缺损，哑铃状的肿瘤可使椎间孔受压扩大。良性和恶性肿瘤都可以并发胸腔积液。

　　【特别提示】

　　① 神经源性肿瘤在纵隔肿瘤中最为常见，约占成人原发性纵隔肿瘤的 20%。

　　② 神经源性肿瘤可发生于任何年龄，以青年人发病率最高。在成年人中以神经鞘瘤和神经纤维瘤最多见，节细胞神经瘤和神经母细胞瘤多见于儿童。

　　③ 绝大多数神经源性肿瘤发生于后纵隔脊柱旁沟的神经组织。后纵隔肿瘤绝大多数为神经源性肿瘤。有些纵隔神经源性肿瘤生长呈哑铃状，一端在椎管内，另一端通过椎间孔位于脊柱旁，这类肿瘤可因压迫脊髓而引起神经功能障碍，压迫椎骨而使椎间孔扩大。

五、纵隔囊性占位病变

（一）支气管囊肿

　　【X 线诊断】

　　支气管囊肿呈圆形或椭圆形，密度均匀，轮廓光滑。由于囊肿内为液体，故支气管囊肿质地较为柔软，附着在气管或主支气管壁的一侧边界，可因与气管或主支气管壁的挤压而略呈扁平状。这种囊肿与支气管壁的相互挤压征，为纵隔支气管囊肿的特征性表现，可与肺门肿瘤鉴别（图 4-9-10）。

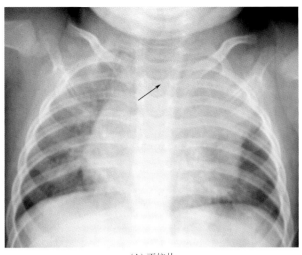
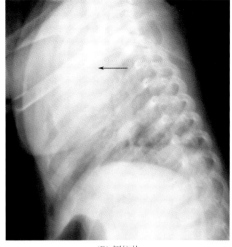

(A) 正位片　　　　　　　　　　　　　　　　　(B) 侧位片

图 4-9-10　纵隔支气管囊肿

左上纵隔增宽，气管受压，侧位可见与气管关系密切（——→）

【特别提示】

① 支气管囊肿是胚胎时期支气管胚芽发育异常移位于纵隔的异常部位演变而成的。病理上支气管囊肿壁的结构与支气管壁的结构相同，内膜为支气管黏膜上皮，囊内为黏液样液体。

② 纵隔的支气管囊肿好发于气管、主支气管和肺门大支气管的附近，也可发生于纵隔的任何部位，偶尔可见自纵隔突入叶间裂内。

（二）食管囊肿

【X 线诊断】

① 囊肿位于后纵隔前部食管旁，可发生于食管行经的任何部位。体积可大可小，呈圆形或椭圆形，轮廓光滑。食管钡餐检查可见食管显著受压，但黏膜皱襞完整（图 4-9-11）。

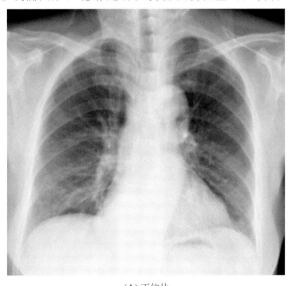

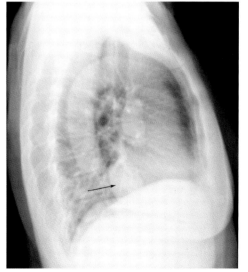

(A) 正位片　　　　　　　　　　　　　　　　　(B) 侧位片

图 4-9-11　食管囊肿

心影后可见类圆形稍高密度影，正位片位于心膈角区，术后病理为食管囊肿（——→）

② 食管囊肿如发生溃疡与食管相通，囊内可见气体，钡餐检查可见钡剂进入囊肿内，则可明确诊断。

【特别提示】

① 食管囊肿通常位于食管旁，也可见于食管壁内。本病较多见于婴儿和儿童。

② 尽管 CT 或 MRI 能清楚显示囊肿的位置和大小，但同普通 X 线检查一样，并不能与位于食管旁的支气管囊肿相鉴别。

(三) 心包囊肿

【X 线诊断】

心包囊肿大多位于心膈角区，约 90% 的囊肿与膈肌相连，10% 的囊肿位置较高，可高达近段升主动脉水平。右侧常见，位于右侧肋膈角区的约占全部的 65%。囊肿呈圆形或椭圆形，轮廓清楚光滑，密度均匀，无钙化。囊肿的内缘紧贴于心脏边缘与其完全融合不能区分，外缘则轮廓光滑圆整（图 4-9-12）。有时在侧位胸片可见囊肿呈水滴状、上尖下圆的阴影，可能因囊肿质地柔软，上端嵌入斜裂所形成，具有一定的特征性。较大的心包囊肿，改变体位摄片，有时可见囊肿的形态有明显的改变，但其内缘始终保持与心影密切相连。

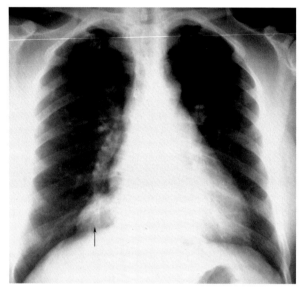

图 4-9-12　心包囊肿
胸部后前位片示右心膈角椭圆形肿块影（——➤）

【特别提示】

发生于心包膜部位者，称为心包囊肿，离开心包膜部位者即为纵隔胸膜囊肿。心包囊肿和胸膜囊肿的组织结构相同，囊肿的内壁为单层间皮细胞，外壁为疏松结缔组织，囊内含澄清的液体。囊肿通常为单房，体积可有很大差别，通常直径为 3～8cm，有报道最大达 28cm。心包囊肿为较常见的间皮囊肿，通常位于心膈角区，右侧较左侧多见。病人通常无症状，于 X 线检查时偶然发现病变。

(四) 淋巴管瘤

【X 线诊断】

淋巴管瘤可表现为圆形、椭圆形或不规则形肿块。位于前纵隔上中部者较多，也可位于前纵隔下部。少数位于中纵隔上、中、下各部。肿块轮廓清楚光滑，也可有部分轮廓较模糊和不规则，密度均匀，没有钙化影。海绵状淋巴管瘤可表现为两侧纵隔阴影增宽，范围较大。如合并颈部淋巴管瘤则两侧上纵隔阴影增宽尤为明显（图 4-9-13）。

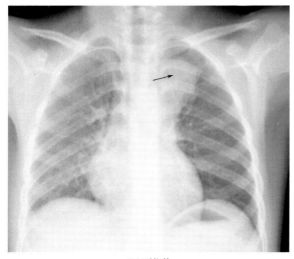
(A) 正位片

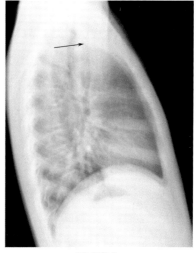
(B) 侧位片

图 4-9-13　纵隔淋巴管瘤（——）

【特别提示】

① 淋巴管瘤也称淋巴囊肿、囊样水瘤，是一种少见的包括淋巴管或囊状淋巴间隙的淋巴系统肿瘤样先天性畸形，占纵隔肿瘤的 0.7%～4.5%，大多数位于上纵隔或前纵隔。

② 淋巴管瘤一般为良性，恶性的极少，可为单房或多房囊肿，或为海绵状淋巴管瘤。前纵隔淋巴管瘤与颈部淋巴管瘤同时发生者较多见于儿童，称囊样水瘤。淋巴管瘤中可含部分血管成分。少数病例可并发乳糜胸。

六、纵隔大血管疾病

主动脉瘤

【X 线诊断】

① X 线表现为边缘锐利的梭形或囊状局部凸出阴影，在正位、侧位均与主动脉壁紧密相连，肿块的边缘与主动脉壁连贯，部分瘤壁可见钙化。

② 主动脉瘤多以胸主动脉升部和弓部多见，在透视下可见动脉瘤的边缘随心脏的收缩而向四周膨出（图 4-9-14）。

③ 大的动脉瘤可以压迫气管、支气管及食管，弓、降部的主动脉瘤可以压迫附近的后肋及脊柱，侧位片可见椎体前缘弧形凹陷。

【特别提示】

① 主动脉瘤是指主动脉局部或弥漫性的病理性扩张，累及主动脉壁全层，直径超过正常主动脉直径的 1.5 倍或以上，而假性动脉瘤的瘤壁仅有外膜层。区别这两种动脉瘤具有临床意义，因为假性动脉瘤是由动脉壁破裂形成，是不稳定的。

② X 线血管造影可确定动脉瘤的部位、大小、形态及载瘤动脉分支受累情况，为本病诊断的首选检查。对于动脉瘤内有机化血栓时，造影剂不能进入或仅部分进入，瘤体可不显影，或仅部分显影。

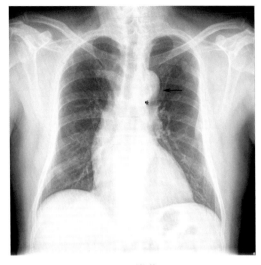
(A) 正位片

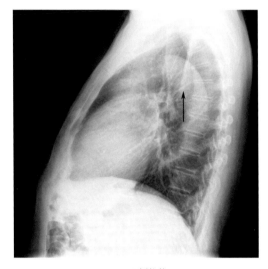
(B) 侧位片

图 4-9-14　主动脉瘤

主动脉弓可见囊状局部凸出影，边界清晰，与主动脉壁相连（ ⟶ ）

七、纵隔气肿

【X 线诊断】

① 纵隔气肿在后前位胸片表现为纵隔胸膜被气体所推移，在纵隔的两侧边缘呈线状阴影与纵隔的轮廓平行，在线条阴影内侧有透亮的气体，通常在上纵隔和纵隔的左侧缘较为明显。在侧位胸片上表现为胸骨后有一增宽和透亮度增高区域，将纵隔胸膜推移向后呈线条状阴影，升主动脉的前缘轮廓特别清楚，有时可见环状透亮影勾画出肺动脉影。有时，尤其在婴儿，侧位胸片显示纵隔气肿较后前位胸片更为明确。

② 在婴儿，纵隔内的大量气体可把胸腺轮廓显示得更为清楚，并向上推移。颈部和胸壁皮下气肿在婴儿较成人少见，但并发气胸在婴儿多见。

③ 纵隔内气体如向下扩散而位于心脏与膈之间，可使膈的中央部显示，左右两侧膈通过纵隔部分呈连续状，称为"膈连续征"，为纵隔气肿的征象。

④ 食管损伤或自发性破裂引起的纵隔气肿常伴有胸腔积液或气胸。早期纵隔气肿可局限于左侧膈上及食管旁，这是食管自发性破裂较为特征性的表现（图 4-9-15）。

【特别提示】

① 纵隔气肿的原因多种多样，可有自发性、外伤性、食管或气管破裂、胸部手术后等，还可有其他原因，如继发于气腹、腹膜后充气及颈部手术如气管切开等。

② 自发性纵隔气肿最为常见，大多继发于间质性肺气肿。

③ 临床症状与进入纵隔内的气体量和有无继发感染有关。病人可突然感到胸骨后疼痛，可放射到两肩和两臂。疼痛随呼吸和吞咽动作而加重。纵隔积气较严重时可压迫静脉，阻碍回流，如不及时处理可造成循环衰竭。纵隔内气体若进入颈部和胸壁，即出现皮下气肿。

八、纵隔血肿

【X 线诊断】

① 少量出血无异常 X 线表现，大量出血可使两侧纵隔均匀对称增宽。

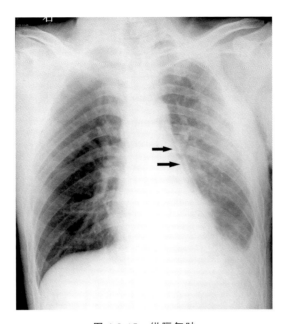

图 4-9-15　纵隔气肿

心影左侧线条状低密度影，纵隔胸膜清晰（➡️）

② 局限的血肿形成软组织肿块影，向纵隔一侧或双侧突出，血肿可压迫气管或食管。

【特别提示】

① 纵隔血肿多由外伤所致，多数来自静脉，其他原因有主动脉瘤破裂、咽后壁血管或颈部血肿向下扩散。

② 相对于 X 线，CT 不仅能显示血肿的位置和范围，还有助于显示血肿的原因。

■■■ 第十节　膈肌病变 ■■■

一、膈疝

【X 线诊断】

① 胃是最常见的食管裂孔疝疝入器官，胸片上常见心影旁肿物，其中常可见气体或气液平面，但有时确诊需要行上消化道造影或 CT 检查（图 4-10-1）。除胃以外，疝入的内容物还可以是横结肠、胰腺假性囊肿、大网膜或肝脏，CT 冠状位及矢状位重建可更好地显示膈肌的缺损处。

② 胸腹裂孔疝可见一侧胸壁密度增高阴影，若为消化管疝入胸腔时，阴影密度不均匀，其内可见含气消化管。阴影占据胸腔的范围取决于腹腔内脏器进入胸腔的多少。

【特别提示】

① 大部分食管裂孔疝无临床症状，常由胸片或上消化道造影检查发现异常，可出现胸骨后烧灼痛，最典型的为饭后或平躺时出现症状。

② 胸腹裂孔疝是出生婴儿中最常见的膈疝，且病情常常十分严重；在出生婴儿中的发病率为 1/2200，好发生于左侧（90%），导致左侧肺膨胀不全、纵隔及心影向健侧移位，并可影响健侧肺膨胀。在临床上大的膈疝可有呼吸困难、发绀和呕吐等症状。

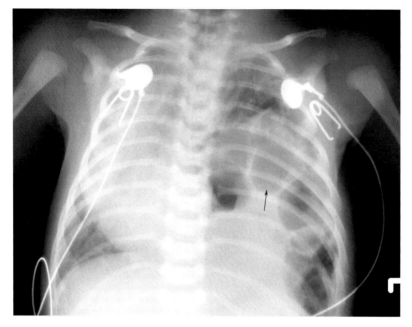

图 4-10-1　左侧膈疝

左侧胸腔可见疝入肠管影（——►），左侧肺组织受压，纵隔受压右移

二、膈膨升

【X 线诊断】

① 膈膨升多发生膈的一侧，左侧多见；可见患侧膈升高，膈穹隆部凸度增加，膈肌光滑完整，此征象在 CT 多平面重建图或 MRI 多平面图上显示尤为清楚。呼吸气时膈穹隆的形态无明显变化。膈运动减弱多见，但运动完全消失少见。膈膨升可合并盘状肺不张或胃扭转。

② 膈膨升的诊断多无困难。对于局限性膈膨升，通过 CT 或 B 超检查可与膈肌肿瘤、膈疝相鉴别，膈膨升时，在升高的腹腔脏器、大网膜或腹膜后脂肪之上仍可见变薄但连续的膈肌（图 4-10-2）。

【特别提示】

膈膨升见于任何年龄，以中老年较常见，男性较女性多见。两侧膈均可发生，一侧膈全部膨升多见于左侧，局限性膈膨升多见于右侧膈内前方。一般为单侧发生，也可两侧同时发生。有时与膈麻痹难以鉴别。在新生儿，由于膈膨升可压迫心脏，引起纵隔摆动而出现呼吸困难及发绀等。

三、膈肌麻痹

【X 线诊断】

X 线表现为患侧膈升高（通常情况下，胸部正位 X 线片左侧膈面较右侧低 1～2cm）。膈运动明显减弱或消失。呼吸时膈出现矛盾运动，即吸气时健侧膈下降，腹腔压力升高，而麻痹侧膈被动上升，呼气时健侧膈上升，腹腔压力降低，麻痹侧膈反而下降，这是膈麻痹的特征性表现。

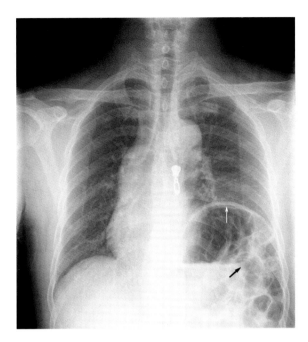

图 4-10-2　左侧膈膨升

左侧膈肌明显抬高（──▶），下方可见肠管影（━▶）

【特别提示】

膈麻痹通常与膈神经损伤有关，多因纵隔肿块压迫所致，常见的有中央型肺癌、纵隔淋巴结转移性病变等，颈深部手术亦可损伤膈神经，致同侧膈肌瘫痪、呼吸困难。

■■■ 第十一节　胸部外伤 ■■■

一、骨折

1. 肋骨骨折

【X 线诊断】

① 肋骨骨折在胸部外伤中比较常见，常为胸壁钝挫伤所致。

② 一般为多发肋骨骨折，也可为单发肋骨骨折，还可是同一肋骨的双骨折。第 3~10 肋腋段及背段是骨折好发部位（图 4-11-1）。不全骨折、不明显的骨折及膈下肋骨骨折容易漏诊。发生于腋段的肋骨骨折亦易被遗漏。肋骨骨折常伴发广泛皮下气肿、气胸、纵隔气肿及肺出血，使肋骨骨折显示不清楚。复查胸片常发现肋骨骨折数目较初诊时增多。第 1~2 肋由于受锁骨和肩胛骨保护较少发生骨折。第 1~2 肋发生骨折是胸部严重创伤的标志，可有 2% 的患者发生支气管断裂。

【特别提示】

注意临床症状、病史，必要时补充拍摄斜位片。根据压痛部位，仔细逐肋观察或加摄斜位片可减少误诊或漏诊。

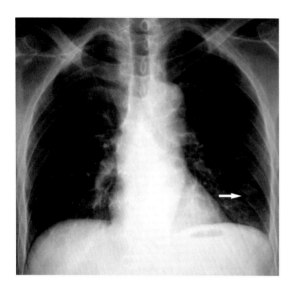

图 4-11-1　肋骨骨折

左侧第 8 后肋骨折（➡）

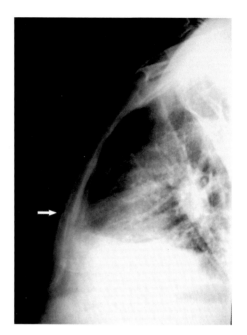

图 4-11-2　胸骨骨折

侧位胸骨片可见胸骨骨折（➡）

2. 胸骨骨折

【X 线诊断】

胸骨骨折可为胸骨体横行或斜行骨折，也可为柄胸联合（胸骨柄与胸骨体软骨联合）分离，侧位胸骨片较易发现胸骨骨折（图 4-11-2）。直接暴力引起胸骨下段后移，间接暴力使胸骨上段后移。椎体弯曲使胸骨"屈曲"变形。

【特别提示】

胸骨骨折较少见。直接暴力常是胸骨骨折的原因，如车祸，驾驶盘撞击司机的胸骨。

二、胸部异物

【X 线诊断】

① 胸部异物存留常由胸部火器伤所致，金属异物可有弹片、弹头等，一般影像学检查容易发现，透视下若不转动体位观察，有时可将与心影重叠的异物遗漏。

② 怀疑胸部异物时应摄胸部正侧位片，根据异物的位置可确定异物在胸壁、肺内或是纵隔内，在透视下让病人呼吸，异物移动方向与肋骨上下移动方向一致为胸壁异物；异物移动方向与肋骨上下移动方向相反为肺内异物；异物与心脏不能分开，并随心脏搏动而移动，可诊断为异物嵌于心肌或心包内。金属异物应当避免 MRI 检查。

三、气胸和液气胸

参见"本章第八节"。

四、肺挫伤

【X 线诊断】

① 直接撞击胸部或气浪冲击胸部均可引起肺挫伤。

②肺挫伤可引起肺泡腔内水肿液及血液渗出，并可进入到血管或支气管周围的肺间质内，在X线上可呈范围不等的不规则斑片状或大片状阴影，密度中等，边缘模糊（图4-11-3）。

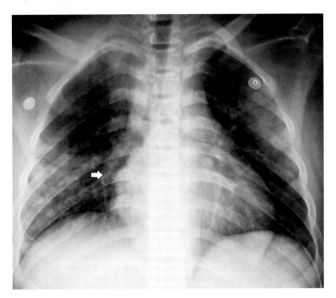

图 4-11-3　右侧肋骨骨折、两肺挫伤

胸部车祸伤 1h，肺内可见多发斑片状影（➡）

③支气管与血管周围漏出液及出血可表现为肺纹理边缘模糊，这种改变多发生在直接暴力部位，气浪冲击伤两肺均可发生，于受伤即刻或伤后6h左右出现，24～48h开始吸收，3～4日可完全吸收。个别可于1～2周后完全吸收。

五、肺撕裂伤和肺血肿

【X线诊断】

①肺撕裂发生在肺外周胸膜下肺组织时，可形成薄壁囊肿，受伤后常因肺挫伤漏出液或出血遮盖而不能显示，待漏出液或出血吸收后囊肿方可显示。在X线上可表现含气薄壁空腔，其中可有液体，表现有气液平面。

②肺血肿可呈边缘光滑清楚、密度均匀的球形阴影。

【特别提示】

①肺撕裂伤和肺血肿多由胸部钝伤及震荡伤引起。

②外伤性囊肿吸收较慢，平均6h可消失，而血肿平均7周方可消失。

六、气管和支气管裂伤

【X线诊断】

在立位胸片可见被气胸压缩的肺脏由于支气管断裂失去支持而下垂到胸腔的底部，称为"肺下垂"征，此征为支气管完全断裂的重要征象。在卧位投照被压缩的肺脏向外移位，与纵隔之间存在一定的距离。外伤性支气管裂伤的病人常合并1～3根肋骨骨折。上部肋骨骨折表明胸部损伤严重。

【特别提示】

①严重的裂伤可表现为皮下气肿、纵隔气肿及气胸。气胸是早期的主要表现，由于支

气管断裂处与胸膜腔相通，气体持续大量逸出引起气胸及严重的肺不张，经采用闭式引流肺脏仍不能复张。如果壁层胸膜完整，则以纵隔气肿和皮下气肿为突出表现，而无气胸。气体从纵隔进入到颈深部组织内形成颈深部气肿，在颈部侧位像上显示清楚。

② 外伤性支气管裂伤主要发生于胸部闭合性外伤，如胸部撞伤和挤压伤。多见于交通事故或其他严重事件。裂伤常发生在主支气管，右侧多见，常位于气管隆嵴下 2.5cm 以内。如果病人未能得到及时的治疗，病变支气管断端闭合，引起一侧肺不张，合并胸腔感染及脓胸。

附：胸部 X 线平片漏诊、误诊的主要原因及病例

虽然 CT 检查在临床应用越来越广泛，但是仍然不能忽略 X 线平片基本技能的学习，X 线平片仍然是临床最基础的检查，CT 检查不能完全替代 X 线平片。下面是临床工作中常见的一些漏诊病例，希望能起到一些提示作用，减少临床工作中的漏诊及误诊。

（1）病变细微，观察不仔细。

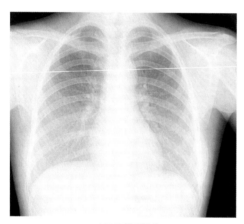
（A）X 线正位片

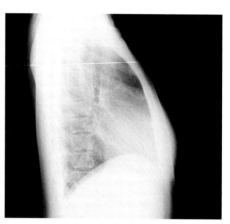
（B）X 线侧位片

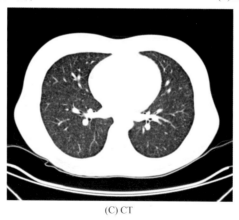
（C）CT

**病例 1　女性，17 岁，发热来诊，双肺可见弥漫的细小粟粒样结节，
CT 检查及临床资料证实为急性血行播散型肺结核**

（2）病变被其他结构遮挡，如心影后、肺门区、纵隔及脊柱旁、下叶背段、后基底段、膈下区等。

（3）肺野外病变，观察时容易忽略。

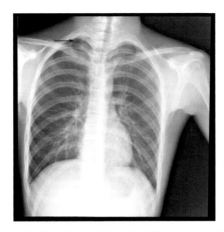

病例 2 男性，21 岁，胸痛 1 天，右肺尖少量气胸（——），不仔细观察容易漏诊

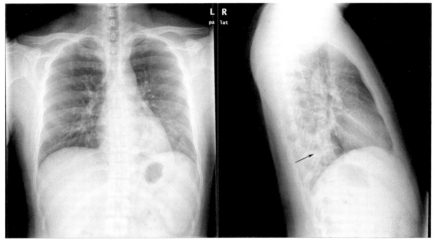

(A) 正位片 （B) 侧位片

病例 3 男性，26 岁，发热 3 天，左下肺大片影，正位被心影遮挡，侧位可见后肋隔角区透过度减低（——）

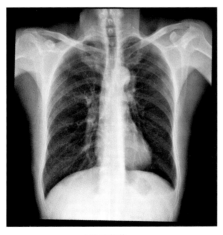

(A) 正位片

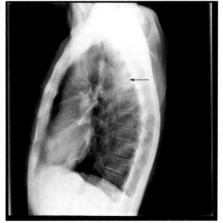

(B) 侧位片

病例 4 男性，50 岁，左上肺肿块，正位时肿块与突出的主动脉弓重叠，
容易被忽略，侧位时肿块（——）可见与脊柱重叠，病理证实为鳞癌

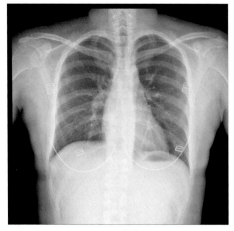
(A) 正位片

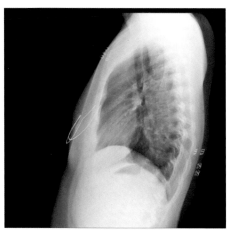
(B) 侧位片

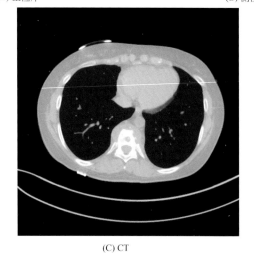
(C) CT

病例 5   女性，31 岁，咳嗽来诊，肺内未见异常，侧位可见 T_9-T_{10}
椎间隙消失，进一步做 CT 检查证实为胸椎结核

（4）不熟悉一些疾病的卧位摄影时的影像改变，造成漏诊、误诊。

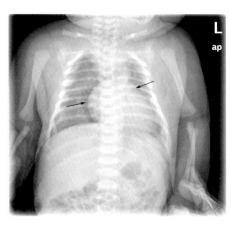

(A) X 线卧位片

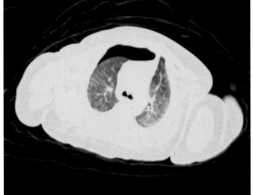
(B) CT

病例 6   小儿卧位摄片，在右心缘旁可见条状透亮影，容易忽略或误诊，CT 证实为气胸（——→）

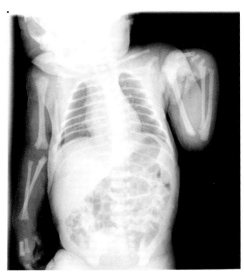

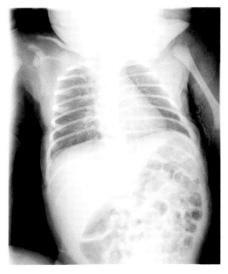

(A) 卧位片　　　　　　　　　　　　　　　　(B) 卧位片

病例 7　小儿卧位摄片，右肋隔角区可见透亮影，内侧可见条状边缘，容易误诊为气胸。
实际是卧位摄片小儿的皮肤皱褶重叠，(A) 为上肢抬起摄片，原来的透亮带消失

（5）不熟悉正常的结构或变异，造成漏诊或误诊。

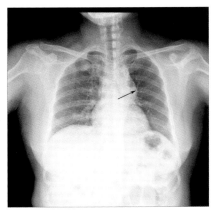

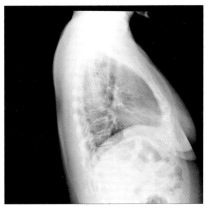

(A) X 线正位片　　　　　　　　　　　　　　(B) X 线侧位片

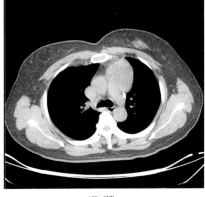

(C) CT

病例 8　女性，38 岁，体检，胸部正、侧位片如不仔细观察容易遗漏，左肺门区弧形突起
不是迂曲的主动脉，降主动脉在内侧走行，CT 检查证实为纵隔肿物（→）

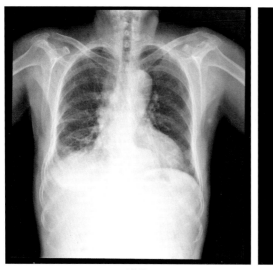 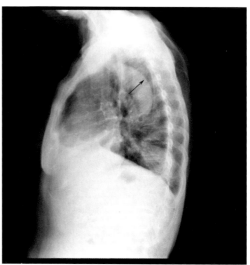

(A) 正位片　　　　　　　　　　　　　　(B) 侧位片

病例 9　女性，78 岁，咳嗽 10 天，侧位片似可见后肋隔角区"肿块"（━━━），实际为迂曲
的降主动脉，正位片可见迂曲存在于心影后方

第五章

循环系统疾病的 X 线诊断

■■■ 第一节　先天性心脏病 ■■■

一、房间隔缺损

【X 线诊断】

① 小的房间隔缺损，肺血和心影可无明显变化（图 5-1-1）。

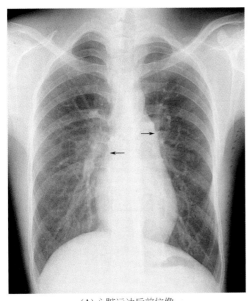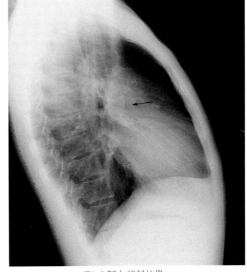

(A) 心脏远达后前位像　　　　　　　　　　(B) 心脏右前斜位像

图 5-1-1　房间隔缺损（少量分流）（一）

肺血略增多，肺动脉段略凸（——），心影形态大小无明显异常

② 房间隔缺损的典型征象为：肺血增多，心脏外形呈"二尖瓣型"，肺动脉段凸出，肺门增大，右心房及右心室增大，主动脉结缩小或正常（图 5-1-2、图 5-1-3）。透视下可见肺门血管搏动增强，有"肺门舞蹈"表现。

③ 房间隔缺损伴有重度肺动脉高压时，肺动脉呈瘤样凸出，肺门动脉高度扩张，外周肺动脉分支变细、稀疏，形成"残根状"改变，此时以右心室增大为主，右心房增大反而不明显（图 5-1-4）。

【特别提示】

① 房间隔缺损是最常见的先天性心脏病类型之一，占先天性心脏病发病总数的 20%～30%。

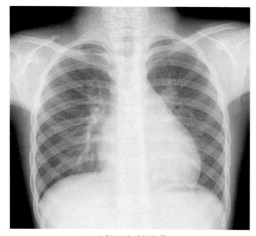

(A) 心脏远达后前位像

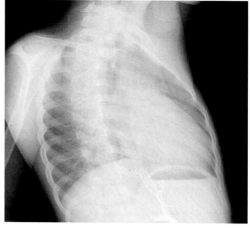

(B) 心脏右前斜位像

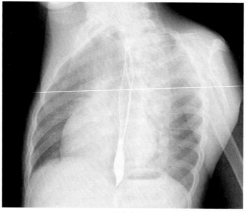

(C) 心脏左前斜位像

图 5-1-2   房间隔缺损（少量分流）（二）

　　肺血轻度增多，肺门稍增大，心脏外形呈"二尖瓣型"，主动脉结缩小，肺动脉段平直，心脏横径增大，以右心房及右心室增大为主，心胸比为 0.57

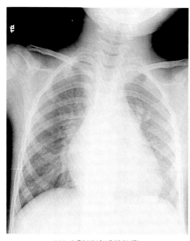

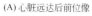

(A) 心脏远达后前位像

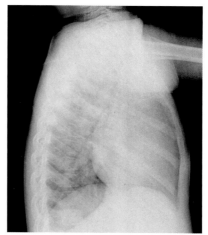

(B) 心脏右侧位像

图 5-1-3   房间隔缺损（中等量分流）

　　肺血明显增多，肺门增大，心脏呈"二尖瓣型"，主动脉结缩小，肺动脉段略凸出，心脏横径增大，以右心房及右心室增大为主。侧位可见心前间隙消失。心胸比为 0.61

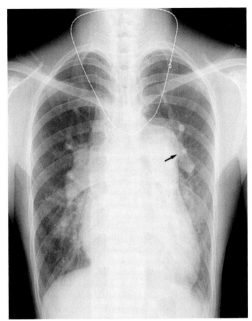

(A) 心脏远达后前位像

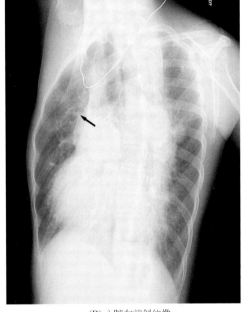

(B) 心脏左前斜位像

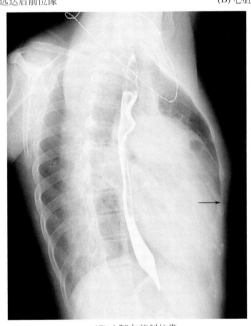

(C) 心脏右前斜位像

图 5-1-4　房间隔缺损合并肺动脉高压

肺血明显增多，肺动脉段显著凸出（➡），心膈面增宽，心尖圆钝。右前斜位可见肺动脉圆锥凸出，心前缘前凸，心前间隙明显缩小（⟶）

② 分为原发孔型房间隔缺损和继发孔型房间隔缺损两型，以后者多见，占 80%。

③ 一般情况下，房间隔缺损以左向右分流为主，血液分流多少与缺损大小、两心房压差及肺动脉阻力有直接关系（图 5-1-5）。

④ 缺损小者可长期无症状，缺损大者症状出现较早。主要表现为活动后呼吸困难、反复呼吸道感染及心力衰竭等。婴儿室上性心动过速，往往是房间隔缺损存在的首发症状。听

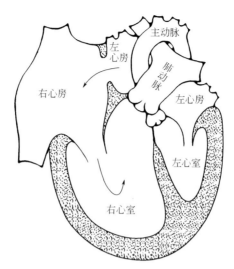

图 5-1-5　房间隔缺损血流动力学模式图

诊于胸骨左缘第 2～3 肋间可闻及 2～3 级收缩期杂音，性质柔和，呈吹风样。肺动脉瓣区第二音固定分裂。心电图多有不完全性右束支传导阻滞，少数有右心室肥厚。

二、室间隔缺损

【X 线诊断】

① 小缺损（≤0.5cm），由于分流量小，心脏形态、大小和肺血均可在正常范围。

② 典型表现（图 5-1-6、图 5-1-7）：心影呈"二尖瓣型"，中至高度增大，累及左、右心室，常以左心室增大为主；肺动脉段中至高度凸出，肺动脉扩张，肺血增多，主动脉结缩小。

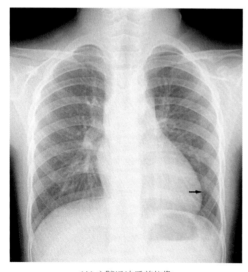
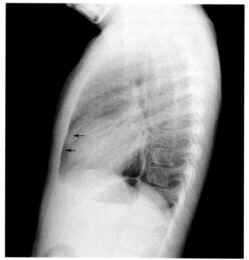

(A) 心脏远达后前位像　　　　　　　　　　(B) 心脏左侧位像

图 5-1-6　室间隔缺损（一）

肺血轻度增多，肺动脉段略凸出，心影中度增大，以左心室增大为主（➡），侧位可见心前缘与胸骨接触面增大，心前间隙下部消失（➡）

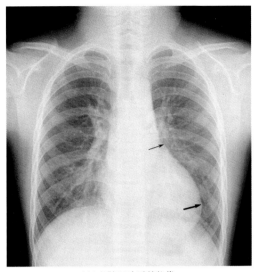

(A) 心脏远达后前位像

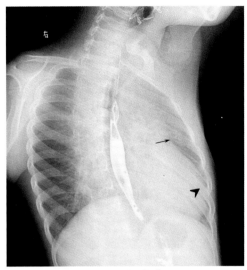

(B) 心脏右前斜位像

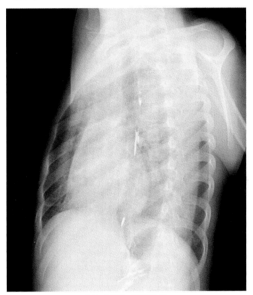

(C) 心脏左前斜位像

图 5-1-7 室间隔缺损（二）

肺血增多，肺动脉段略凸出（➡），心影中度增大，左心室段延长（➡），心膈面增宽。右前斜位可见心前缘右心室段前凸（▶）。左前斜位可见左、右心室段凸出

③ 室间隔缺损合并重度肺动脉高压时，出现右心室增大凸出，并有右心房增大，肺纹理自中带即明显减少变细，即肺血减少征象，主动脉结明显缩小（图 5-1-8）。此时左心容量负荷几近消失，右心室阻力负荷占主导地位，肺血管出现不可逆改变。临床可有发绀，属艾森门格（Eisenmenger）综合征。

【特别提示】

① 室间隔缺损是最常见的先天性心脏病类型，其发病率居先天性心脏病各类型的首位。

② 根据缺损的部位，室间隔缺损可分为 3 类：膜周部缺损、漏斗部缺损及肌部缺损。

③ 正常情况下，因左心室的压力明显高于右心室，左心室的血流通过缺损的部位进入右心室，心室水平产生分流，引起左心室及右心室容量负荷增加、心室壁增厚（图 5-1-9）。

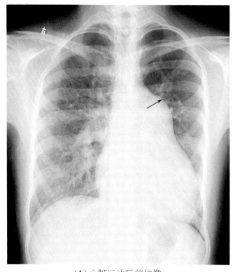
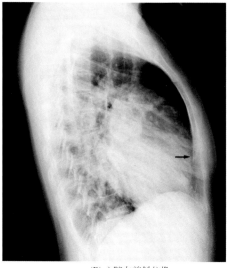

(A) 心脏远达后前位像　　　　　　　　　　　　(B) 心脏右前斜位像

图 5-1-8 室间隔缺损合并重度肺动脉高压

主动脉结明显缩小，肺动脉段明显凸出 （——），肺纹理中外带明显变细，心影高度增大，以右心室增大为主。右前斜位显示肺动脉圆锥及右心室段明显凸出，心前间隙下段消失 （——）

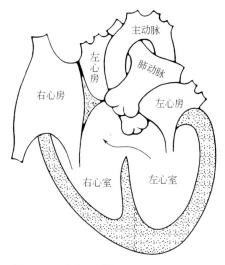

图 5-1-9 室间隔缺损血流动力学模式图

④ 室间隔缺损容易合并其他畸形，如动脉导管未闭、房间隔缺损、肺动脉瓣狭窄等。

⑤ 临床上，缺损较小直径在 0.5cm 以下，分流量较少者，一般无明显症状。缺损大，分流量大者，常有劳累后心慌气短，易出现肺部感染，胸骨左缘第 3～4 肋间可闻及收缩期杂音，心前区可扪及收缩期细震颤。产生肺动脉高压后，肺动脉瓣区第二音亢进、分裂，活动后口唇及指、趾发绀。合并重度肺动脉高压时，右心室阻力负荷占主导地位，肺血管出现不可逆改变，临床可有发绀，属艾森门格（Eisenmenger）综合征。

三、动脉导管未闭

【X 线诊断】

① 细小的动脉导管未闭，X 线平片上心肺表现可正常。

② 典型表现：肺血多，心影呈"主动脉型"，左心室大，主动脉结增宽（图 5-1-10、图 5-1-11）。约 1/3 的病人可显示"漏斗征"，是导管附着处主动脉壁的局部漏斗形膨出，多偏前外侧壁，表现为主动脉结下方的动脉壁向外膨隆，其下方降主动脉在与肺动脉段相交处骤然内收（图 5-1-11）。透视下，主动脉搏动显著增强，有明确的"陷落脉"征象。

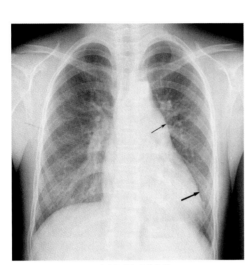
(A) 心脏远达后前位像

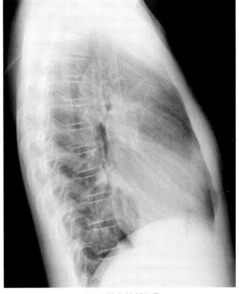
(B) 心脏右前斜位像

图 5-1-10　动脉导管未闭（一）

肺血增多，心影呈"主动脉型"，主动脉结略增宽，肺动脉段凸出（➞），左心室段下延（➡），侧位可见心后间隙消失，提示左心室大

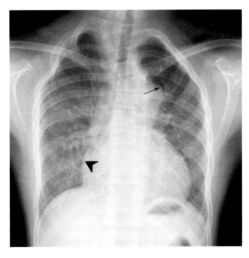

图 5-1-11　动脉导管未闭（二）

心脏远达后前位像可见肺血增多，主动脉结明显增宽（➞），可见"漏斗征"。心脏横径增大，以右心室增大为主（▶）。心胸比为 0.66

③ 合并肺动脉高压时，肺动脉段不同程度凸出，严重的可呈瘤样扩张并可出现右心室增大，肺野中内带肺纹理普遍扭曲变细（图 5-1-12）。

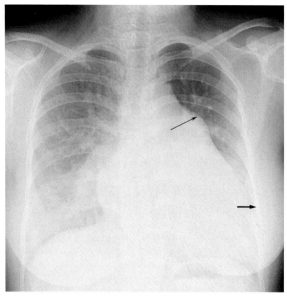
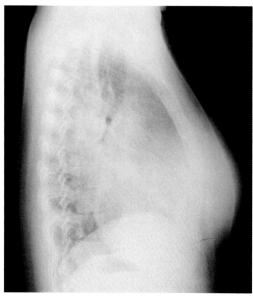

(A) 心脏远达后前位像　　　　　　　　　　　　(B) 心脏右侧位像

图 5-1-12　动脉导管未闭合并肺动脉高压

肺血明显增多，心影呈"主动脉型"，重度增大，主动脉结增宽，肺动脉段明显凸出（——►），左心室段下延（——►），心膈面增宽，侧位可见左、右心室段均膨隆，心前缘与胸骨接触面增大，心后间隙消失，提示左、右心室大

【特别提示】

① 动脉导管未闭是最常见的先天性心脏病类型之一，约占先天性心脏病的 20%。在胎儿时期，动脉导管为连接主动脉弓远端和左肺动脉根部的正常血管结构，是胎儿期血液循环的主要通路。出生 15～20h 后动脉导管即功能性关闭。1～6 个月后，导管逐步闭锁，退化为动脉导管韧带，少数可迟至 1 年，持续不闭者则形成动脉导管未闭。

② 临床上按未闭动脉导管形态可分为 3 个类型（图 5-1-13）：圆柱型、漏斗型、窗型。

③ 少量分流时患者可无症状；重症者可出现活动后心悸、气短。多数病例于胸骨左缘第 2～3 肋间闻及连续性机器样杂音，伴震颤。心电图示左心室肥厚，双心室肥厚则提示有相应程度的肺动脉高压。合并肺动脉高压者杂音常不典型。

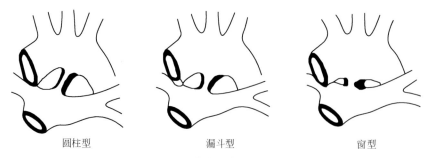

圆柱型　　　　　　　　　　漏斗型　　　　　　　　　　窗型

图 5-1-13　动脉导管未闭模式图

四、肺动脉狭窄

【X线诊断】

① 肺动脉狭窄包括肺动脉瓣狭窄和（或）瓣下（漏斗部）狭窄，前者多见。

② 单纯肺动脉瓣狭窄的 X 线表现较具诊断特征（图 5-1-14、图 5-1-15），主要征象有以下几点。

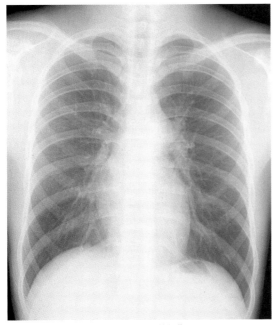

(A) 心脏远达后前位像　　　　　　　　　　　　　　(B) 心脏右前斜位像

图 5-1-14　肺动脉瓣狭窄

　　肺血略减少，肺动脉段直立样凸出，左肺门影大于右肺门影，心影呈"二尖瓣型"，心尖圆隆，右心房段向右侧凸出，侧位可见，心前缘与胸骨接触面增大，心前间隙下部消失，提示以右心室增大为主，伴有右心房增大

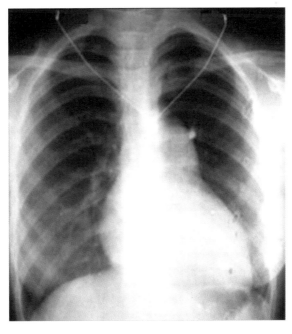

图 5-1-15　重度肺动脉瓣狭窄

　　心脏远达后前位像可见肺血明显减少，肺动脉段直立样凸出，接近主动脉弓水平，右肺门影小，心影呈"二尖瓣型"，心尖圆钝，心膈面增宽，右心房段膨隆，提示右心房、右心室增大

a. 典型征象为肺动脉段直立样凸出，其上缘多达主动脉弓水平，是血液经过狭窄的瓣口高压喷射并形成涡流，使肺动脉干扩张所致。

b. 两个肺门不对称，左肺门影大于右肺门影，在单纯肺动脉瓣狭窄的诊断上较前者更有意义。

c. 轻、中度狭窄者肺血多正常。严重肺动脉瓣狭窄或伴有心衰者，肺血减少，右下肺动脉变细，周围肺血管细小，肺野透亮度增高。

d. 心影呈"二尖瓣型"，以右心室增大为主，可伴有右心房增大。如合并三尖瓣关闭不全或右心功能不全，右心房可显著增大。

③ 漏斗部狭窄。50％以上病例肺动脉段平直或凹陷，心尖上翘，心影呈靴形（图 5-1-16），其余近 50％的病例肺动脉段轻凸，心影呈"二尖瓣型"，右心室不同程度增大，肺动脉段下方常见轻度膨凸，为漏斗部心腔或第三心室边缘，肺血减少程度多较轻。

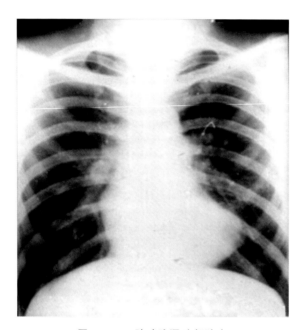

图 5-1-16 肺动脉漏斗部狭窄

心脏远达后前位像可见肺血明显减少，心影呈靴形，肺动脉段凹陷，心尖圆隆上翘

【特别提示】

① 肺动脉瓣狭窄较常见，占肺动脉狭窄的80％，单纯瓣下狭窄少见，为10％左右。肺动脉瓣狭窄瓣膜增厚、粘连，收缩期在肺动脉内形成圆顶状突出的隔膜，血液通过狭窄的瓣口造成涡流，形成狭窄后扩张，多累及左肺动脉。

② 肺动脉狭窄的血流动力学改变为肺动脉压正常或偏低，右心排血受阻，右心室肥厚。

③ 多数患者早期无症状。晚期常有易疲劳、心悸、头晕，重症者有活动后发绀，发绀多由于房间水平（卵圆孔未闭、房间隔缺损）右向左分流所致，构成法洛三联症（肺动脉瓣狭窄、右心室肥厚和房间交通）。胸骨左缘第 2～3 肋间可闻及 3～4 级收缩期喷射性杂音，有震颤。肺动脉瓣区第二音减弱或消失为其特征。轻、中度狭窄者心电图多在正常范围，重度狭窄者多表现为右心室和（或）右心房肥厚。

五、法洛四联症

【X 线诊断】

① 心影近似靴形，心影无明显增大，通常心胸比例＜0.55。

② 右心室增大，心尖圆隆上翘。

③ 肺动脉段平直或凹陷，肺血少（图 5-1-17、图 5-1-18）。

④ 主动脉结增宽，1/4～1/3 患者合并右位主动脉弓。

⑤ 重症者可见肺内粗乱、网状的血管纹理，而无明确的肺门结构，此为体-肺侧支循环形成的标志（图 5-1-19）。

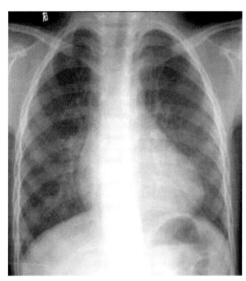

(A) 心脏远达后前位像

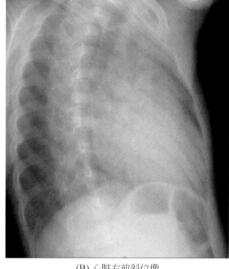

(B) 心脏右前斜位像

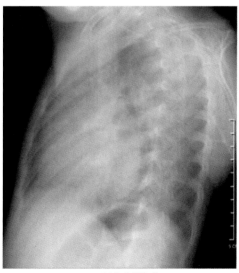

(C) 心脏左前斜位像

图 5-1-17　法洛四联症（一）

肺血减少，心影略呈靴形，中度增大。主动脉结增宽，心腰平直，心尖圆隆上翘。右前斜位可见心前缘肺动脉圆锥及右心室段膨隆，心前间隙缩小。左前斜位可见心前缘前凸，心前间隙缩小，增大的右心室向前、向后扩展，心后间隙亦消失

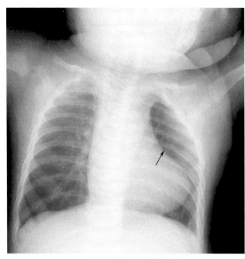 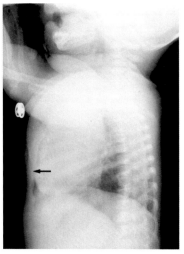

(A) 心脏远达后前位像　　　　　　　　　　　　(B) 心脏左侧位像

图 5-1-18　法洛四联症（二）

　　肺血减少，心影呈靴形，中度增大。主动脉结增宽，心腰凹陷（——），心尖圆隆上翘。左侧位见心前缘与胸骨接触面明显增大，心前间隙变小（——）

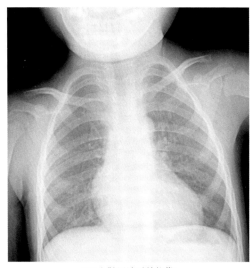 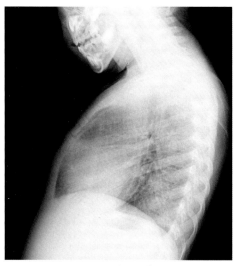

(A) 心脏远达后前位像　　　　　　　　　　　　(B) 心脏左侧位像

图 5-1-19　法洛四联症（三）

　　重度肺血减少，无明确的肺门结构，代之以肺野内中带粗乱的网状血管纹理，为体循环侧支形成

【特别提示】

　　① 法洛四联症是最常见的发绀性复杂先天性心脏病，包括 4 种病理改变：肺动脉狭窄、室间隔缺损、主动脉骑跨和右心室肥厚（图 5-1-20）。

　　② 其实质是圆锥干发育过程中，圆锥隔（亦称漏斗隔或室上嵴）移位未能与肌部室间隔对拢，形成了右室流出道（漏斗部）狭窄及室间隔缺损，并决定了主动脉骑跨和继之发生的右心室肥厚。

　　③ 临床表现主要取决于肺动脉狭窄及血流梗阻的程度。患儿多于出生后 4～6 个月出现

杵状指（趾）、口唇发绀、喜蹲踞，重度缺血者可发生缺氧性晕厥。听诊可于胸骨左缘 2～4 肋间闻及收缩期杂音，肺动脉瓣区第二音减弱至消失。心电图示电轴右偏、右心室肥厚。

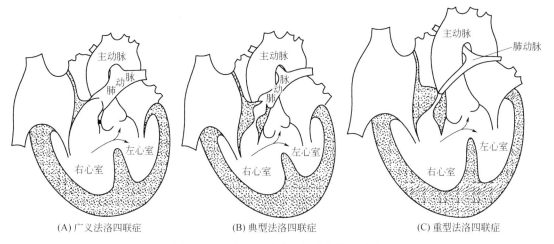

(A) 广义法洛四联症　　　　(B) 典型法洛四联症　　　　(C) 重型法洛四联症

图 5-1-20　法洛四联症血流动力学模式图

第二节　后得性心脏病

一、冠状动脉粥样硬化性心脏病（冠心病）

【X 线诊断】

① 无高血压的心绞痛患者，X 线平片多无异常。

② 发生心肌梗死者 50％可为正常 X 线表现，部分可呈"主动脉型"心，以左心室增大为主（图 5-2-1），合并左心衰时，左心房、右心室增大，伴不同程度的肺静脉高压（图 5-2-2）。

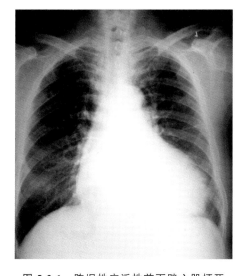

图 5-2-1　陈旧性广泛性前下壁心肌梗死
心脏后前位像可见轻度肺淤血，心脏呈"主动脉型"，左心室增大明显，心胸比例 0.63

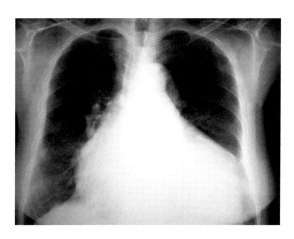

图 5-2-2　冠心病合并左心衰
心脏远达后前位像可见心脏呈"主动脉-普大型"，心胸比例 0.77，左心室明显增大

③ 合并室壁瘤者，可见左心室缘局限性膨凸、"不自然"的左心室增大、左心室缘搏动异常——搏动减弱、消失或反向（图 5-2-3）。

④ 合并室间隔穿孔时，短时间内心脏增大，以左心室大为主，出现肺淤血和肺水肿。

⑤ 陈旧性心肌梗死可见：左心室壁的钙化，左心室缘纵隔-心包粘连（图 5-2-4）。

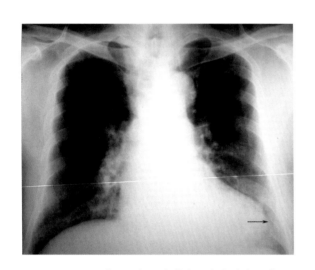

图 5-2-3 两次心肌梗死合并左心室室壁瘤形成

心脏远达后前位像可见左心室呈瘤样膨出（——），局部有反向搏动，提示室壁瘤形成

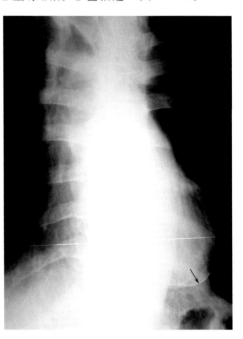

图 5-2-4 左心室室壁瘤蛋壳样钙化

心脏远达后前位像可见心脏呈"主动脉型"，主动脉硬化，左心室尖部有蛋壳样钙化（——），透视下可见反向搏动，为左心室室壁瘤钙化

【特别提示】

① 冠状动脉粥样硬化性心脏病（冠心病）是一种严重危害人民健康的常见病、多发病。

② 其基本病变是冠状动脉粥样硬化斑块引起的冠状动脉管腔狭窄。好发于心外膜下的大动脉，以前降支近、中段，右冠状动脉中段最为多见，旋支及左主干次之。

③ 血管狭窄程度分 4 级：管腔狭窄≤25％为 Ⅰ 级，管腔狭窄 26％～50％为 Ⅱ 级，管腔狭窄 51％～75％为 Ⅲ 级，管腔狭窄＞75％为 Ⅳ 级。

④ 由于冠状动脉病变部位、范围、狭窄程度和心肌供血不足发展速度不同而有不同的临床表现。可有心绞痛、心律失常、心力衰竭、心源性休克，可猝死。心电图检查可见异常 Q 波和 ST-T 段有符合心肌缺血或心肌梗死的改变，心肌酶谱检查在急性梗死发生后 4～8h 内开始升高，12～24h 达高峰。

二、高血压心脏病

【X 线诊断】

① 因高血压的程度和时间长短不同而表现各异：轻者肺纹理正常，心影不大或仅有左心室段圆隆；重者心影增大呈"主动脉型"，主动脉迂曲延长、扩张，左心室增大（图 5-2-5、图 5-2-6），可有不同程度的肺淤血及间质性肺水肿（图 5-2-7）。

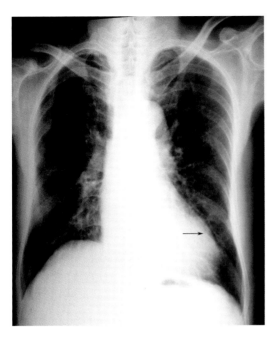

图 5-2-5 高血压心脏病（一）

心脏远达后前位像可见心脏呈"主动脉型"，心尖圆隆，向左下方延长（——），呈"向心性肥大"，心胸比 0.57

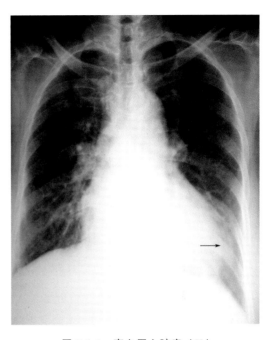

图 5-2-6 高血压心脏病（二）

心脏远达后前位像可见心脏呈"主动脉型"，左心室向左下方增大（——），心胸比 0.62

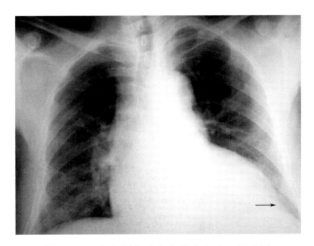

图 5-2-7 高血压心脏病合并左心衰、肺水肿

心脏远达后前位像可见左心室增大（——），左心衰，心胸比例 0.70，两肺肺水肿

② 应注意观察有无先天性主动脉缩窄、离断、大动脉炎的异常 X 线征象，如观察主动脉弓下缘与降主动脉连续部有无"3"字形切迹；第 4～8 后肋下缘有无深浅不等的凹陷性切迹等改变。

【特别提示】

① 凡收缩压≥140mmHg 和（或）舒张压≥90mmHg 的成年人即可诊断为高血压。高血压是严重危害人类健康的常见病、多发病。成人患病率为 8%～20%。

② 按病因高血压可分为原发性及继发性两类，前者约占 90％以上。原发性高血压可能与神经-精神-内分泌失调有关。继发性高血压主要病因有肾脏疾病（肾小球肾炎、肾盂肾炎、多囊肾等），肾血管性疾病（大动脉炎、肾动脉狭窄等），内分泌异常（库欣综合征、原发性醛固酮增多症、嗜铬细胞瘤等），主动脉缩窄、离断等。

③ 高血压的常见症状为头痛、头晕、失眠。发展成高血压心脏病后可逐渐出现心悸、气短，以及左心功能不全症状。

三、风湿性心脏病

风湿性心脏病是风湿性心瓣膜炎的后遗病变，各瓣膜均可受累，以二尖瓣受累最常见。病理改变：瓣叶增厚、卷曲、钙化，瓣环粘连，开放受限，形成瓣膜狭窄；瓣叶变形，乳头肌和腱索缩短、粘连，可引起瓣膜关闭不全。

1. 二尖瓣狭窄

【X 线诊断】

① 心影为"二尖瓣型"，轻至中度增大（图 5-2-8）。

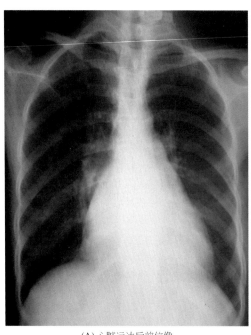 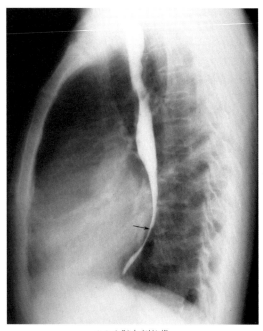

(A) 心脏远达后前位像　　　　　　　　　　(B) 心脏左侧位像

图 5-2-8　二尖瓣狭窄（一）

（A）示两肺轻度淤血，心影除左心耳略凸外，大小未见异常；（B）示食管下段仅见轻微压迹（——→）

② 房室改变：3/4 左房中度增大，左心耳突出；右心室增大；左心室相对小；主动脉结小；为肺淤血改变（图 5-2-9）。

③ 不同程度的肺循环高压，肺循环压力 ≥25mmHg 时，出现间质性肺水肿，≥30mmHg 时，肺动脉压不成比例增高。可有含铁血黄素沉积（图 5-2-10）。

④ 二尖瓣区或左心房钙化：二尖瓣区呈星芒状、小斑点状或杯口状致密影；左心房钙化为壳状，沿左心房外缘分布（图 5-2-11）。

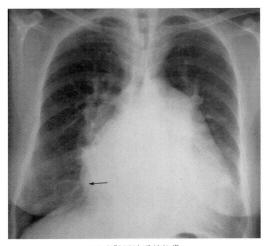
(A) 心脏远达后前位像

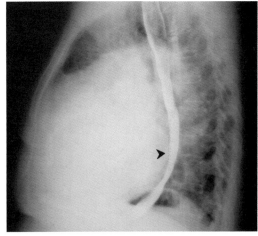
(B) 心脏远达左侧位像

图 5-2-9　二尖瓣狭窄（二）

（A）示心脏呈"二类瓣型"，中等增大，心右缘可见双重心影（——），肺明显淤血；（B）示右心室增大，右心室与胸骨后接触面增大，食管下段向后弯曲移位（▶）

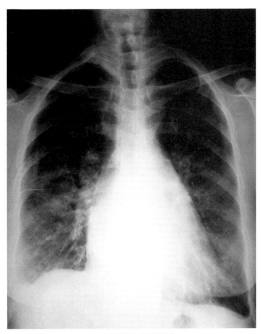
(A) 心脏远达后前位像

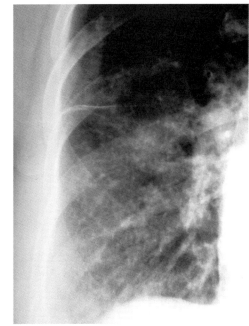
(B) 心脏远达后前位像右肺下野局部放大像

图 5-2-10　二尖瓣狭窄（三）

（A）示心脏呈"二尖瓣-主动脉型"，两肺明显淤血，轻度肺水肿，叶间胸膜增厚，心右缘有双重心影，左心耳凸出，主动脉结小，心影增大，心胸比 0.59；（B）示右肺下野有肺水肿，有散在小点状影，为含铁血黄素沉着

【特别提示】

① 风湿性心脏病中，单纯二尖瓣狭窄约占 40％。

② 瓣膜狭窄，左房扩张，肺循环阻力增加，肺循环高压，右心室负荷加重，右心室肥厚、扩大。

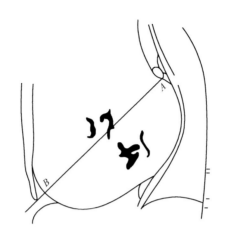

图 5-2-11　二尖瓣及主动脉瓣钙化定位示意图

A 点为左主气管下缘；B 点为心影前缘与心影下缘切线的交点。主动脉瓣钙化位于 AB
连线的上方；二尖瓣钙化位于 AB 连线的下方

③ 临床表现多为劳力性呼吸困难、咳嗽，少数病人有咯血。典型者有"二尖瓣病容"，心尖部可闻及隆隆样舒张期杂音，亦可闻及开瓣音、肺动脉瓣区第二音亢进等。左心房及右心室增大为二尖瓣狭窄定性诊断的主要依据。

2. 二尖瓣关闭不全

【X 线诊断】

① 心影呈"二尖瓣型"或"普大型"，随病变程度而不同，中度以上扩大。

② 左心房、左心室增大多较显著，两者增大成比例，可见巨大左心房（图 5-2-12）。

③ 肺循环改变：肺静脉高压相对较轻，晚期可出现肺循环高压。

④ 透视下，左心房、左心室搏动增强。

【特别提示】

① 瓣叶关闭不全引起左心室血反流入左心房，造成左心房扩大，产生肺淤血、肺循环高压，而致右心室肥厚扩张。左心室舒张期容量负荷加重，致使左心室扩大。左心房既接受肺循环的回流血，又接受左心室的反流血，左心房扩张显著时可形成巨大的左心房。

② 症状及体征出现较晚，常为心悸、气短、左心衰竭症状，一旦出现较难控制。听诊可闻及心尖部明显的收缩期吹风样杂音。

3. 主动脉瓣狭窄

【X 线诊断】

① 心影呈"主动脉型"，正常或轻、中度增大。

② 左心室不同程度增大；当左心衰时可见左心房轻度大（区别于心肌梗死），同时伴肺静脉高压。

③ 升主动脉中段局限性扩张，为狭窄后扩张，是诊断该病的重要依据（图 5-2-13）。

④ 左心室及升主动脉搏动增强。

⑤ 主动脉瓣钙化，为主动脉受损的可靠征象，常提示有重度狭窄（图 5-2-14）。

【特别提示】

① 由于主动脉瓣瓣口减小，血液通过瓣口产生涡流，导致狭窄后扩张；同时左心室排

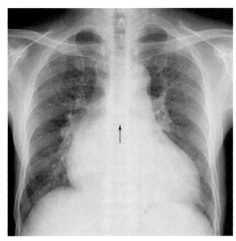

(A) 心脏远达后前位像

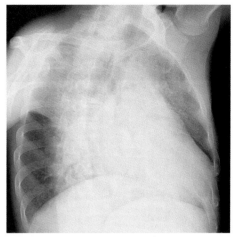

(B) 心脏右前斜位像

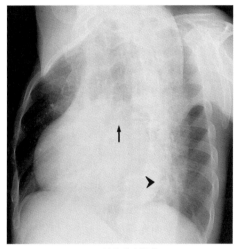

(C) 心脏左前斜位像

图 5-2-12 二尖瓣关闭不全

（A）示肺淤血，心影高度增大，左心室段延长，心膈面增宽，心底部左心房影增浓，气管分叉开大（——➤）；（B）示心前缘下部左心室段前凸，心后缘左心房段膨隆；（C）示心后缘明显膨隆，主动脉窗消失，左主支气管受压抬高（——➤），心后间隙消失（▶）

血受阻，后负荷加大，导致左心室肥厚、心腔扩大，可出现相对二尖瓣关闭不全。

② 临床可引起冠状动脉供血不足症状或头晕、晕厥等。听诊于胸骨右缘第 2 肋间可闻及粗糙的收缩期杂音，并向颈部传导。

4. 主动脉瓣关闭不全

【X 线诊断】

① 心影呈"主动脉型"，中、重度增大。

② 房室改变：左心室增大明显重于主动脉瓣狭窄（图 5-2-15）；左心衰时可见左心房大，但相对二尖瓣关闭不全轻，伴肺静脉高压（图 5-2-16）。

③ 主动脉升部、弓部普遍扩张。

④ 透视下可见左心室及主动脉搏动增强。

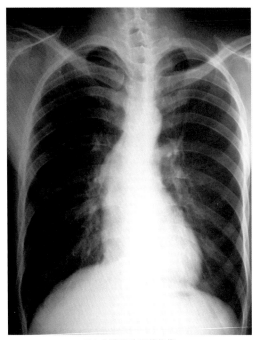
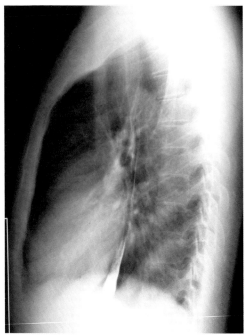

(A) 心脏远达后前位像　　　　　　　　　　　　(B) 心脏左侧位像

图 5-2-13　主动脉瓣狭窄（一）

（A）示主动脉瓣狭窄，升主动脉右侧壁扩张局部搏动增强，心影正常；（B）示左心房未见增大，食管无受压移位

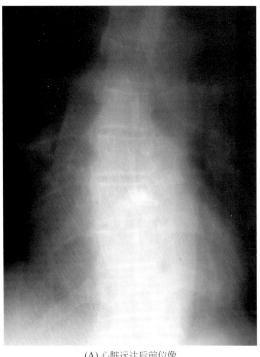
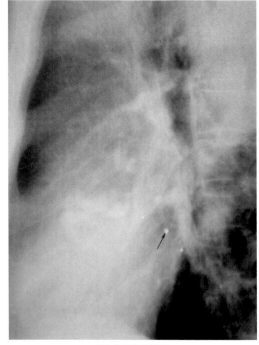

(A) 心脏远达后前位像　　　　　　　　　　　　(B) 心脏左侧位像

图 5-2-14　主动脉瓣狭窄（二）

可见斑点状主动脉瓣钙化（），手术证实主动脉瓣狭窄

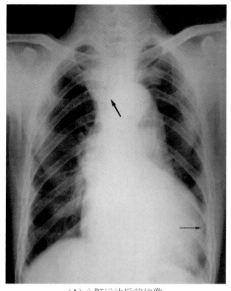
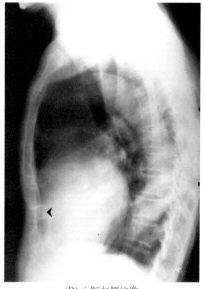

(A) 心脏远达后前位像　　　　　　　　　　　　　(B) 心脏左侧位像

图 5-2-15　主动脉瓣关闭不全

（A）示心脏呈"主动脉型"，主动脉升部、弓部普遍扩张（——►），主动脉及左心室搏动增强，有陷落脉征象，左心室明显增大（——►）；（B）示主动脉扩张，左心室增大（◄）

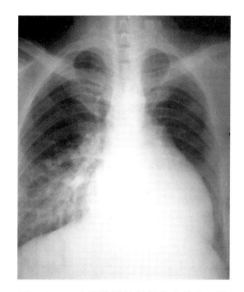

图 5-2-16　主动脉瓣关闭不全合并左心衰

心脏远达后前位像可见左心室明显增大，左心衰，右肺下野有肺水肿

【特别提示】

①　主动脉瓣关闭不全时，舒张期大量血液反流入左心室，使左心室容量负荷加大，左心室增大，主动脉塌陷；收缩期左心室排血量增大，主动脉过度充盈扩张。

②　临床表现常有心悸、胸闷，重症患者可有左心功能不全的表现。于主动脉瓣区听诊可闻及舒张期递减型哈气样杂音，主动脉瓣区第二音减弱或消失。

5. 联合瓣膜病

【特别提示】

① 联合瓣膜病是引起心脏高度增大的原因之一，其中较常见者为二尖瓣损害合并主动脉瓣损害，其次为二尖瓣损害合并三尖瓣损害或二尖瓣损害合并主动脉瓣损害及三尖瓣损害。

② X 线征象常表现病变较重的受损瓣膜的特点（图 5-2-17、图 5-2-18）。

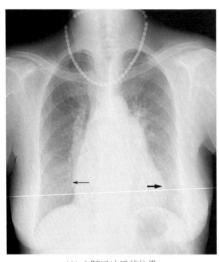

(A) 心脏远达后前位像

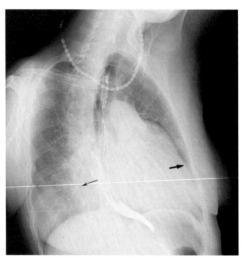

(B) 心脏右前斜位像

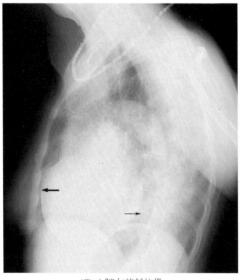

(C) 心脏左前斜位像

图 5-2-17　联合瓣膜病

（A）示双肺淤血，心影中度增大，呈"二尖瓣型"，左心室段下延（➡），右心缘隐约可见"双边影"（➡）；（B）示心前缘肺动脉圆锥部及心前缘下段隆凸（➡），心后可见左心房增大（➡），食管受压向后移位Ⅱ度；（C）示心前缘右心室段膨隆，心前间隙变小（➡），心后缘膨隆，主动脉窗消失，左主支气管受压抬高，心后间隙消失（➡）〔二尖瓣狭窄（中至重度）合并关闭不全（轻度），主动脉瓣狭窄合并关闭不全（轻度）〕

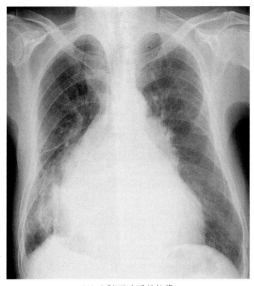 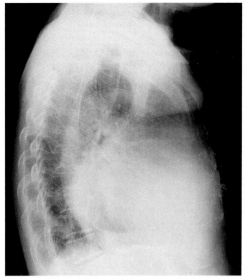

(A) 心脏远达后前位像 　　　　　　　　　　(B) 心脏右侧位像

图 5-2-18　联合瓣膜病［二尖瓣狭窄（重度）合并关闭不全（轻至中度）、
主动脉瓣狭窄（中度）合并关闭不全（轻至中度）]

（A）示双肺淤血，右肋膈角区见 Kerley B 线，心影重度增大，心尖圆钝，心膈面增宽，气管分叉角度开大，右心房段膨隆；（B）示心前缘右心室与胸骨接触面增大，心后缘左心房、左心室段膨隆。心后间隙消失

③ 注意观察以下征象可有助于识别联合瓣膜病的主要受损瓣膜的部位。

a. 在显示二尖瓣病变时，有左心室增大及主动脉增宽、搏动增强时，提示合并主动脉瓣损害。

b. 在显示主动脉瓣病变时，有肺淤血及左心房增大时，应考虑合并二尖瓣损害。

c. 在显示二尖瓣病变时，有右心房明显增大，搏动增强时，常合并三尖瓣关闭不全。

四、肺源性心脏病（肺心病）

【X 线诊断】

① 慢性肺、胸疾病和肺血管疾病的表现：常见的肺、胸疾病有慢性支气管炎、广泛肺纤维化、肺气肿、肺结核、支气管扩张、胸膜肥厚及胸廓畸形等；肺血管疾病以慢性肺动脉血栓栓塞为多，表现为肺纹理显著减少、纤细。

② 肺动脉高压表现：肺动脉段凸出，右下肺动脉扩张，直径＞15mm 或右下肺动脉横径与气管横径比值≥1.07；肺门动脉扩张，外围分支变细。

③ 右心增大，以右心室为著（图 5-2-19）。慢性阻塞性肺疾病所致的肺心病，心影可不大，甚至为悬垂型小心脏，但可有右心室流出道增大（图 5-2-20）。

【特别提示】

① 肺心病是危害人类健康的常见病、多发病。主要病因为慢性阻塞性肺疾病和肺动脉血栓栓塞。

② 慢性肺、胸疾病及肺血管疾病可引起肺血管阻力增加和肺动脉高压，导致右心室肥厚和右心功能不全。

③ 临床症状包括原发病的症状和体征，以及继发的肺动脉高压、右心室肥厚和右心功能不全的征象。普通 X 线检查是诊断该病的首选方法。

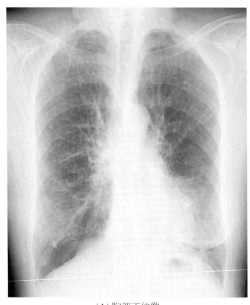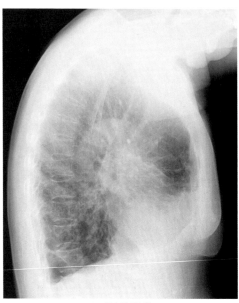

(A) 胸部正位像   (B) 胸部侧位像

图 5-2-19 慢性支气管炎、肺气肿合并左舌叶炎症、肺心病

右侧乳腺缺损（右侧乳腺癌切除术后）。桶状胸，双肺透过度略增高，肺纹理增强紊乱，左舌叶见模糊斑片状影，双肺门略大，右肺下动脉扩张，右心室略增大。膈肌低平，肋膈角锐利

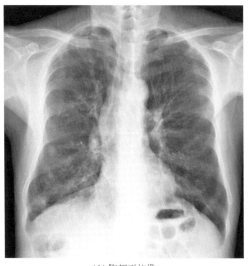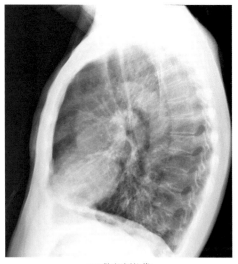

(A) 胸部正位像   (B) 胸部侧位像

图 5-2-20 慢性支气管炎、肺气肿合并感染、肺心病

桶状胸，双肺透过度增高，肺纹理增强紊乱，双肺中下野外带散在模糊小斑片状影，心影呈水滴形，右心室增大，右肺下动脉增宽。膈肌低平。右肋膈角变钝

第三节 心 肌 病

心肌病指原因不明的累及心肌的一组疾病。主要包括扩张型心肌病、肥厚型心肌病、限制型心肌病及致心律失常性右心室心肌病。

一、扩张型心肌病

【X 线诊断】

① 心影呈"普大型"或"主动脉型"，心脏中、高度增大，以左心室大为主（图 5-3-1）。

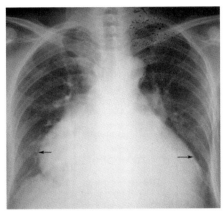

(A) 胸部远达后前位像   (B) 胸部左侧位像

图 5-3-1 扩张型心肌病（一）

（A）示两肺轻度瘀血，上腔静脉增宽，心影向两侧扩大（——→），心胸比 0.75，透视下见两侧心缘搏动减弱，超声心动图示两侧心室扩大，肥厚不明显，射血分数明显减少，符合扩张型心肌病；（B）示右心室增大，心前间隙消失，食管受压向后移位（——→），右心房亦有扩大

② 心脏搏动普遍减弱，右心房段可正常。

③ 肺纹理变化：1/2 的病例出现左心功能不全征象、肺淤血、肺水肿（图 5-3-2）。

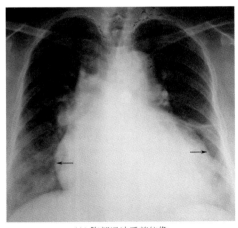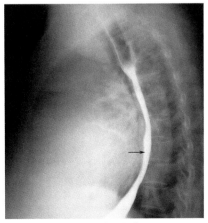

(A) 胸部远达后前位像   (B) 胸部左侧位像

图 5-3-2 扩张型心肌病（二）

（A）示两肺淤血，心影呈"主动脉-普大"型（——→），心胸比 0.72；（B）示右心增大，左心房增大，食管受压向后移位（——→）（当扩张型心肌病有心衰时可有左心房增大）

【特别提示】

① 扩张型心肌病多见于中青年男性。

② 心脏球形增大，心肌松弛无力。主要侵犯左心室。心腔扩大，心室壁变薄，可有部分心肌代偿增厚，心室腔内有时可见附壁血栓。

③ 血流动力学改变为心肌泵血功能减低，舒张期血量及压力增高，排血量降低。

④ 临床常以心悸、气短发病，突出表现为充血性心力衰竭、各种心律失常、栓塞。心电图（ECG）多样性或多变性为其特点。

二、肥厚型心肌病

【Ｘ线诊断】

① 70％～80％的患者心脏及肺血正常。

② 部分患者心影可呈"主动脉型"或"中间型"，左心室稍大（图 5-3-3）。

③ 心脏搏动正常或增强，搏动频率较慢。

④ 肺纹理正常，心脏明显增大时可有肺淤血和肺静脉高压的表现。

【特别提示】

① 此病多见于青少年，无性别差异。

② 病理上心肌肥厚，心腔不扩张，多缩小变形。最常累及肌部的室间隔引起非对称性室间隔肥厚，可分为梗阻性和非梗阻性两型。

③ 常有心悸、气短、头痛、头晕等症状，少数病例可发生晕厥、猝死。听诊于胸骨左缘或心尖部闻及响亮的收缩期杂音。心电图示左心室或双心室肥厚、传导阻滞、ST-T 改变和异常 Q 波等。

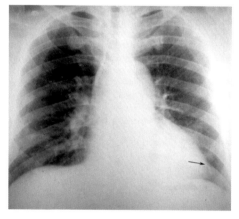

图 5-3-3　肥厚型心肌病

胸部远达后前位像可见心影呈"主动脉型"，左心室圆隆向左下方增大（——），心胸比 0.56

■■■ 第四节　心包疾病 ■■■

一、心包积液

【Ｘ线诊断】

① 心包积液量＜250ml 时，心影形态及大小可正常。

② 典型征象：心影向两侧增大，呈烧瓶状或球形；各弓界限不清；心缘搏动减弱或消失（图 5-4-1）。

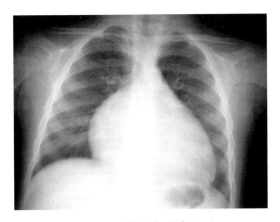

图 5-4-1　大量心包积液（一）

胸部远达后前位像可见双肺透过度正常，心影高度增大，心脏各弓形态不清，呈烧瓶状

③ 主动脉影短缩，卧位时上纵隔影增宽。

④ 部分可有上腔静脉影增宽。

⑤ 肺纹理正常或为巨大心影所遮盖而减少（图 5-4-2）。

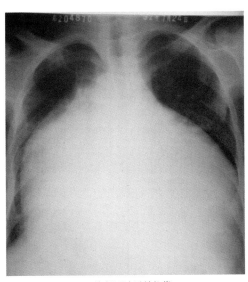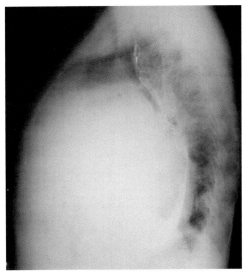

(A) 胸部远达后前位像　　　　　　　　　　(B) 胸部左侧位像

图 5-4-2　大量心包积液（二）

心影向两侧增大，各弓界限不清，呈烧瓶状，肺纹理为巨大心影所遮盖而减少

【特别提示】

① 心包内液体量＞50ml 称为心包积液。

② 心包积液引起心包腔压力增高，导致心室舒张功能受限，使心房、体静脉、肺静脉回流受阻，心房和静脉压力升高，心脏收缩期排血量减少，甚至出现心脏压塞。

③ 临床表现取决于积液增长速度、积液量及病程。患者可有乏力、发热、心前区疼痛等症状，大量积液时可有呼吸困难、发绀、端坐呼吸等症状。体征可有心音遥远、颈静脉怒

张、静脉压升高、脉压降低等。心电图显示 T 波低平、倒置或低电压。

二、缩窄性心包炎

【X 线诊断】

① 心影不大或轻度增大。

② 心缘僵直，呈三角形或"怪异状"（图 5-4-3）。

③ 心缘搏动减弱或消失。

④ 部分病人可见心包蛋壳样、斑片样钙化，多位于右心室前缘、心膈面和房室沟区（图 5-4-4）。

⑤ 上腔静脉扩张、肺淤血。

⑥ 胸膜粘连。

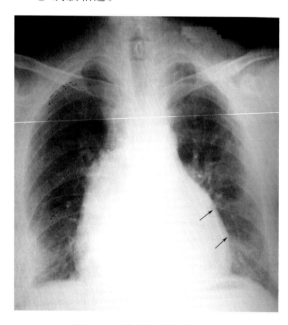 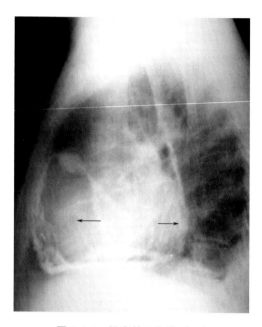

图 5-4-3　缩窄性心包炎（一）

胸部远达后前位像可见心影轻度增大，心缘僵直，呈三角形，左心缘可见弧线样钙化影（——→）

图 5-4-4　缩窄性心包炎（二）

胸部左侧位像可见心影前缘及心膈面蛋壳样、斑片样钙化（——→）

【特别提示】

① 缩窄性心包炎心包异常增厚，首先限制舒张功能，使体静脉、肺静脉压力升高，回心血量减少，心排血量降低，继而限制心脏收缩功能，导致心力衰竭。

② 临床常有呼吸困难、腹胀、水肿伴心悸、咳嗽、乏力、胸闷等症状。体征为心音减弱，一般无病理性杂音，心界不大或略有增大；颈静脉怒张，肝脏肿大，腹水，下肢水肿；奇脉、脉压变小。心电图示 QRS 波低电压，T 波低平或倒置。

第六章

骨骼肌肉系统疾病的 X 线诊断

第一节　骨与关节创伤

一、骨折

根据病因分为创伤性骨折、疲劳骨折和病理性骨折。

1. 创伤性骨折

【X 线诊断】

① 骨折线。表现为线状低密度影。完全性骨折（图 6-1-1），根据骨折线的形态可分为横形、纵形、斜形、螺旋形、"T"形、"Y"形或粉碎性骨折等，多见于四肢骨干骨折，常有骨折端移位。有些骨折可看不见明确的骨折线，表现为骨皮质皱褶、隆起、凹陷或骨小梁中断、扭曲、嵌插，如青枝骨折（图 6-1-2），常见于儿童四肢长骨骨干；凹陷骨折多见于颅骨；股骨颈可发生嵌插骨折；压缩性骨折多见于椎体。骨骺分离（图 6-1-3）是儿童骨关节损伤中最常见的类型，是骺软骨板的骨折，X 线检查看不到骨折线，表现为骨骺与干骺端分离明显、骨骺滑脱或撕脱移位，可伴有干骺端或骨骺骨折。

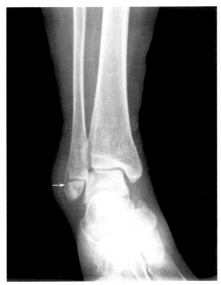 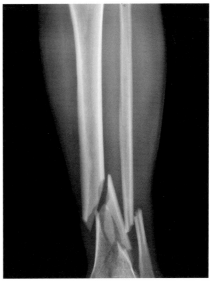

(A) 外踝横行骨折（→）　　　　　(B) 胫骨粉碎性骨折、腓骨斜行骨折

图 6-1-1　完全性骨折

② 骨折断端移位。可表现为横向移位、重叠移位、嵌入、分离移位、旋转移位及成角移位。

③ 伴随表现

a. 软组织损伤：软组织肿胀、积气（见图 6-1-3）、异物（见图 6-1-4）等。

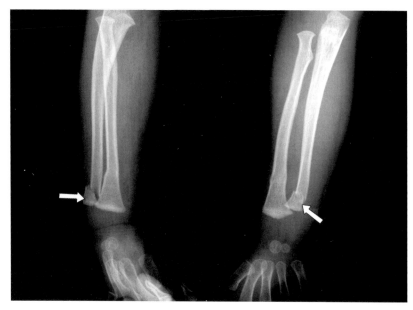

图 6-1-2　桡骨远端青枝骨折 (⟹)

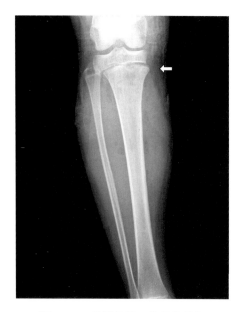

图 6-1-3　骨骺分离、软组织积气

胫骨近端骨骺分离，小腿软组织肿胀，
内可见小片状低密度影 (⟹)

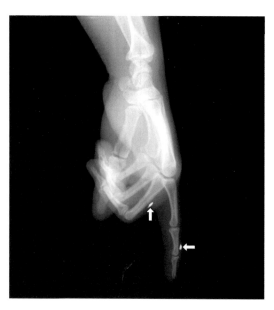

图 6-1-4　指骨软组织内异物 (⟹)

b. 邻近关节脱位：脊椎骨折可伴有椎体滑脱。

④ 常见部位的骨折

a. 锁骨骨折：骨折部位多发生于锁骨中段，分为青枝骨折和错位性骨折，后者锁骨骨折端分离、错位、重叠、成角，由于胸锁乳突肌的牵拉，常使锁骨近端向上移位（图 6-1-5）。

b. 肱骨外科颈骨折：是指肱骨大结节下部与胸大肌止点上方的骨折，在肱骨解剖颈下 2～3cm 的部位，大多为传导暴力所致（图 6-1-6）。

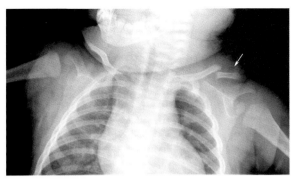

图 6-1-5 左锁骨骨折（——→）

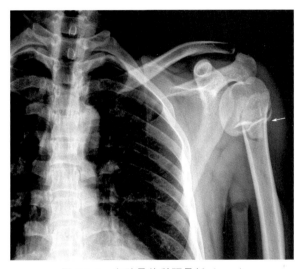

图 6-1-6 左肱骨外科颈骨折（——→）

　　c.肱骨髁上骨折：最多见于儿童，成人和老人亦可发生。肱骨髁上骨折基本上分为伸展型损伤和屈曲型损伤两型，前者儿童多见，占此型的90%以上；骨折线通过鹰嘴窝或其上方，由前下至后上，断端向前成角，骨折远段向后上方移位（图6-1-7）；后者见于较大儿

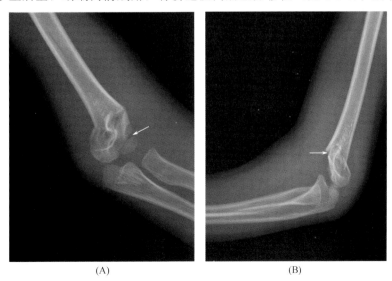

(A)   (B)

图 6-1-7 肱骨髁上骨折（伸展型）（——→）

童、成人或老年人，较少见，仅占 8%，骨折线亦位于髁上，多呈斜形，由后下向前上或者横断，断端向后成角，骨折远段向前移位（图 6-1-8）。

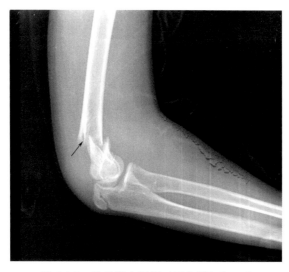

图 6-1-8　肱骨髁上骨折（屈曲型）（——）

d. 桡骨远端骨折，即柯莱斯（Colles）骨折：多见于成人和老年人，伤后腕背部肿胀，活动受限，腕呈叉样畸形，骨折线横形，发生于桡骨远端距关节 2~3cm 处，骨折向掌侧成角，远折端向桡背侧移位，背缘皮质嵌压（图 6-1-9），严重者尺桡韧带远端断裂，合并尺骨小头向远端脱位，损伤三角软骨盘或发生尺骨茎突骨折。

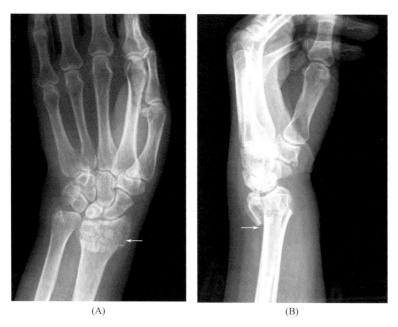

(A)	(B)

图 6-1-9　Colles 骨折（——）

e. 股骨颈骨折：多见于老年人，骨折可发生于股骨头下、中部或基底部，断端常有错位或嵌入（图 6-1-10）。

f. 椎体压缩骨折：椎体压缩呈楔形，椎体前缘或两侧皮质皱褶、中断、嵌入，皮质呈

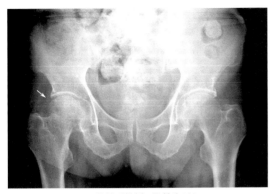

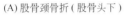

(A) 股骨颈骨折 (股骨头下)

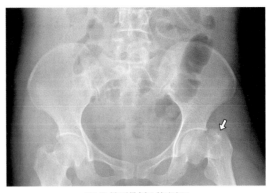

(B) 股骨颈骨折 (基底部)

图 6-1-10　股骨颈骨折

（A）示右股骨颈短缩，皮质欠光滑，骨松质内见与股骨颈垂直的致密线影（——➤）；（B）示左股骨颈基底部骨质断裂，股骨大转子上移，颈干角缩小（⇨）

台阶状隆起，椎体内出现致密骨小梁嵌压带，有时椎体前上角可见骨折块，其上下椎间隙一般保持正常，严重时常并发脊椎后凸成角、侧移，甚至发生椎体错位，可并发棘突撕脱骨折及横突骨折（图 6-1-11）。

⑤ 骨折愈合。骨折初期，在断端之间、骨髓腔内及骨膜下形成血肿。骨折后 2～3 周，血肿机化形成纤维性骨痂，进而骨化形成骨性骨痂，X 线片上见骨折线变得模糊不清，骨折两端的骨干可见骨膜反应，骨痂早期密度不均，边缘模糊，分散存在。此后，骨痂范围加大，生长于骨折断端之间和骨髓腔内，形成骨痂桥（图 6-1-12），连接骨折两断端，骨折线逐渐消失。之后，骨痂逐渐缩小，边缘变光滑，密度变均匀，出现骨纹结构，随后皮质骨连接，髓腔沟通。经过不断改建、塑型，使断骨恢复正常形态。

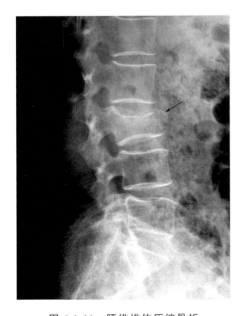

图 6-1-11　腰椎椎体压缩骨折

腰 3 椎体楔形变，上缘骨松质局部密度增高，前上角可见碎骨块（——➤）

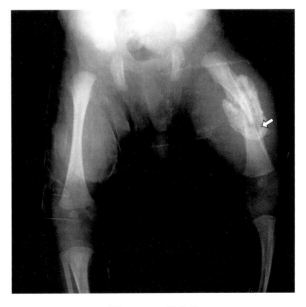

图 6-1-12　骨痂桥

左股骨中段骨折线模糊，周围可见骨痂桥及线状骨膜增生（⇨）

⑥ 骨折的并发症

a. 骨折延迟愈合或不愈合：延迟愈合的 X 线表现是骨痂出现延迟、稀少或不出现，骨折线消失迟缓或长期存在；不愈合的表现是断端为密质骨封闭，致密光整，或骨折断端吸收变尖，断端间有明显裂隙，有时可形成假关节。

b. 骨折畸形愈合。

c. 外伤后骨质疏松。

d. 骨关节感染。

e. 骨缺血性坏死。

f. 关节强直。

g. 关节退行性变。

h. 骨化性肌炎。

2. 疲劳骨折

【X 线诊断】

好发于跖骨、趾骨、胫骨、腓骨，骨折线横行、光滑。大的管状骨发生疲劳骨折时，骨折线常位于一侧骨皮质，而不贯穿骨干。发现较晚时骨折线周围可有骨痂生成、皮质增厚、髓腔硬化。

3. 病理性骨折

【X 线诊断】

X 线检查除有骨折的征象外，还有原发病变的骨质改变，如良、恶性骨肿瘤，骨髓炎，老年性骨质疏松等。

二、关节脱位

1. 创伤性关节脱位

【X 线诊断】

创伤性关节脱位分为完全脱位和部分脱位。前者表现为组成关节诸骨的对应关系完全脱离或分离（图 6-1-13）；后者表现为相对应的关节面失去正常关系，关节面分离、移位、关节间隙宽窄不均（图 6-1-14）。猛烈的暴力可在关节脱位的同时引发骨端骨折或撕脱骨折（图 6-1-15）。部分关节脱位可造成关节囊、韧带、血管断裂，血运中断，晚期可发生骨缺血性坏死和骨性关节炎。

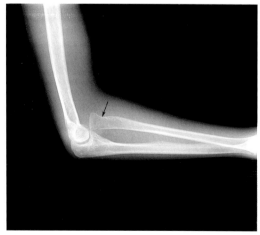

图 6-1-13 桡骨头脱位（——→）

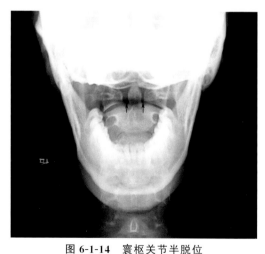

图 6-1-14 寰枢关节半脱位

枢椎齿突与寰椎两侧块间距离不等，右侧大于左侧（——→）

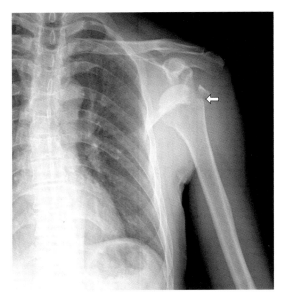

图 6-1-15 左肩关节脱位伴肱骨大结节撕脱骨折（⟹）

2. 病理性关节脱位

【X 线诊断】

最多见于化脓性关节炎和关节结核，表现为关节周围软组织肿胀，诸骨关节面对应关系脱离，可发生骨质疏松，关节面及其下方骨质可见不同程度破坏，可见原发关节疾病的影像表现。

3. 致密性骨炎

【X 线诊断】

致密性骨炎好发于骶髂关节髂骨面中、下 2/3 区域，表现为沿关节边缘分布的密度均匀的局限性骨质增生硬化，典型者呈三角形，尖端向上，大多为双侧性，但亦可发生于一侧，关节面及关节间隙正常（图 6-1-16），此点可与强直性脊柱炎鉴别。

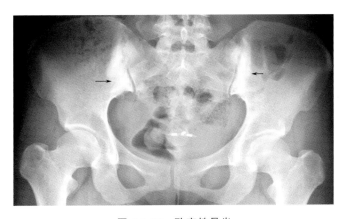

图 6-1-16 致密性骨炎

双侧骶髂关节髂骨面见条片状骨质增生硬化区（——），关节间隙正常

【特别提示】

① 致密性骨炎是一种骨质硬化性疾病，其病因尚不明，可能与劳损有关，此种疾病并

不局限于髂骨，也可发生于其他部位。

②　本病多见于育龄期青年妇女，50岁以上者很少患此病。其临床表现一般较轻微，甚至无任何症状。

第二节　骨　坏　死

一、成人股骨头缺血性坏死

【X线诊断】

早期，股骨头内出现散在的斑片状或条带状硬化区（图6-2-1），边界模糊，股骨头外形和关节间隙正常。中期，股骨头内呈现混杂存在的致密硬化区、斑片状透光区和囊状透光区（图6-2-2）。部分承重区周围出现内外并行的透光带和硬化带。股骨头塌陷，表现为皮质成角、"台阶征"（股骨头皮质台阶样断开）和"双边征"（基底部外侧缘平行的双皮质影），但关节间隙正常。早期和中期还可见"新月征"（股骨头皮质下新月状透光影）和"裂隙征"（股骨头内裂隙样透亮线）。晚期，股骨头塌陷加重，甚至碎裂，承重区关节间隙变窄。股骨头内硬化区和透光区混合存在或伴有内外并行的透光带和硬化带。可继发退行性骨关节病、病理性骨折及半脱位，退行性骨关节病表现为股骨头及髋臼边缘增生、髋臼关节面增生硬化。

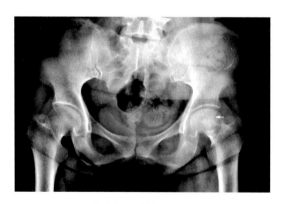

图 6-2-1　成人股骨头缺血性坏死（早期）
左股骨头内斑片状硬化区，边界模糊（——），股骨头外形和关节间隙正常

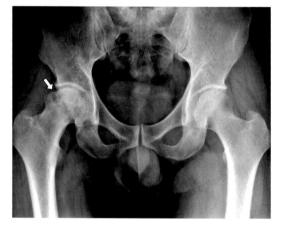

图 6-2-2　成人股骨头缺血性坏死（中期）
右股骨头形态不规整，关节面不光滑（⇨），内部密度不均，可见片状增生硬化区及多个囊状透光区

【特别提示】

①　成人股骨头缺血性坏死是骨关节外伤后的常见后遗症。非创伤性股骨头缺血性坏死病因复杂，其中使用皮质激素和酗酒是两个主要危险因素。

②　好发于30～60岁男性，50％以上患者最终双侧受累。主要症状和体征为髋关节疼痛、压痛、活动受限、跛行及"4"字试验阳性。

二、骨梗死

早期可无任何改变，或出现轻微骨质疏松区；中期表现为局部骨质疏松吸收区和斑点状骨质硬化影；晚期出现不规则硬化斑块，排列成串或散在分布，少数呈蜿蜒走行的条状钙化，与周围骨质分界清楚，典型病变呈地图样钙化（图 6-2-3），发展到此阶段需 1～2 个月。

【特别提示】

① 骨梗死常发生于干骺端和骨干，多见于股骨下端、胫骨上端和肱骨上端，常为多发性和对称性改变。

② 常见于减压病，也可见于闭塞性血管疾病、镰状细胞贫血、感染等。

③ 急性期可有局部疼痛症状，慢性期常无临床症状，多偶尔发现。

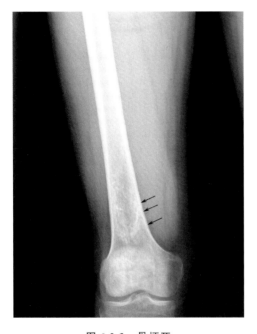

图 6-2-3　骨梗死

右股骨远端可见地图样高密度钙化影，其内局部密度略减低 （——）

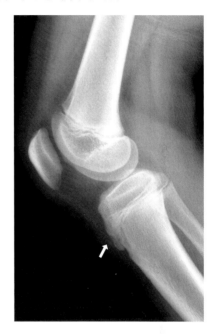

图 6-2-4　胫骨粗隆骨软骨病

胫骨粗隆骨骺前缘皮质不光滑，其前方可见小碎骨片（⇨），胫骨粗隆骨骺前软组织肿胀

三、胫骨粗隆骨软骨病

【X 线诊断】

早期髌韧带肥厚。随病程进展，胫骨粗隆处髌韧带内可见游离的圆形、卵圆形或三角形的钙化或骨化影。胫骨粗隆骨骺不规则增大，密度不均匀，可裂成大小形态不一、排列不整的骨块，并常向前上方移位。胫骨干骺端前缘常有大于骨碎块的骨质缺损区，并偶尔出现囊变。胫骨粗隆骨骺前软组织肿胀增厚（图 6-2-4）。

【特别提示】

① 胫骨粗隆骨软骨病又称胫骨结节骨软骨炎、Osgood-Schlatter 病。其发病机制多认为系髌韧带慢性牵拉性损伤所致。

② 本病好发于 10～13 岁的青少年，多单侧发病，右侧更为常见。胫骨粗隆突出并局限性疼痛、肿胀，髌韧带部位软组织增厚，髌韧带附着处压痛。

③ 本病需与有多个骨化中心的正常胫骨粗隆相鉴别。后者骨化中心排列规整，无不规则透光区出现，胫骨粗隆骨骺前软组织无肿胀。

四、剥脱性骨软骨炎

【X 线诊断】

病变于关节软骨下形成数毫米至数厘米大小的卵圆形或不规则形致密骨块,周围骨质疏松。病变进展骨块可碎裂,周围可形成环行透光带。透光带外围骨质可有轻度硬化。骨块脱落可形成关节内游离体。原骨块所在处多长期留有局限性凹陷缺损,最后亦可成骨愈合。关节内游离体可持续存在或短暂增大,亦可吸收变小或消失。病变修复,透光带亦可因骨形成而消失,而不形成游离体。晚期病变关节发生退变。

【特别提示】

① 本病为关节软骨下骨质的局限性缺血坏死,好发于青年,16～25 岁居多,男性发病率为女性的 4 倍,且大多与外伤有关。

② 常见症状为关节疼痛、异物感,少数有关节绞锁和运动障碍。

③ 最好发于股骨内外侧髁,其次为股骨髌骨关节面、肱骨头、距骨滑车等处。大多为单侧发病,多发者常双侧对称性发生。

■■■ 第三节　骨　髓　炎 ■■■

一、急性化脓性骨髓炎

【X 线诊断】

① 急性化脓性骨髓炎的早期 X 线表现仅可见软组织肿胀 [图 6-3-1(A)]。

a. 皮下脂肪层增厚,有粗大的条网状结构。

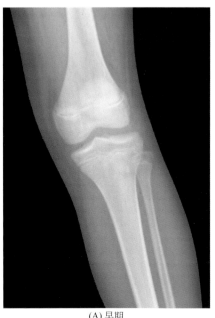

(A) 早期　　　　　　　　　(B) 同一病例 18 天后

图 6-3-1　急性化脓性骨髓炎

(A) 示左膝关节周围软组织略肿胀,骨质未见异常;(B) 示左胫骨近侧干骺端可见多发片状低密度影,部分边界模糊(——→),周围软组织肿胀

b. 皮下脂肪与肌肉的分界模糊。

c. 肌间脂肪模糊或消失。

② 发病 2 周后才能看到骨破坏，开始在干骺端松质骨中有局限性骨质疏松，然后形成散在多发虫蚀状或不规则的骨破坏区［图 6-3-1（B）］，骨小梁模糊、消失。骨破坏区逐渐融合扩大，向骨干延伸，破坏骨皮质，形成骨膜下脓肿，刺激骨膜引起骨膜增生。可见骨质坏死，死骨常呈长条形，与周围骨质分界清楚，密度高。

【特别提示】

① 急性化脓性骨髓炎常见于儿童和青少年，感染途径以血源性多见，少数可为邻近组织感染蔓延或外伤性骨折使细菌直接侵及骨髓所致。常见致病菌是金黄色葡萄球菌，发病部位常见于四肢长骨干骺端和骨干。

② 临床多起病急，常先有全身不适、寒战、高热。发病后 1～2 天内患肢出现功能障碍。局部出现红、肿、热、痛等症状。

二、慢性化脓性骨髓炎

【X 线诊断】

① 软组织肿胀：慢性骨髓炎急性发作时，可有明显软组织肿胀。

② 骨质破坏：表现为硬化区中类圆形或不规则形低密度灶，边缘不规整。

③ 骨质增生硬化：表现为均匀骨化阴影，无骨纹理结构，皮质增厚，髓腔变窄，密度增高（图 6-3-2）。

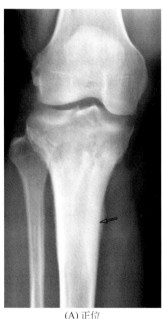
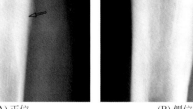

(A) 正位　　　　　　　　(B) 侧位

图 6-3-2　慢性化脓性骨髓炎

胫骨上段皮质增厚，髓腔变窄，骨质增生硬化（▭▷），其内可见多发小圆形低密度区，内见死骨（⟶）

④ 骨膜增生：广泛，薄厚不均，可形成骨包壳。

⑤ 死骨形成。

【特别提示】

慢性骨髓炎多由急性骨髓炎治疗不彻底转变而来，全身症状轻微，一旦身体抵抗力低下，可再引起急性发作。

三、慢性骨脓肿

【X 线诊断】

本病好发于四肢长管状骨松质内，表现为干骺端中央或略偏一侧的局限性骨破坏（图6-3-3），一般病灶较小，直径 1～3cm，呈圆形或分叶状低密度区，以单囊性破坏最多见，偶有多发性破坏，周围有硬化环围绕，见图 6-3-3（A）▶所指，腔内死骨少见。一般无骨膜反应，如发生在干骺边缘部及骨干皮质内则可见骨膜增生。

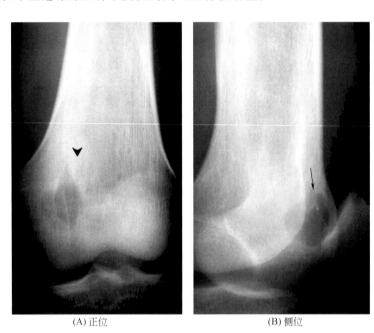

(A) 正位　　　　　　　　(B) 侧位

图 6-3-3　慢性骨脓肿（——）

【特别提示】

慢性骨脓肿为骨内局限性化脓性病变，为血源性低毒性感染所致。临床症状一般较轻，表现为患肢不明原因的持续性隐痛，偶有加剧和局部压痛。除最多见于长骨干骺端外，也可发生于长骨骨干皮质内、髓腔中，指骨、跖骨等短管状骨的干骺端，以及其他不规则骨内。

■ ■ ■ 第四节　骨关节结核 ■ ■ ■

一、骨结核

【X 线诊断】

骨结核的主要 X 线表现有骨质疏松、骨质破坏、骨的形态改变以及周围软组织肿胀或萎缩等。局部的骨质破坏为最主要征象，病变早期为弥散的点状骨质吸收，逐渐扩大、融合成圆形、椭圆形或不规则低密度区，边缘大多清楚，可伴有硬化缘，破坏区内有时可见干酪样物质的钙化点。长管状骨结核好发于骨骺、干骺端，可分为中心型和边缘型，前者病变常跨越骺线；后者病灶多见于骺板愈合后的干骺端，特别是长管状骨的骨突处。早期为局部骨质糜烂，病灶进展，可形成"海湾状"骨缺损。可伴有薄层硬化边缘。较少出现死骨。骨干结核发病率低，多呈偏侧侵犯，病变长径与骨干纵轴一致，侵犯骨皮质，可见骨膜增生，骨干呈梭形增粗，类似短管状骨结核的骨气臌改变。短管状骨结核多见于 5 岁以下儿童的指（趾）骨，病变常为双侧多发，病变初期表现为软组织肿胀，手指呈梭形增粗，局部骨质疏松，进一步则出现骨干内圆形、卵圆形骨破坏（图 6-4-1），呈多房性并向外膨隆，破坏区长径与骨干长轴一致，形成典型的骨气臌样改变。病灶内有时可见粗大而不整的残存骨嵴，但很少见到死骨。病灶边缘大多比较清楚，可有轻度硬化，并可见层状骨膜增生或骨皮质增厚。严重的骨破坏可延及整个骨干，但很少侵及关节。

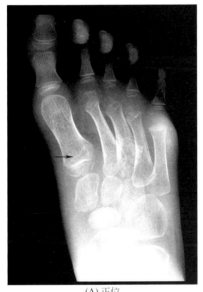

(A) 正位　　　　　　　　　　　　　　　(B) 侧位

图 6-4-1　骨结核（←→）

【特别提示】

① 骨结核一般为继发性结核，以骨质破坏为主，周围骨质疏松比较常见，骨质增生则不明显。

② 发生于骨骺、干骺端比较常见，且常横跨骺线。

③ 病变早期可仅表现为局部骨质疏松及周围软组织梭形肿胀。

④ 发病缓慢，除病变肢体或邻近关节疼痛、肿胀、脓肿、窦道形成、关节活动障碍等局部症状外，还可出现全身结核中毒症状。

二、关节结核

【X 线诊断】

关节结核分为骨型和滑膜型。骨型关节结核以髋、肘关节常见，为骨骺与干骺端结核病灶扩展而来。滑膜型关节结核以膝、踝关节好发，结核杆菌先侵犯滑膜。两型病变的最终结果是相同的，即全关节受累。滑膜型关节结核病变早期，可见关节软组织肿胀膨隆、密度增高、周围肌间隙模糊、关节间隙正常或稍增宽、邻关节骨质疏松。病变发展，在关节非承重面，即骨端边缘部分出现虫蚀状或鼠咬状骨质破坏、边缘模糊，且关节上下边缘多对称受累。严重者可见圆形或类圆形骨质缺损。由于骨性关节面破坏消失，关节间隙可显示增宽。晚期，关节软骨破坏，关节间隙不对称狭窄（图 6-4-2）。病情长期反复发作，周围肌肉萎缩，骨端骨质疏松。关节周围软组织内常形成冷脓肿。病变修复期，破坏区边缘变清楚，关节骨质可有增生硬化，严重病例病变愈合后产生关节强直，多为纤维性强直。骨型关节结核除骨骺、干骺端骨质破坏外，其他改变类似滑膜型。

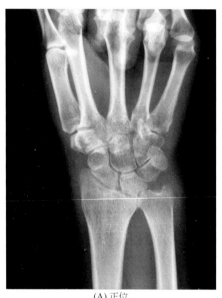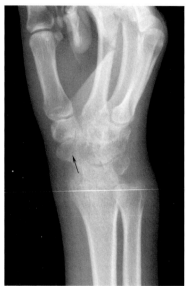

(A) 正位　　　　　　　　　　　　　　　(B) 斜位

图 6-4-2　关节结核

关节间隙不对称狭窄（——➤）

【特别提示】

① 关节结核多见于少年儿童，好发于负重的大关节，如髋关节和膝关节，占 80％左右，其次为肘关节、腕关节和踝关节。

② 关节软骨破坏出现较晚且发展缓慢，关节间隙改变可在较长时间内不明显，一旦关节间隙变窄，则说明关节软骨已经大部分被破坏。

③ 本病可继发化脓性感染，出现骨质增生硬化。

三、脊椎结核

【X 线诊断】

① 脊椎骨质破坏。主要累及椎体，附件结核少见，呈溶骨性破坏，边缘大多清楚，椎体塌陷变扁，呈楔形，甚至椎体完全消失。早期根据骨质最先发病的部位，脊椎结核可分为中心型、边缘型、韧带下型及附件型，但临床上见到的病例常很难分型。

② 椎间隙变窄或消失。病变引起相邻的椎体终板破坏，髓核疝入椎体，椎间盘完全破坏，椎间隙变窄或消失（图 6-4-3）。

③ 椎旁冷脓肿。脓液会聚在椎体一侧的骨膜下形成椎旁脓肿；当脓液突破骨膜后，由于重力关系沿肌肉筋膜间隙向下垂方向流注，形成流注脓肿。在腰椎可形成腰大肌脓肿，表现为腰大肌轮廓不清或呈弧形突出；在胸椎表现为胸椎两旁梭形软组织肿胀影；在颈椎形成

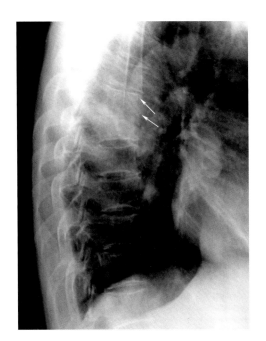

图 6-4-3 脊椎结核

胸 6 椎体轻度楔形变，下缘骨皮质模糊，胸 6～胸 7 椎间隙狭窄（——）

咽后壁脓肿，表现为咽后壁软组织影增宽，并呈弧形前凸。

④ 脊柱畸形。因病变广泛，可发生脊柱畸形，可见脊柱后凸或侧弯畸形。

⑤ 死骨。较少见，中心型可见骨破坏区中砂粒状高密度死骨影。

【特别提示】

① 脊椎结核在骨关节结核中最常见，占 40%～50%，以 25 岁以上青壮年最多见。腰椎为最好发部位，胸椎次之，颈椎及骶椎较少见。

② 病变常累及 2 个以上椎体，可间隔分段发病。

③ 除全身结核中毒症状外，局部症状有腰背痛、脊柱畸形、脓肿和瘘管，压迫脊髓则出现相应脊髓神经感觉运动障碍。

■■■■ 第五节　骨肿瘤和瘤样病变 ■■■■

一、良性骨肿瘤

（一）骨瘤

【X 线诊断】

① 致密型：大多突出于骨表面，表现为半球形、扁丘形或分叶状边缘光滑的高密度影，内部骨结构均匀致密，基底与骨皮质或颅板相连。发生于鼻窦者常呈分叶状，有蒂。

② 疏松型：较少见，多发生于颅骨，表现为自颅板呈半球形或扁平状向外突出，边缘光滑，内部密度似板障或磨玻璃。起于板障者可见内外板分离，外板向外凸出较明显，内板多有增厚。

③ 骨瘤突起时其表面的软组织也随之突起，但不受侵蚀、不增厚（图 6-5-1）。

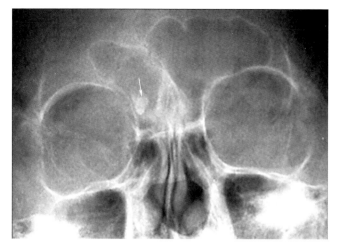

图 6-5-1　额窦内骨瘤（——）

【特别提示】

骨瘤是一种良性成骨性肿瘤。好发于颅骨，其次为颌骨，多见于颅骨外板和鼻窦壁。

（二）骨样骨瘤

【X 线诊断】

① 表现为低密度的瘤巢及其周围不同程度的反应性骨硬化。瘤巢直径一般小于 2cm，为类圆形低密度灶，多位于病变中心，常为单个瘤巢，偶见 2 个以上的瘤巢，半数以上巢内可见钙化或骨化影。可伴有瘤巢周围软组织肿胀（图 6-5-2）。

② 根据发病部位不同分为以下几型。

a. 皮质型骨样骨瘤：瘤巢位于骨皮质，周围骨质增生硬化，骨膜反应明显而广泛，骨皮质呈梭形增厚，以瘤巢所在处最明显。

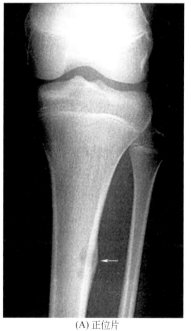
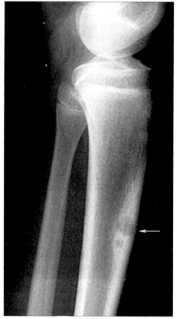

(A) 正位片　　　　　　　　(B) 侧位片

图 6-5-2　骨样骨瘤（——）

b. 松质型骨样骨瘤：瘤巢位于骨松质内，周围仅有轻度的硬化带，发生于末节指骨、趾骨者可无骨质硬化。

c. 骨膜下型骨样骨瘤：少见，瘤巢位于骨膜下或骨皮质表面，相应骨皮质可见凹陷，骨膜新生骨呈新月形，瘤巢周围的骨质硬化较皮质型轻。

d. 关节囊内的骨样骨瘤：表现类似松质型骨样骨瘤，局部还可见骨质疏松及关节积液等。

【特别提示】

① 骨样骨瘤为良性成骨性肿瘤，多见于 30 岁以下的青少年，起病缓慢，以患骨疼痛为主，夜间加重。服用水杨酸类药物可缓解疼痛。

② 本病常发生于长管状骨骨干，多见于胫骨和股骨，85％位于骨皮质。发生于脊椎者大多位于附件。

（三）骨软骨瘤

【X 线诊断】

该肿瘤包括骨性基底和软骨帽盖两部分。骨性基底表现为局限性骨性突起，以蒂、宽或窄的基底与母体骨相连，发生于长管状骨者多背离关节生长 ［图 6-5-3（A）、（B）］。其骨皮质及骨松质均与母体骨相延续，突起顶端略微膨大，呈菜花状或呈丘状隆起。软骨盖帽在 X 线片上

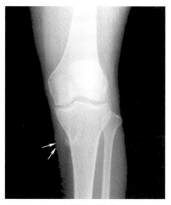
(A) 胫骨正位片

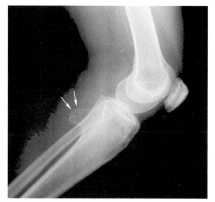
(B) 胫骨侧位片

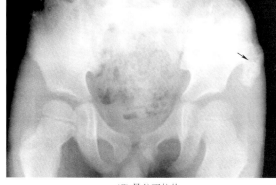
(C) 骨盆正位片

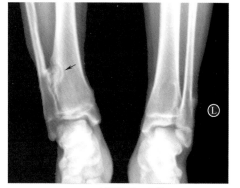
(D) 双侧胫腓骨正位片

图 6-5-3　骨软骨瘤

（A）示胫骨近端可见骨性突起，其基底呈环形致密影（——）；（B）示肿瘤位于胫骨近端背侧，背离关节生长，以宽基底与母体骨相连，其骨皮质及骨松质均与母体骨相延续（——）；（C）示左髂骨翼骨软骨瘤，以窄基底与母体骨相连，软骨帽较大，其内见较多点状或环形钙化影（——）；（D）示双侧胫腓骨远端干骺端多发骨软骨瘤，致使干骺端变宽，右腓骨肿瘤压迫右胫骨形成弧形压迹（——）

不显影。当软骨钙化时，基底顶缘外出现点状或环形钙化影。肿瘤骨性基底在非切线位上可呈环形致密影。发生于扁骨或不规则骨的肿瘤多有较大的软骨帽，瘤体内常有多量钙化而骨性基底相对较小 [图 6-5-3（C）]。肿瘤可压迫邻近骨产生移位或畸形 [图 6-5-3（D）]。

【特别提示】

① 骨软骨瘤又称骨软骨性外生骨疣，分为单发和多发两类，多发者有家族遗传性，且更易于恶变。好发于长骨干骺端，随骨的生长而向骨干移行，以股骨下端和胫骨上端最常见。

② 早期无症状，肿瘤增大时可有轻压痛和局部畸形。

③ 恶变征象：肿瘤近期突然增大；肿瘤表面的环形钙化突然中断不连续，局部出现软组织肿块或软骨帽明显增厚；钙化模糊、密度减低；局部骨皮质破坏或出现骨膜反应；瘤体内出现象牙质样瘤骨。

（四）单发性内生软骨瘤

【Ｘ线诊断】

病变位于骨髓腔内，发生于骨干者多为中心性生长，而位于干骺端者则以偏心性生长为主，表现为边界清楚的类圆形骨质破坏区，多有硬化边与正常骨质相隔，其周围骨皮质变薄或偏心性膨出，其内缘因骨嵴而凹凸不平或呈多弧状。由于骨嵴的投影，骨破坏区可呈多房样改变（图 6-5-4）。骨破坏区内可见小环形、点状或不规则钙化影，以中心部位较多。发生于指骨者多位于中段和近段，而发生于掌骨、跖骨者多位于骨干中远部。

【特别提示】

① 本病多发生于手的掌指骨，其次是股骨、肋骨、胫骨和足骨。常开始于干骺端，随骨生长而逐渐移向骨干。

② 本病生长缓慢，症状轻，主要为轻微疼痛和压痛，位于表浅者可见局部肿块，偶可合并病理性骨折。

③ 根据其好发部位及肿瘤内钙化可与骨囊肿、上皮样囊肿、血管球瘤鉴别。

（五）多发性软骨瘤

【Ｘ线诊断】

单个肿瘤的Ｘ线表现，特别是位于手、足骨者，与单发性内生软骨瘤或外生软骨瘤（发生于皮质或骨膜下）相似（图 6-5-5），不同的是干骺端可显著增宽引起畸形。病变可广泛累及骨干、干骺端和骨骺的全部，可向骨的四周膨胀性生长，甚至导致骨壳缺损。发生于长管状骨的多位于干骺端。肿瘤较小时表现为局限性囊状或条状透光区，中心或偏心性生长，骨外形不变；肿瘤较大时，干骺端呈喇叭样膨胀，其内可见粗大的骨性间隔和斑点状钙化，邻近骨皮质变薄甚至缺损。扩张的干骺端可同时伴有弯曲畸形。

【特别提示】

① 多发性软骨瘤可发生于骨髓腔、骨皮质和骨膜，其中以骨髓腔多见。内生软骨瘤病（Ollier 病）是伴有软骨发育障碍和肢体畸形的多发性软骨瘤，有单侧发病倾向。多发性软骨瘤并发软组织血管瘤则称马富奇（Maffucci）综合征。

② 多发性软骨瘤多发生于男性青少年，以掌、指骨多见，四肢长骨中以股骨、胫骨多见，其次为椎体、骨盆和肋骨端。本病多累及两侧，以一侧为主。

③ 主要症状是多发性肿块以及局部膨胀变形，呈骨性硬度。常合并各种畸形。

④ 多发性软骨瘤的恶变率高于单发性内生软骨瘤，若肿瘤生长迅速、疼痛加剧，常提示恶变。

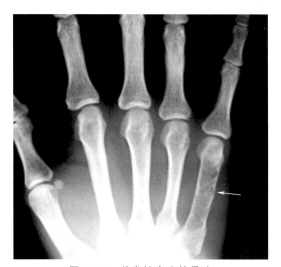

图 6-5-4　单发性内生软骨瘤

右手第 5 掌骨骨干髓腔内囊状低密度影，其内见细小分隔，第 5 掌骨骨干呈均匀膨胀性改变，骨皮质变薄（➡）

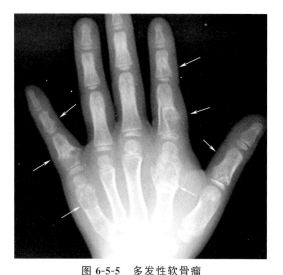

图 6-5-5　多发性软骨瘤

右手小指中节指骨远端干骺端可见一骨性突起，第 2、5 掌骨，拇指、示指、小指近节指骨，示指中节指骨干骺端可见局限性中心或偏心性囊状透光区，边界清晰，干骺端呈喇叭样膨胀，其内见骨性间隔和斑点状钙化，邻近骨皮质变薄（➡）

（六）非骨化性纤维瘤

【X 线诊断】

① 非骨化性纤维瘤可分为皮质型和髓腔型。

② 皮质型非骨化性纤维瘤多位于一侧皮质内或皮质下，呈单房或多房的透光区，长轴多平行于骨干。直径 4～7cm，最长可达 20cm。边缘有硬化，以髓腔侧明显。皮质可膨胀变薄或中断，无骨膜反应及软组织肿块（图 6-5-6）。

③ 髓腔型非骨化性纤维瘤多位于长骨干骺端或骨端，在骨内呈中心性扩张的囊状或多囊状透光区，侵犯骨横径的大部或全部，密度均匀，有硬化边。少数病灶可自愈。

【特别提示】

① 本病为骨结缔组织源性的良性肿瘤，好发于青少年，8～20 岁居多，多位于四肢长骨干骺端，尤以胫骨、股骨、腓骨多见，随年龄增长逐渐移向骨干。

② 本病与纤维性骨皮质缺损有相同的组织学表现和发病部位，但后者常多发、对称，直径多小于 2cm，仅限于骨皮质，不侵犯骨髓腔，无膨胀性骨壳。

（七）骨化性纤维瘤

【X 线诊断】

病变表现为单房或多房、形态不规则的膨胀性骨质破坏，周边有硬化，无骨膜反应。病变若以骨组织为主，则密度较高；若以纤维组织为主，则密度较低，其内可有散在或密集的骨化或钙化影（图 6-5-7）。也可表现为弥漫性密度不均或磨玻璃样改变。长骨的病变多位于胫骨干前侧皮质或皮质下，可占据骨干的 1/3～1/2，不跨越骺线，易出现胫骨的弯曲畸形。

【特别提示】

① 骨化性纤维瘤是由纤维组织和骨组织构成的良性肿瘤。好发于 20～30 岁，女性多见。

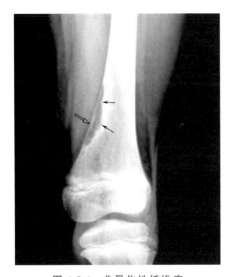

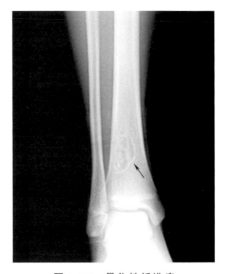

图 6-5-6　非骨化性纤维瘤

左股骨下段内侧皮质下可见长条形骨质破
坏，长轴平行于骨干，骨皮质膨胀变薄（⇨），
髓腔侧边缘硬化（——），病灶内见线状分隔

图 6-5-7　骨化性纤维瘤

右胫骨远端可见一多房、形态不规则膨胀
性骨质破坏区，周边有硬化，其内可见斑片状
钙化影（——）

② 多发生于颅骨、颌面骨，少数见于长骨，偶可发生于软组织。生长缓慢，症状轻微，可表现为局部硬性肿块。

（八）骨巨细胞瘤

【Ｘ线诊断】

肿瘤多发生于干骺愈合后的骨端，呈膨胀性骨破坏，骨壳较薄，其轮廓一般完整，其内可见纤细骨嵴，呈分房状（图 6-5-8）。有的肿瘤膨胀可很明显，甚至将关节对侧的另一骨端

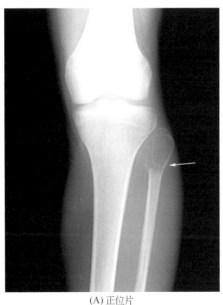

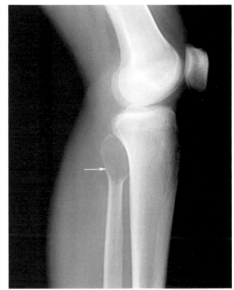

(A) 正位片　　　　　　　　　　　　　　　(B) 侧位片

图 6-5-8　骨巨细胞瘤

左腓骨近端骨端膨胀性骨破坏，骨壳较薄、完整，其内可见纤细骨嵴，骨破坏区与正常骨的交界清楚（——）

包绕起来，这是该肿瘤的特征之一。肿瘤常直达骨性关节面下，以致骨性关节面就是肿瘤的部分骨性包壳，此亦为其特征之一。肿瘤有横向膨胀的倾向，其最大径线常与骨干垂直，且常偏心性生长。骨破坏区与正常骨的交界清楚但并不锐利，其内无钙化和骨化影。一般无骨膜反应。

【特别提示】

① 骨巨细胞瘤又称破骨细胞瘤，是一种有局部侵袭性肿瘤，大部分为良性，部分生长活跃，也有少数一开始即为恶性。好发于 20～40 岁，以股骨远端、胫骨近端和桡骨远端多见。

② 主要症状为患部疼痛、局部肿胀或形成肿块及有关的压迫症状。骨质膨胀变薄时，压之可有捏乒乓球感。

③ 下列征象提示恶性。

a. 有较明显的侵袭性表现，如边界模糊、有虫蚀状骨破坏、骨性包壳和骨嵴残缺不全。

b. 骨膜增生显著，可有 Codman 三角。

c. 骨外软组织肿块且较大。

d. 瘤骨形成。

e. 患者年龄大，疼痛持续加重，肿瘤生长迅速并有恶病质。

（九）血管球瘤

【X 线诊断】

软组织的血管球瘤可在邻近骨造成较浅的边界清晰的缺损区（图 6-5-9），边缘常有较明显的硬化，通常发生在远节指骨的背侧面、内侧面和外侧面。骨内原发病变一般表现为被皮质骨包绕的边界清楚的溶骨性破坏区，内无钙化，多见于远节指骨甲下。有时可见部分骨壳伸入软组织，以致难以鉴别肿瘤是来源于骨还是软组织。

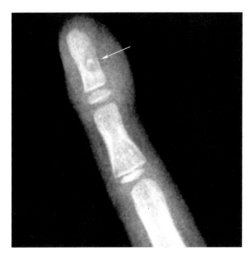

图 6-5-9　血管球瘤

右手小指远节指骨内可见一囊性低密度影，边界清晰，内部可见一点状高密度影，周围软组织略肿胀（——）

【特别提示】

① 血管球瘤是一种少见的良性肿瘤，原发于骨的血管球瘤很少见，骨的病变一般是邻

近软组织血管球瘤侵犯引起的。

② 血管球瘤一般单发，常见于手，特别是远节指骨。

③ 典型的病变有局部刺痛和很敏感的压痛，遇冷或轻微的创伤可突然引起严重的疼痛。

④ 血管球瘤虽是良性的，但切除不完全可导致肿瘤的局部复发。

二、恶性骨肿瘤

(一) 骨肉瘤

【X 线诊断】

① 骨质破坏。多始于干骺端中央或边缘部分，骨松质呈虫蚀状、斑片状骨破坏（图 6-5-10），皮质边缘出现小而密集的虫噬样破坏区，在皮质内呈筛孔状破坏。以后骨破坏区融合扩大则形成大片骨缺损。

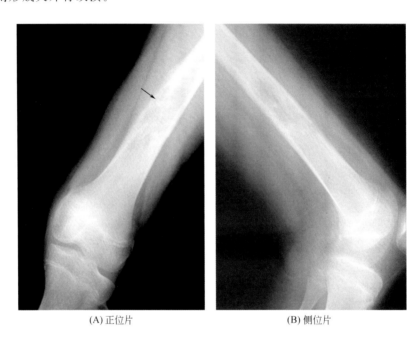

(A) 正位片　　　　　　　　　　　(B) 侧位片

图 6-5-10　溶骨型骨肉瘤

左股骨下段可见片状骨质破坏区，边界不清，内部密度不均，内侧骨皮质不规整（——）。病灶处可见骨膜反应及骨膜三角

② 肿瘤骨。分布于骨破坏区和软组织肿块内，是骨肉瘤本质的表现，也是影像诊断的重要依据。瘤骨的形态主要有以下几种。

a. 云絮状：密度较低，边界模糊，是分化较差的瘤骨。

b. 斑块状：密度较高，边界清楚，多见于髓腔内或肿瘤的中心部，为分化较好的瘤骨（图 6-5-11）。

c. 针状：为多数细长骨化影，大小不一，边界清楚或模糊，彼此平行或呈辐射状，位于骨外软组织肿块内。

③ 肿瘤软骨钙化。表现为小点状、弧形或环形钙化影。视软骨分化程度和数量不同，钙化影或密或疏、或多或少、边界清楚或模糊。一般多分布于肿瘤的外围。

④ 软组织肿块。肿块多呈圆形或半圆形，境界多不清楚。在软组织肿块内可见瘤骨。

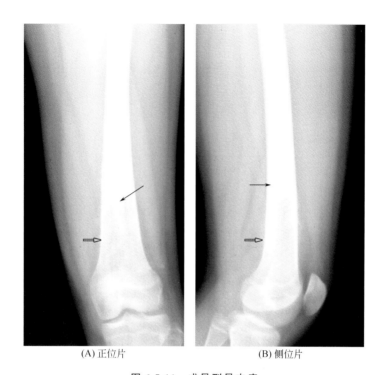

(A) 正位片   (B) 侧位片

图 6-5-11 成骨型骨肉瘤

股骨中下段髓腔内可见斑片状高密度影（——），周围可见骨膜反应（⇒）

⑤ 骨膜增生和骨膜三角（Codman 三角）。骨肉瘤可引起各种形态的骨膜新生骨和 Codman 三角。

【特别提示】

① 骨肉瘤好发于长骨干骺端，尤其是股骨远端和胫骨近端。

② 好发年龄为 11～20 岁，其次为 21～30 岁。年龄越大发病率越低。

③ 临床症状主要为局部疼痛、肿胀和运动障碍，病程进展可出现消瘦等全身症状。

④ 可有跳跃性转移，即位于与原发瘤同一骨内的或位于邻近关节对侧骨内的孤立转移结节。

⑤ 根据骨破坏和肿瘤骨的多寡，骨肉瘤可分为 3 种类型。

a. 成骨型：有大量肿瘤新生骨形成，患骨密度增高，软组织肿块内也有较多的瘤骨，骨破坏不显著，骨膜增生明显。

b. 溶骨型：以骨破坏为主，瘤骨及骨膜增生不显著。

c. 混合型：成骨型和溶骨型征象并存。

（二）软骨肉瘤

【X 线诊断】

① 按肿瘤的发生部位，软骨肉瘤可分为中心型和周围型，前者发生于髓腔、呈中心性生长，后者发生于骨表面。

② 中心型软骨肉瘤在骨内呈溶骨性破坏，破坏区边界多不清楚，少数边缘可稍显硬化。邻近骨皮质可有不同程度的膨胀、变薄，骨皮质或骨性包壳可被破坏而形成大小不等的软组织肿块。骨破坏区和软组织肿块内可见数量不等、分布不均、边缘清楚或模糊的环形、半环

形或沙砾样的钙化影，也可见到斑片状的软骨内骨化征象（图 6-5-12）。偶可见骨膜反应和 Codman 三角。

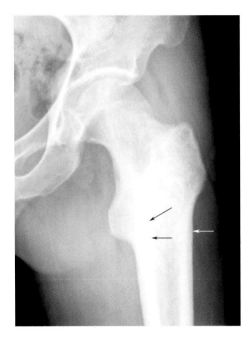

图 6-5-12　软骨肉瘤

股骨上段轻度膨胀，髓腔内见多发斑点、片状高密度影，皮质增厚，内缘模糊（——）

③ 周围型软骨肉瘤多为骨软骨瘤恶变，在 X 线片上多表现为软骨帽不规则增厚变大、边缘模糊，并形成不规则软组织肿块，其内出现不同形状的钙化影；骨软骨瘤原有的钙化影变淡、模糊、残缺或消失；原来的骨性基底及附着部的骨皮质可被破坏，甚至形成大片骨缺损。

【特别提示】

① 软骨肉瘤发病年龄较大，发病高峰为 40～60 岁。发病部位以股骨和胫骨最多见，其次是除骶骨以外的骨盆，指骨、趾骨少见。

② 周围型软骨肉瘤以继发性为多，常见继发于骨软骨瘤，尤其是多发性骨软骨瘤。

③ 瘤软骨的环形钙化具有确定其为软骨来源的定性价值，分化差的肿瘤可能仅见数个散在的点状钙化，甚至不见钙化。

（三）骨髓瘤

【X 线诊断】

① 广泛性骨质疏松。脊椎和肋骨常有病理性骨折。

② 多发性骨质破坏。生长迅速者，破坏区呈穿凿状、鼠咬状，边缘清楚或模糊，无硬化边和骨膜反应，以颅骨最多见和典型（图 6-5-13）；生长缓慢者，破坏区呈蜂窝状、皂泡状改变，伴有骨膨胀（图 6-5-14）。骨质破坏区可相互融合。

③ 骨质硬化。少见，影像学上又称为硬化型骨髓瘤，表现为单纯硬化和（或）破坏与硬化并存，破坏灶周围有硬化缘，病灶周围有放射状骨针以及弥漫多发性硬化。骨髓瘤治疗后也可出现硬化改变。

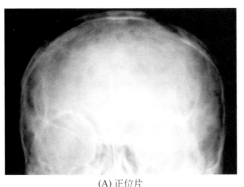
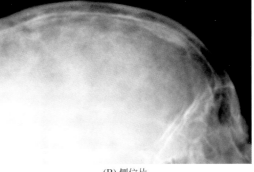

(A) 正位片　　　　　　　　　　　　　　　　　　(B) 侧位片

图 6-5-13　骨髓瘤（一）

颅骨可见多发穿凿样骨质破坏区

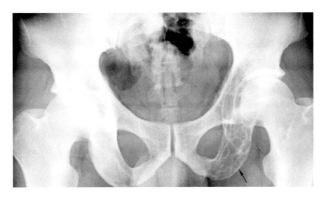

图 6-5-14　骨髓瘤（二）

左侧坐骨膨胀性骨质破坏，破坏区呈皂泡状改变（——→）

④ 软组织肿块。椎旁软组织肿块很少跨越椎间盘水平至邻近椎旁。

【特别提示】

① 骨髓瘤为起源于骨髓网织细胞的恶性肿瘤，单发或多发，多发者占绝大多数。

② 本病 40 岁以上多见，好发于富含红骨髓的部位，临床表现复杂，可有多个系统的症状。实验室检查有本-周蛋白尿。

③ 脊柱、肋骨常发生病理性骨折。

④ 多发者需与多发转移瘤鉴别，后者多不伴有骨质疏松。

⑤ 经皮穿刺椎体成形术（PVP）是一种脊柱微创手术，是在影像装置监视下，经皮穿刺向椎体注射骨水泥以达到减轻疼痛、增加椎体稳定性及防止恶性肿瘤病变进一步发展的目的，来治疗脊柱溶骨性破坏及钙缺失病变的。可用于治疗各种原因引起的椎体压缩骨折，如骨质疏松症、转移性肿瘤、骨髓瘤、侵袭性血管瘤、外伤等引起的椎体压缩性骨折。

（四）转移性骨肿瘤

【X 线诊断】

① 转移性骨肿瘤常多发，多见于躯干骨，尤其是脊柱，长骨通常以膝、肘以上好发，其远端少见。最好发于红骨髓区或松质骨内，按病变的密度和形态分为溶骨型（图 6-5-15）、成骨型（图 6-5-16）、混合型和囊状扩张型。

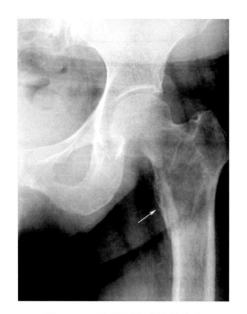

图 6-5-15 溶骨型转移性骨肿瘤

左股骨上段见大片溶骨性骨质破坏区，边缘不规则，无硬化边，内侧骨皮质不规整（——➤）

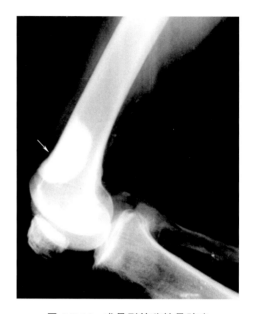

图 6-5-16 成骨型转移性骨肿瘤

右股骨下端可见一半球形高密度影，边缘光滑，分叶（——➤）

② 溶骨型最多见，表现为骨松质中多发或单发小的虫蚀状骨破坏区，边缘不规则，无硬化边，病变发展，破坏融合扩大，形成大片溶骨性骨质破坏区，骨皮质也被破坏，但一般无骨膜增生。脊椎广泛受侵常易并发病理性压缩骨折，椎旁多可见局限性对称性软组织肿块。椎间隙正常。椎弓根多受侵蚀、破坏。

③ 成骨型少见，见于前列腺癌、乳腺癌、肺癌、膀胱癌等的转移。表现为骨松质中斑片状或结节状高密度影，密度均匀一致，常多发，境界清楚或模糊。骨皮质多完整。常发生在腰椎与骨盆。骨外形大多不变。

④ 混合型则兼有溶骨型和成骨型的骨质改变。

⑤ 囊状扩张型很少见，转移灶呈囊状膨胀性骨破坏，边界清楚，皮质膨出，可薄厚不均。

【特别提示】

① 转移性骨肿瘤是恶性骨肿瘤中最常见的，常发生在中年以后，主要经血行转移。

② 病变常多发，引起广泛性骨质破坏时，血清碱性磷酸酶可增高，这有助于同多发性骨髓瘤鉴别，后者则正常。

③ 单发转移瘤少见，诊断有一定困难，尤其是发生于长骨的溶骨型转移性骨肿瘤，需与原发性肿瘤鉴别。通常，转移性骨肿瘤病史短、发展快，多无骨膜反应，很少出现软组织肿块，易发生病理性骨折，发病年龄高，这有助于诊断的确立。

三、骨肿瘤样病变

(一) 骨纤维异常增殖症

【X 线诊断】

① 骨纤维异常增殖症可发生于单骨、单肢、单侧或多骨多发。单骨型多见，好发于四

肢骨；躯干骨以多骨型常见。

② 发生于四肢管状骨者病变多始于干骺端或骨干，并逐渐扩展，较少累及骨骺。主要表现为各种形态的密度减低和骨的弯曲畸形。发生于颅骨者常多骨受累，主要表现为骨质硬化和颜面畸形。累及颅面骨者主要为板障膨胀、增宽，外板增厚，呈磨玻璃样、囊状或明显硬化。内板较少受累或仅有硬化、增厚。颅底骨及上颌骨主要为硬化改变，下颌骨多为混合型改变。

③ X 线表现可分为以下 5 种改变，多数种并存，亦可单独存在。

a. 囊状膨胀改变。可为单囊、多囊性膨胀。单囊状病变常表现为长圆形或浅分叶状膨胀性透亮区，边缘清楚稍有硬化。骨皮质变薄、外凸、外缘光滑，无骨膜增生。内缘（髓腔缘）常呈分瓣样，髓腔不规则增宽。囊内外常同时见有少许纵形索条状或斑点状致密影。多囊状病变常为大小不一的圆形或椭圆形骨缺损，边界清楚。少数发生于长管状骨干骺区者，可呈泡沫状，稍有硬化边。位于皮质的常表现为皮质内、外缘分别向髓腔内和骨外呈梭形膨胀凸出，梭形的两端呈 "V" 字形伴髓腔狭窄。

b. 磨玻璃样改变。多见于长管状骨和肋骨，主要是指囊状膨胀性改变中的密度均匀增高如磨玻璃状，是本病特征性改变（图 6-5-17）。

c. 丝瓜络样改变。常见于肋骨、股骨和肱骨。患骨膨胀增粗，皮质变薄甚至可以消失。骨小梁粗大扭曲，表现为沿纵轴方向走行的粗大骨纹，颇似丝瓜络。

d. 虫噬样改变。此改变常与丝瓜络样改变同时存在，但因相互交错常难以显示，仅见于病变的部分区域。病变呈多发的点状溶骨性骨破坏，边缘锐利如虫噬一样，有时酷似溶骨性转移瘤。

e. 硬化改变。以成人多见，常见于肋骨，长管状骨少见。

【特别提示】

① 骨纤维异常增殖症为正常骨组织被异常增生的纤维组织所代替的一种疾病。

② 好发于 30 岁以下。发生于四肢骨者可引起肢体畸形，出现跛行或疼痛，侵犯颅骨者表现为头颅或颜面不对称、突眼等，称 "骨性狮面"，还可有头痛、鼻塞以及嗅觉、听力、视力减退等神经受压改变。

③ 本病可发生病理性骨折和恶变。

（二）嗜酸性肉芽肿

【X 线诊断】

好发于颅骨，股骨次之，再次为脊柱、肋骨、骨盆等。表现为边界清楚、单发或多发圆形或卵圆形溶骨性破坏，周围无或轻度硬化，病变穿破骨皮质可形成软组织肿块。可伴有骨膜反应。发生于颅骨者，多个病灶可融合，病变可跨越颅缝。发生于脊柱者可侵犯单个或多个椎体，椎体呈楔形或平板状（扁平椎），其横径及前后径均超出相邻椎体，相邻椎间隙多正常或稍增宽，椎旁可见局限性软组织肿块。在长骨，病变多累及干骺端和骨干，极少数累及骨骺。病变部位常有层状骨膜增生，且大多超越骨破坏范围（图 6-5-18）。

【特别提示】

① 嗜酸性肉芽肿为良性局限性组织细胞增生。

② 好发于青少年及儿童，主要表现为骨损害，临床主要症状为局部疼痛、肿胀或肿块。病变大多单发，少数多发者可出现全身症状，如低热、食欲缺乏和乏力等。

③ 本病预后良好，治疗后可修复，也可自愈。

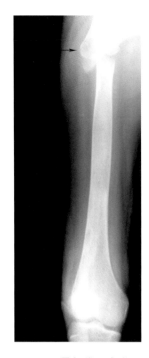

图 6-5-17   骨纤维异常增殖症

右侧股骨上段骨折（——），中上段轻度膨胀，皮质变薄，内呈磨玻璃密度，下段外侧可见条片状致密影

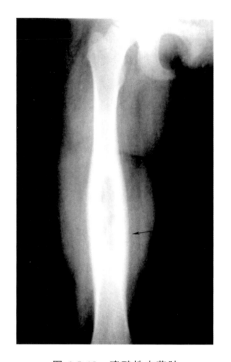

图 6-5-18   嗜酸性肉芽肿

右股骨中段可见一边界清楚的长圆形溶骨性破坏，皮质膨胀变薄，周围可见层状骨膜增生（——）

（三）骨囊肿

【X线诊断】

骨囊肿最好发于长管状骨干骺端的骨松质或骨干的髓腔内，不跨越骺板。少数可累及骨端，但不侵犯关节。病灶大多为卵圆形，居中心位，很少呈偏心性生长。其长径与骨长轴一致。囊肿向外膨胀性生长（图 6-5-19），皮质可变薄，外缘光整，并可有硬化边。其膨胀程度一般不超过干骺端的宽度，一般无骨膜反应。病灶一般为单囊，囊内可有稀疏的纤维条索。少数可呈多房样，主要是囊壁骨嵴互相重叠的结果。骨囊肿可发生病理性骨折。

【特别提示】

骨囊肿常见于 20 岁以下的青少年，一般无明显症状，或仅有间歇性隐痛，好发于长管状骨，尤其是肱骨和股骨上段，扁骨发病多见于成人。

（四）纤维性骨皮质缺损

【X线诊断】

X线表现为骨皮质的不规则缺损，正位像多呈圆形或长圆形，侧位像呈水滴状或杯口状（图 6-5-20），直径多小于 2cm，边缘清晰，有薄层硬化边，一般无骨膜反应。少数病灶内可有粗细不均的致密索条，使病灶呈多囊状改变。

【特别提示】

① 纤维性骨皮质缺损是一种非肿瘤性纤维性病变，是儿童发育期的正常变异，多能自行消失，少数可家族性发病。

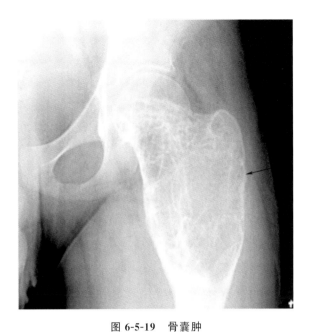

图 6-5-19 骨囊肿

左股骨上段可见膨胀性骨破坏，边界清楚，有硬化缘，内见多发条状高密度影，皮质变薄（——→）

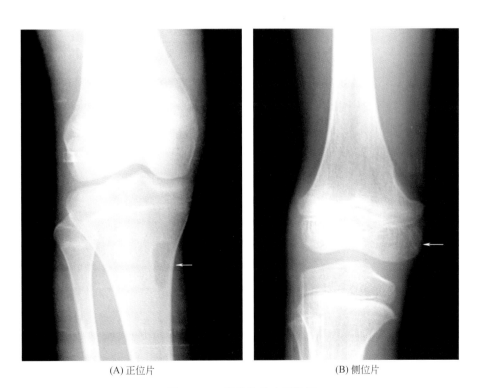

(A) 正位片 　　　　　　　　(B) 侧位片

图 6-5-20 纤维性骨皮质缺损

（A）示胫骨近段可见长圆形骨缺损，边缘清晰，有薄层硬化边（——→）；（B）示股骨远段内侧皮质局部缺损，呈浅碟状（——→）

② 本病好发年龄为 6～15 岁，可单发或多发，病灶可一处消失而另一处扩大，少数可消退后再出现。典型好发部位为股骨远侧和胫骨近侧干骺端，尤以股骨内壁、后壁皮质多见，双侧可对称出现。

③ 常无明显症状，少数有间歇性钝痛，局部可有轻微肿胀和压痛。

■■■ 第六节　关节病变 ■■■

一、化脓性关节炎

【X 线诊断】

① 血源性感染者，早期表现为关节囊肿胀，边界不清，关节间隙增宽，关节囊密度增高。关节邻近软组织及肌肉束模糊不清。骨质疏松，邻近关节面的骨小梁纹理不清。病程进展，关节软骨及骨性关节面破坏，关节间隙变窄。骨端破坏严重者可继发病理性脱位。病变好转治愈后，可出现纤维性或骨性强直。

② 邻近软组织感染所致的化脓性关节炎，关节周围软组织肿胀为早期改变，后出现关节积液和关节软骨、骨端的病变。

③ 来自关节囊内骨骺或干骺端化脓性病灶感染的关节炎，在早期骨骺或干骺端的骨破坏已很明显，同时可见关节积液及关节软骨破坏所致的关节间隙变化。

④ 关节贯通伤或手术后直接感染所致的化脓性关节炎少见。感染后往往要经过一段时间，关节异常才变得明显。同样可显示为软组织肿胀，关节间隙增宽或变窄以及骨破坏（图6-6-1）。手术后的关节，在金属或塑料填入物与骨水泥或骨质之间出现透亮度增加、骨吸收溶解及骨髓硬化都提示可能有骨及关节感染。此时应做关节抽液化验和造影检查，后者可以显示造影剂流入骨水泥与骨质之间的间隙甚至脓腔。

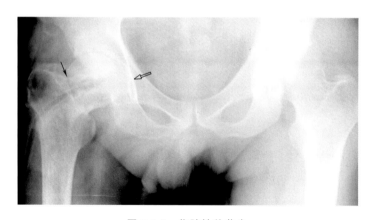

图 6-6-1　化脓性关节炎

右股骨颈骨折（——▶），右股骨近端密度不均，可见引流管，右髋臼毛糙，关节面下可见小囊状透光区，右髋关节间隙明显变窄（⇨）

【特别提示】

① 化脓性关节炎起病急、进展快，骨及关节软骨破坏出现早，骨侵蚀主要位于关节承重面，可伴有增生硬化，预后常出现骨性强直，可与结核鉴别。

② 以儿童和婴儿多见，常为单关节受累，以膝、髋关节多见。

③ 感染途径有血行感染、邻近骨髓炎蔓延及关节贯通伤或手术后感染。

④ 临床表现主要为发热，局部红、肿、热、痛、活动受限，重者可出现全身中毒症状。

二、类风湿关节炎

【X线诊断】

① 病变呈双侧多个关节对称性分布（图 6-6-2），通常累及手足小关节，以及膝、腕关节等。

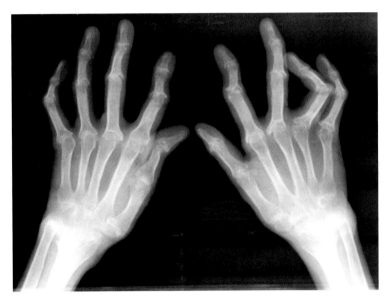

图 6-6-2 类风湿关节炎

双手（包括腕骨）骨质疏松，双手指间关节、掌指关节及双腕各关节关节间隙模糊、变窄，部分腕骨关节间隙消失，多数关节面骨质破坏，并可见关节半脱位。关节周围软组织略肿胀

② 软组织肿胀，晚期出现肌肉萎缩。

③ 骨质疏松。

④ 关节囊增厚、关节积液。

⑤ 关节间隙变窄甚至消失，形成纤维性强直，最终可能出现骨性强直。

⑥ 骨质破坏。早期出现于关节边缘，为关节面下局限性小囊状低密度区，进而骨端关节面出现虫蚀状或钻凿状小的骨质凹陷破坏。

⑦ 关节脱位或半脱位。

⑧ 颈椎是类风湿关节炎另一常见累及部位，在寰枢关节表现为半脱位，枢椎齿突侵蚀。在第 2 颈椎（枢椎）以下部位表现为颈椎半脱位或脱位，小关节间隙狭窄和关节面侵蚀，椎间隙狭窄及棘突侵蚀。

【特别提示】

① 类风湿关节炎是一种自身免疫性疾病，以关节非化脓性滑膜炎为主要特征。

② 常为隐袭发病，关节症状主要为疼痛、肿胀和晨僵。

③ 首发部位是手（近指间关节、掌指关节）和足（跖趾关节），也可累及周围大关节。

④ 骨质疏松和关节间隙变窄早于骨性关节面侵蚀。

⑤ 影像表现与关节结核相似，但后者常累及单一大关节，关节间隙变窄较晚。

⑥ 青少年发病的类风湿关节炎称为青少年慢性关节炎，其特点是累及大关节而不似成人类风湿关节炎那样发生在手足小关节，容易引起关节挛缩和肌肉萎缩，还有关节外表现，如脾大、淋巴结大、贫血、发热、胸膜炎和心包炎。

三、创伤性关节炎

【X 线诊断】

① 继发性退行性骨关节病改变。

② 原发骨关节损伤的痕迹，如骨折畸形愈合、关节面不规则等。

③ 急性期可见关节囊肿胀、关节间隙增宽（图 6-6-3）。

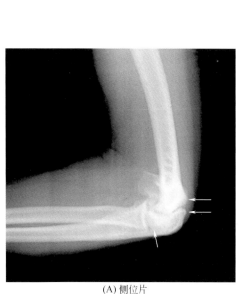
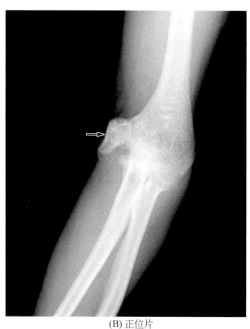

(A) 侧位片　　　　　　　　　　　　　　　　(B) 正位片

图 6-6-3　创伤性关节炎

左肱骨远端骨质形态不整（——），尺侧可见一不规则骨密度影向内侧翘起，左尺骨边缘骨赘生成（⇨）

【特别提示】

创伤性关节炎是继发于骨或关节外伤后的关节炎，属退行性骨关节病范畴。

四、退行性骨关节病

【X 线诊断】

① 关节间隙狭窄。

② 骨端硬化。

③ 关节软骨下囊变。

④ 边缘性骨赘形成。

⑤ 关节面塌陷。

⑥ 关节内游离体。

⑦ 关节变形及排列不良（图 6-6-4）。

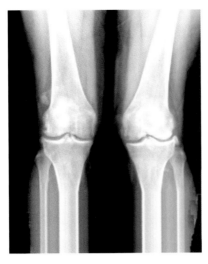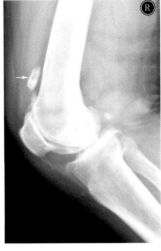

图 6-6-4　退行性骨关节病

双胫骨髁间隆起、双股骨内外侧髁、双胫骨内外侧髁及右髌骨边缘可见骨赘生成，双胫骨关节面骨质硬化，左股骨内侧髁关节面下可见局部透亮区，双侧膝关节间隙略窄，右侧髌上囊可见不规则钙化（➡）

五、痛风性关节炎

【X 线诊断】

病变早期表现是关节肿胀，而无骨破坏。随病情发展至急性关节炎发作期（晚期）才出现骨、软骨破坏和痛风结节。骨破坏以关节端边缘锐利的小囊状或穿凿样圆形或椭圆形缺损为典型表现。骨破坏边缘翘起且凸出颇具特征（图 6-6-5）。病灶周围的骨质密度和结构正常，无骨质疏松，此与类风湿关节炎不同。有时可见痛风石，表现为软组织内肿块影、密度较高，可有钙化。

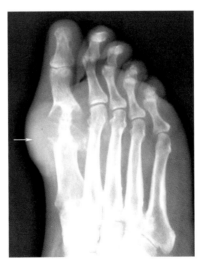

图 6-6-5　痛风性关节炎

右足第 1 跖趾关节面可见多发穿凿样骨质破坏区，周围软组织肿胀、密度增高（➡）

【特别提示】

① 痛风是尿酸代谢障碍性疾病，以血液和体液中尿酸增高及尿酸盐沉积于各种间叶组

织内，引起炎症反应为特征。当关节及其周围软组织受累时，则可引起痛风性关节炎。

② 本病病人 95％为男性，有家族遗传倾向。

③ Ｘ线表现出现在病变晚期，一般多在临床诊断后数年才出现。

④ 病变初期常累及手足小关节，尤其是第 1 跖趾关节，而后才逐渐侵及腕、踝、肘等关节。

六、滑膜性骨软骨瘤病

【X 线诊断】

关节腔内多发钙化或骨化灶，病灶从数毫米到数厘米（图 6-6-6）。早期可表现为细小均匀的钙化；到后期，钙化灶可达数厘米大小，周围致密并可出现骨小梁结构，中心透亮。关节在后期可出现退行性变，一般骨结构和关节间隙无异常。

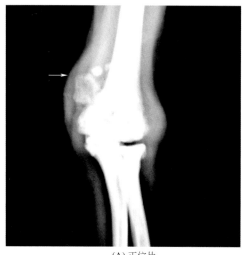

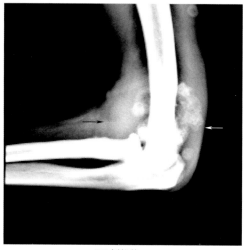

（A）正位片　　　　　　　　　　　　　　　（B）侧位片

图 6-6-6　滑膜性骨软骨瘤病

左肘关节腔内多发结节状及不规则团块状钙化灶（➝），部分病变中心可见透亮区，左肱骨远端、尺桡骨近端边缘可见骨质增生

【特别提示】

① 滑膜性骨软骨瘤病是一种关节滑膜自限性增生性疾病，以在滑膜面形成软骨性或骨软骨性小体为特征，最后可脱落形成关节游离体，常见钙化和骨化。

② 本病男多于女，30～50 岁多见，单关节发病最常见，好发部位为膝关节，其次为髋、肘、踝关节等。

③ 临床表现为关节钝痛，随时间加重，可出现关节绞锁、运动障碍，有时可扪及关节游离体。

■ ■ ■ 第七节　脊柱病变 ■ ■ ■

一、椎缘骨

【X 线诊断】

椎缘骨大多位于椎体前缘正中，其中前上缘占绝大多数。多为大小不一的三角形骨块，骨块上缘和前缘分别平行于椎体上缘和前缘，斜面与椎体斜面相对应，其间有一薄厚一致的透亮带，骨块周边硬化，内为骨松质。与骨块斜边相对应的椎体斜边亦有硬化边（图 6-7-1）。

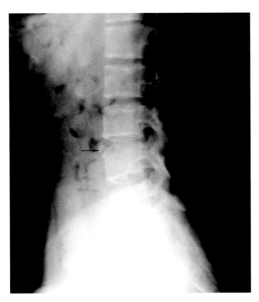

图 6-7-1 　腰 4 椎体前上缘椎缘骨（——➤）

【特别提示】

① 椎缘骨又称永存骨骺，可能是在特殊解剖缺陷的基础上，在漫长的日常活动中，脊柱不断承受外力作用，使髓核冲击缺陷区进入椎体骨板而形成的。

② 好发于腰椎。临床表现无特异性，主要为腰、腿痛，以及活动障碍。

二、脊椎退行性变

【X 线诊断】

① 椎间小关节及肋椎关节退行性变。边缘性骨赘形成，关节软骨下硬化、囊变，关节间隙狭窄。

② 椎间盘退行性变。椎间隙狭窄，Schmorl 结节形成，椎体边缘骨赘生成。

③ 韧带退行性变。韧带增厚、钙化。

④ 钩椎关节退行性变。骨赘生成，椎间孔狭窄。

⑤ 骨质疏松。

⑥ 脊柱退行性变可导致脊柱侧弯、椎体滑脱（图 6-7-2）。

三、强直性脊柱炎

【X 线诊断】

① 双侧骶髂关节对称性增生硬化，关节面模糊、不规则，可见虫蚀状或毛刷状破坏，严重者呈结节状或串珠状破坏，髂骨面明显，关节间隙狭窄，甚至骨性强直。

② 脊椎小关节面不整、增生硬化、间隙变窄或骨性强直。

③ 椎体周围韧带和软骨骨化，两侧椎间关节囊骨化及位于中央的棘上、棘间韧带骨化时，于脊柱正位片显示为三条平行致密影。广泛的软组织骨化和晚期发生的脊柱两侧的骨桥使脊柱呈竹节状（图 6-7-3）。

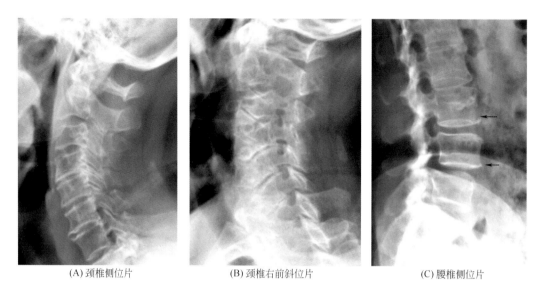

(A) 颈椎侧位片   (B) 颈椎右前斜位片   (C) 腰椎侧位片

图 6-7-2　脊椎退行性变

（A）示颈椎骨质轻质疏松，颈 3～颈 7 椎体前缘骨质增生，颈 4～颈 5、颈 5～颈 6、颈 6～颈 7 椎间隙狭窄；
（B）示颈 3～颈 4、颈 4～颈 5、颈 5～颈 6、颈 6～颈 7 钩椎关节增生，颈 4～颈 5 椎体水平项韧带条状钙化；
（C）示腰 3～腰 4 椎体前缘骨质增生（——）；腰 4 椎体 I 度前滑脱

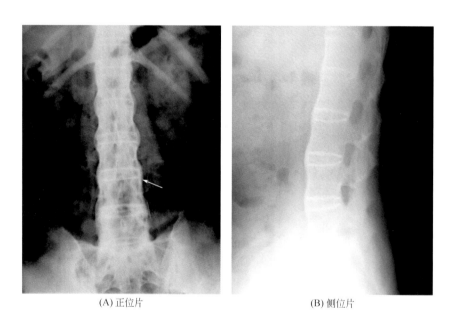

(A) 正位片   (B) 侧位片

图 6-7-3　强直性脊柱炎

双侧骶髂关节对称性增生硬化，左侧关节面模糊、不规则，关节间隙狭窄，右侧关节间隙骨性强直。脊椎关节
突关节间隙普遍狭窄，部分骨性强直；椎体周围多发韧带钙化，椎间可见广泛骨桥生成，使脊柱呈竹节状（——）

④ 可形成严重的驼背畸形。

⑤ 骨质疏松，但由于脊柱强直，故虽有严重的骨质疏松亦不会引起椎体的双凹变形或
楔形变形。

⑥ 可累及四肢大关节，以髋关节最易受累，双侧对称发病，关节间隙均匀变窄，骨性

关节面破坏，骨赘形成及骨性强直。

【特别提示】

① 强直性脊柱炎又称竹节状脊柱，是一种病因不明的慢性炎症。本病好发于 30 岁以下，最初症状为间歇性下腰痛，活动期红细胞沉降率（血沉）可加快，类风湿因子（RA 因子）常为阴性，晚期出现脊柱和关节强直。

② 好发于躯干，尤其是骶髂关节、椎间关节、椎间盘及肋椎关节，四肢关节也可受累。

③ 本病往往自骶髂关节开始，双侧对称性受累，病变向上逐渐发展至全脊柱，此可与累及骶髂关节的类风湿关节炎进行鉴别，且后者骨质疏松明显，增生硬化少见。

四、椎管狭窄

【X 线诊断】

表现为椎弓根增粗、变短，椎板增厚，椎管矢状径缩短和椎弓根间距变小。X 线侧位平片椎管矢状径测量对先天性骨性椎管狭窄有一定参考意义。一般颈椎管矢状径正常时 >13mm，10～13mm 时为相对狭窄，<10mm 为狭窄；腰椎管矢状径正常时 >18mm，15～18mm 为相对狭窄，<15mm 为狭窄（图 6-7-4）。

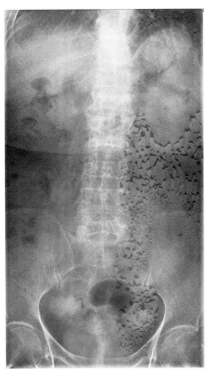

(A) 正位片

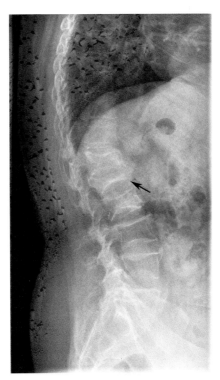

(B) 侧位片

图 6-7-4 椎管狭窄

腰 1 椎体压缩变扁，后方向椎管突出，椎管变窄（——）

【特别提示】

椎管狭窄是指构成椎管的脊椎、软骨和软组织异常，引起椎管有效容积减少，压迫脊髓、神经和血管等结构而引起一系列的临床症状和体征。本病起病隐匿，发展缓慢，病史长，但呈进行性进展，多在 50～60 岁出现症状，男性多于女性。

第八节　软组织病变

一、软组织钙化和骨化性疾病

软组织钙化表现为密度均匀或不均匀的无结构致密影。骨化则可见有排列不规则的骨松质结构（图6-8-1）。骨化与钙化往往是一个病理过程的不同阶段，骨化之前总先有钙化。软组织钙化的病因很多，如组织变性、坏死或出血、外伤、感染、代谢性疾病、肿瘤等。

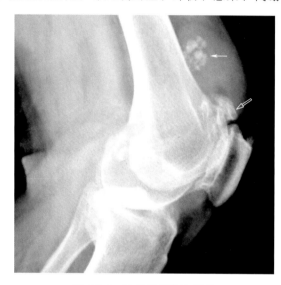

图 6-8-1　软组织钙化和骨化

髌上囊内多发小结节状钙化（━━━），股四头肌腱可见条状骨化（⇨）

二、骨化性肌炎

【Ｘ线诊断】

骨化性肌炎多发生于外伤或烧伤后，尤其是外伤后，由于软组织内出血、血肿机化、钙化以至骨化所致。外伤3～4周后，Ｘ线平片开始显示淡薄的无定形钙化影。邻近的骨可出现骨膜反应。1个月后，病灶逐渐局限，边界清晰的层状钙化出现，并向中心渐行性发展。与邻近的骨皮质之间有一透亮间隙相隔。4～5个月后，骨化开始，肿块内除斑片状钙化外，多可见网状致密影。而后，骨化逐渐明显，呈条纹状或层状结构，与肌束方向平行，肿块逐渐缩小，软组织成分逐渐减少，有时可表现为病灶边缘致密、中部较淡，最终病灶将形成片状或块状骨块（图6-8-2）。

【特别提示】

骨化性肌炎与邻近的骨骼有透亮间隙相隔，钙化或骨化位于病变周边，且不侵犯周围软组织，可与皮质旁肉瘤、骨外软骨肉瘤鉴别。

三、软组织炎症

【Ｘ线诊断】

可见局部软组织弥漫性肿胀，肌肉及肌间隙脂肪线模糊或消失，皮下脂肪与肌肉之间的界限模糊不清，皮下脂肪层增厚，内部密度升高或见粗而模糊的条纹状影或网状影（图 6-8-3），为淋巴水肿所致。如软组织炎症由产气杆菌感染引起，可有软组织内积气。

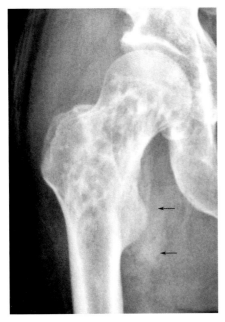

图 6-8-2　骨化性肌炎合并骨斑点症
右股骨近端干骺端骨松质内见多发圆形及短条状高密度影，内侧软组织内见片状骨化密度影（——）

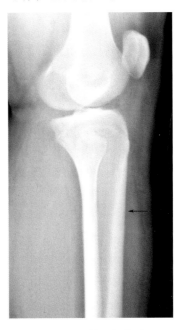

图 6-8-3　软组织炎症
左胫骨前软组织肿胀，皮下脂肪与肌肉之间的界限模糊不清，皮下脂肪层增厚，内见条纹状影（——）

四、软组织肿瘤

大多数软组织肿瘤的密度和其周围组织密度差别不大，X 线平片检查有一定局限性，可用于观察肿瘤引起的软组织轮廓及软组织间隙的变化，提供有无钙化、脂肪成分及邻近骨皮质改变的信息（图 6-8-4）。

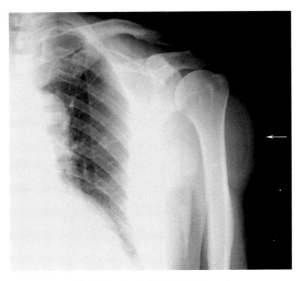

图 6-8-4　左上肢脂肪瘤（——）

第九节　骨关节发育畸形

一、先天性巨肢症

【X线诊断】

① 先天性巨肢症患者的骨骼和软组织均肥大，范围大小不一，可仅累及一至数指（趾），也可累及肢体大部分，分以下几种类型。

a. 节段性肥大：累及一个肢体的全部或一部分，以巨指（趾）最常见（图6-9-1）。

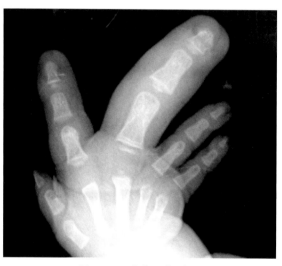

图 6-9-1　中指巨指畸形

b. 半侧肥大：身体的一侧肥大。

c. 交叉性肥大：身体的一侧全部或部分肥大，合并对侧一个或多个节段肥大。

② 肥大肢体因过度负重，常较早出现骨关节病。

二、先天性桡尺骨融合

【X线诊断】

① 主要为桡尺骨近侧的骨性融合，男性多见，单侧或双侧发病。因桡尺骨融合，前臂失去旋转功能。

② 可分两种类型。

a. 桡尺骨近侧融合，无桡骨头，骨桥广泛，长4～8cm。

b. 骨桥连接桡骨颈和尺骨，桡骨头仍存在，且在发育过程中渐远离尺骨而造成脱位，骨桥较短，为2～4cm。

③ 由于融合，桡骨主要向远侧生长，桡骨干增粗弯曲，同尺骨分离或相交叉，尺骨常变细（图6-9-2）。

三、多指（趾）畸形

【X线诊断】

① 多为6个手指，多者可达8个手指，发生在拇指或小指旁。

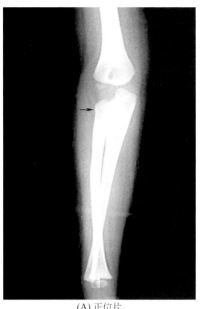 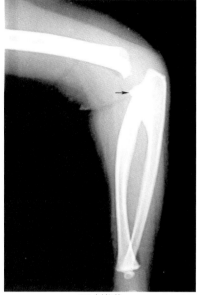

(A) 正位片　　　　　　　　　　　(B) 侧位片

图 6-9-2　先天性桡尺骨融合

桡尺骨近端融合，桡骨干增粗弯曲，同尺骨相交叉（━━➤）

② 一般分为 3 型。

a. 软组织型：仅为一赘生的软组织，内无骨和软骨。

b. 多生指型：最常见，与正常指骨一样，含有指骨并与掌骨构成关节，掌骨关节增大或呈分叉状（图 6-9-3）。

c. 多指骨型：少见，即在固有的掌骨上发生两指骨或指骨有分叉。

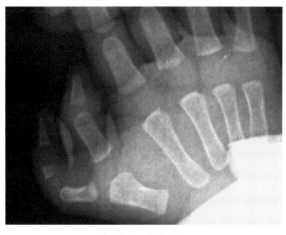

图 6-9-3　多指畸形

右手多生指型多指畸形，位于拇指侧，多生指与正常指一样，含有指骨并与第 1 掌骨头构成关节

四、先天性髋关节脱位

【X 线诊断】

股骨头向外上方移位，股骨头骨化中心发育小、不规整和出现延迟，髋臼顶发育不良，呈斜坡状，髋臼角加大，可达 $50°\sim60°$（正常为 $20°$）（图 6-9-4）。

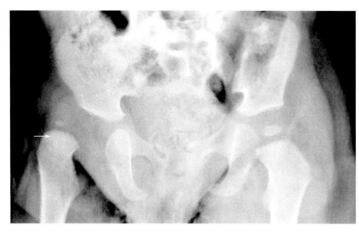

图 6-9-4　先天性髋关节脱位

右股骨头向外上方移位（——▶），股骨头骨化中心发育小，髋臼顶发育不良，呈斜坡状，髋臼角加大

【特别提示】

① 先天性髋关节脱位可单侧或双侧发病，出生时即可发现患肢短缩、臀部皱襞加深、髋外展受限。患儿站立或行走较晚，单侧者表现跛行，双侧者行走左右摇摆如鸭步。

② 髋关节脱位常影响患肢的发育，股骨变细，坐骨、耻骨及髂骨翼小于健侧。

③ 长时间髋关节全脱位，股骨头与髂骨可形成假关节，并有骨质增生肥大。

④ 先天性髋关节脱位在治疗过程中可发生骨骺缺血坏死。

五、马蹄内翻足

【X 线诊断】

正位片上跟距骨角减小（正常为 $20°\sim40°$），甚至两者平行，距骨中轴线向外侧偏移，远离舟骨与第 1 跖骨（正常通过第 1 跖骨）。侧位片上跟距骨角减小（正常为 $35°\sim50°$）（图 6-9-5）。跗骨发育不良，距骨扁而宽，舟骨短而宽，向内上后方移位。跟骨短而宽，向内翻转，向后上方移位，几乎和胫骨相接触。跖骨互相靠拢重叠，第 5 跖骨由于承重可肥大。

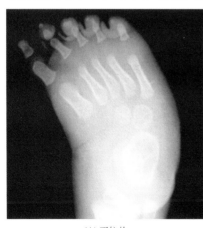
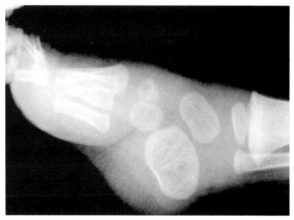

(A) 正位片　　　　　　　　　　　　　　　(B) 侧位片

图 6-9-5　马蹄内翻足

（A）示跟距骨角减小，距骨中轴线向外侧偏移、远离舟骨与第 1 跖骨；（B）示跟距骨角减小，附骨发育不良，距骨扁而宽，舟骨短而宽，跖骨互相靠拢重叠

六、漏斗胸

【X 线诊断】

漏斗胸是一种因为肋骨发育不协调导致的畸形，又称胸廓凹陷畸形。X 线胸部侧位片可见胸骨局部凹陷，伴或不伴脊柱侧弯（图 6-9-6）。

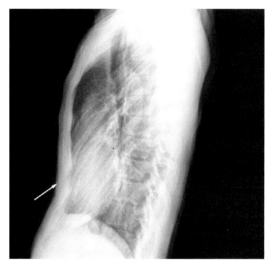 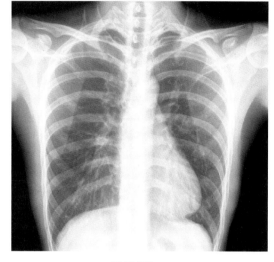

(A) 侧位片　　　　　　　　　　　　　　　　　(B) 正位片

图 6-9-6　漏斗胸［胸骨局部凹陷（——→）］

七、鸡胸

鸡胸较漏斗胸少见，特征为胸骨上段及邻近肋软骨向前突出。

【X 线诊断】

胸片表现为胸骨前凸，可伴有胸骨倾斜或形态异常。多数是胸骨体和与之相连的下位肋软骨呈对称性向前突出，少数呈不对称状。个别呈混合畸形，如一侧凸起而另一侧凹陷，胸骨常较明显地旋转向凹陷一边，或上段呈鸡胸而下段呈漏斗胸改变。

八、颈肋

【X 线诊断】

常发生于第 7 颈椎旁（图 6-9-7），多数为双侧，大多在发育过程中与颈椎横突融合。颈肋较直而无弧形，长短不一，长者可达胸骨柄。可与第 1 肋构成关节或骨性联合。

【特别提示】

颈肋多无临床症状，10% 的颈肋因压迫臂丛神经及血管引起相应的神经血管症状，如上肢疼痛。

九、叉状肋

【X 线诊断】

肋骨前端呈叉状分支，两支可大小不一，多发生于第 2～5 肋（图 6-9-8）。

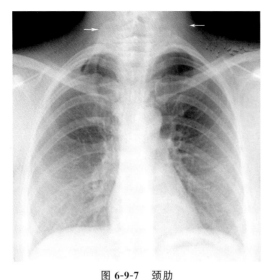

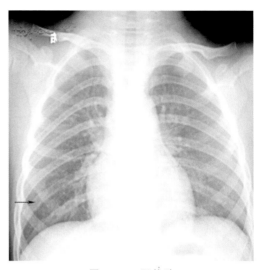

图 6-9-7 颈肋

第 7 颈椎右侧见颈肋，较直，与第 1 肋构成关节或骨性联合 （——➤）

图 6-9-8 叉状肋

右侧第 5 肋前端呈叉状分支 （——➤）

十、肋骨联合

【X 线诊断】

多为两根肋骨联合，少数为更多的肋骨联合，上部肋骨较常受累。常合并脊柱分节畸形。

十一、融合椎

【X 线诊断】

邻近两个或多个椎体完全或部分相互融合。有时椎弓、椎板、小关节甚至棘突也可融合在一起（图 6-9-9）。常见于腰椎，其次为颈椎，胸椎较少。如发生在胸椎，相邻的肋骨也可受累。融合的椎体前后径及横径常减小，椎间孔变小变圆，但融合在一起椎体，其总高度与正常的相仿，此点不同于其他的病理性融合。

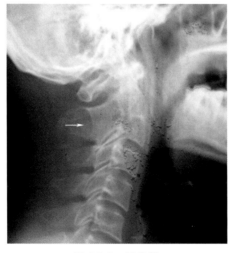

图 6-9-9 融合椎

颈 2 与颈 3 椎体完全融合，其附件也融合在一起 （——➤）

十二、移行椎

【X线诊断】

腰骶部最常见。第5腰椎移行为骶椎，使腰椎成为4个、骶椎6个，称为腰椎骶化。移行部位可只在横突，或横突和椎体同时与第1骶椎联合，有时增大增宽的腰5横突可与骶骨形成假关节。相反，第1骶椎可与第2骶椎分开，称为骶椎腰化（图6-9-10）。移行椎亦可发生在胸、腰椎或骶、椎尾骨之间。

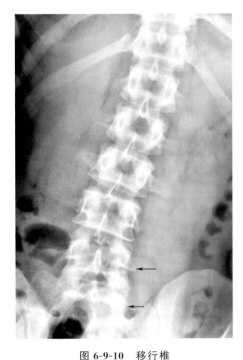

图 6-9-10　移行椎

第1骶椎与第2骶椎分开，移行为腰椎，使腰椎成为6个、骶椎4个（➡）

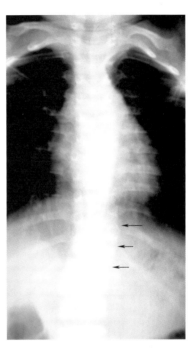

图 6-9-11　半椎体

胸椎略呈"S"形弯曲，胸12～腰1椎体间及胸9～胸10椎体间各见一多余半椎体，相应肋骨排列不齐（➡）

十三、半椎体

【X线诊断】

胚胎时期，椎体软骨原基左右成对，一侧发育不全则形成侧半椎体。椎体一次骨化中心前后各一，前半不发育，形成后半椎体；反之，形成前半椎体。因受负重的影响，半椎体多呈楔形，又称楔形椎。侧半椎体尖向内，前半椎体尖向后，后半椎体尖向前。相邻椎体常代偿性增大。侧半椎体可单发或多发，同侧多发者常发生融合。一个或多个同侧侧半椎体，或多个侧半椎体两侧非对称性分布，常引起脊柱侧弯畸形（图6-9-11）。若多个侧半椎体两侧对称分布，则可互相补偿而不引起侧弯畸形。胸部半椎体常合并对侧肋骨发育畸形，如发育小、肋骨联合等。

十四、裂椎

【X线诊断】

可分为矢状裂椎与冠状裂椎。矢状裂椎相对常见，椎体中央部发育很细或缺如，缺如时，两半椎体大小形态相似，尖端相对，形如蝴蝶，称蝴蝶椎（图 6-9-12）。胸腰椎多见，颈椎少见。累及节段的椎间隙可变窄、变形，椎弓根间距增宽。相邻椎体可代偿性增大。侧位片上，椎体仍为方形，但椎体中部密度增高。冠状裂椎，多见于下胸椎和腰椎。X 线侧位片显示椎体中央有透亮间隙，将椎体分为前后两半。

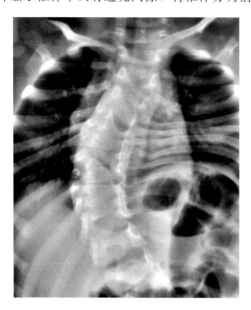

图 6-9-12 裂椎

脊柱侧弯，胸 6～胸 10 椎体形状不规整，可见纵行裂隙，间隙变窄

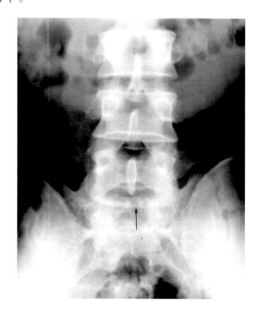

图 6-9-13 隐性脊柱裂

骶 1 椎弓中央有透亮裂隙，椎板部分缺如，透亮裂隙内可见游离棘突（——→）

十五、脊柱裂

【X 线诊断】

脊柱裂为因两侧椎板不联合而形成的骨性缺损，腰骶部最常见，可分为隐性脊柱裂和显性脊柱裂。隐性脊柱裂（图 6-9-13），椎板缺损较小，缺损处有软骨或纤维组织存在，椎管内容物不向外凸出，正位片显示椎弓中央有透亮裂隙，椎板部分或完全缺如，棘突可完全缺如，亦可发育小，甚至游离在透亮裂隙内，称游离棘突，发育小的棘突可与上方过度发育的棘突融合，呈铡刀状，称铡刀棘突。显性脊柱裂因有脊髓、脊膜从椎板缺损处向外膨出，X线片示除椎弓缺损外，还可见椎弓间距增宽、局部软组织肿块影。

【特别提示】

隐性脊柱裂一般不引起神经症状，常在 X 线检查时偶尔发现。显性脊柱裂常有明显的神经症状。

十六、椎弓峡部裂

【X 线诊断】

X 线表现为椎弓峡部裂隙，裂隙边缘硬化、不规整。正位片上，第 4 腰椎以上峡部裂常能清晰显示，裂隙位于椎弓根的内下方，由内上斜向外下。因投影关系，第 5 腰椎峡部裂常难以显示，仅可见椎弓根区密度不均、结构紊乱。侧位片峡部裂显示为椎弓根后下方，上下关节突之间，自后上斜向前下透亮影 ［图 6-9-14 （A）］，但不能确定为一侧或双侧发生。斜位片为显示椎弓峡部裂的最佳位置。一般取后斜位 35°～45°，正常椎弓显示为"猎狗"形态，其颈部即为椎弓峡部，峡部裂时"狗颈部"可见一条带状裂隙，宛如戴了一个项圈 ［图 6-9-14 （B）］。若伴滑脱，横突和上下关节突随椎体前移，形似"狗头"被砍下，邻近的上下关节突常嵌入缺损间隙内。

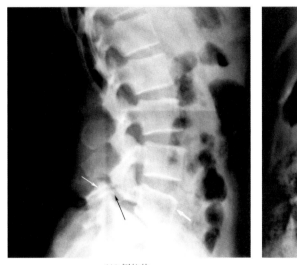
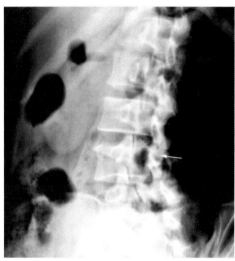

(A) 侧位片　　　　　　　　　　　　　　　　(B) 斜位片

图 6-9-14　椎弓峡部裂

（A）示腰 5 椎弓根后下方，上下关节突之间，自后上斜向前下透亮影（——→），腰 5 椎体前滑脱（━━▶）；（B）示腰 5 椎弓"狗颈部"可见一条带状裂隙（——→）

【特别提示】

椎弓峡部裂发生于脊椎上下关节突之间的椎弓峡部，是常见的椎弓缺损，是导致真性椎体滑脱的原因。单纯峡部裂可无临床症状，好发于第 5 腰椎（约占 90%），且多为双侧。

十七、特发性脊柱侧弯

【X 线诊断】

脊柱侧弯多凸向右侧，一般呈"S"形，有三个弯曲，中间的一个为原发侧弯，上下两个为代偿侧弯（图 6-9-15）。有时可有四个侧弯，当中的两个为原发侧弯。原发侧弯部位的椎间隙左右不等宽，凸侧宽，凹侧窄。病程较久者，可出现脊柱退行性变。脊柱侧弯常伴有脊柱扭转，表现为椎体向凸侧移位，而棘突向凹侧移位。

【特别提示】

① 特发性脊柱侧弯指非脊椎骨性结构异常所致、原因不明的脊柱侧弯，多见于女性，脊柱胸段多见，其次为胸腰段。6～7 岁发病，最初进展缓慢，椎体二次骨化中心出现后（10 岁以后），侧弯畸形进展迅速，1～2 年内即可出现严重的畸形，至骨骺愈合后，侧弯停止发展。

② X 线平片可排除其他因素引起的侧弯畸形，如半椎体、肿瘤、骨折等，从而确定诊断，并可用以评价侧弯的部位和程度。测量脊柱侧弯角度的推荐方法为 Cobb 法：在原发侧弯上端椎体的上缘及下端椎体的下缘作平行线，再在此两线上做垂线，垂线与平行线的交角，即侧弯角度。

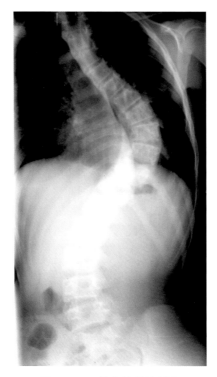

图 6-9-15　特发性脊柱侧弯

脊柱侧弯呈 "S" 形，凸向左侧，椎间隙左右不等宽，凸侧宽，凹侧窄

③ 脊柱侧弯摄片应包括脊柱全长或至少包括胸椎到髂骨翼，中心线通过侧弯的顶点。

十八、耻骨联合分离

【X 线诊断】

耻骨联合明显分离，耻骨支发育不全且骨化延迟，髂骨翼及坐骨向两侧张开且移位，盆腔呈 "门" 字形（图 6-9-16）。常并发膀胱外翻，亦可合并脐疝、肛门闭锁、腹部和骨盆肌肉发育不良、尿道上裂等畸形。

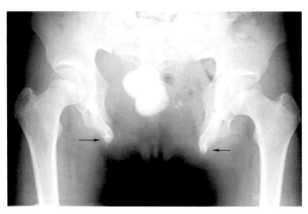

图 6-9-16　耻骨联合分离

耻骨联合明显分离，间隙增宽（➡️）

第十节　骨关节发育障碍

一、致密性骨发育不全

【X线诊断】

全身骨骼普遍性密度增高和骨发育不全（图6-10-1、图6-10-2）。因下颌骨发育不良及下颌角消失，导致头颅大而颜面狭小（图6-10-3）。指（趾）末端呈杵状粗短（图6-10-4），四肢长管状骨易发生骨折。

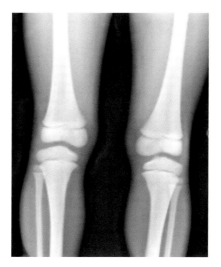

图 6-10-1　致密性骨发育不全（一）

双膝各骨骨质密度增高

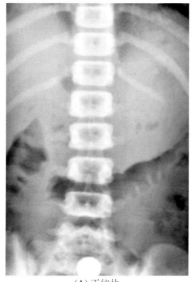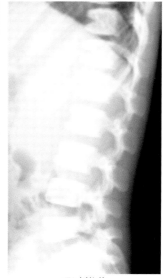

(A) 正位片　　　　　　　　　　(B) 侧位片

图 6-10-2　致密性骨发育不全（二）

胸、腰椎各椎体骨质密度高，部分前缘中间凹陷

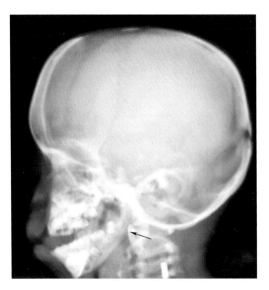

图 6-10-3　致密性骨发育不全（三）
颅骨密度增高，下颌骨发育不良，下颌角消失
（———➤），头颅大而颜面狭小

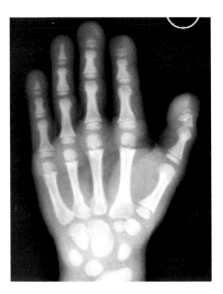

图 6-10-4　致密性骨发育不全（四）
左手诸骨骨质密度增高，部分末节指骨
及末节指骨粗隆消失，手指末端呈杵状

【特别提示】

致密性骨发育不全为常染色体隐性遗传病，特点是骨密度增高、骨脆性增加、多处骨发育不全及侏儒。本病预后较好。

二、骨斑点症

【X 线诊断】

最常见于管状骨的干骺端和骨骺，很少发生在骨干，亦可见于骨盆。椎体、肋骨、颅骨和下颌骨很少发病，特点为骨松质内有弥漫性圆点状致密影。

【特别提示】

骨斑点症又称弥漫性浓缩性骨病，可能有家族遗传性。可见于任何年龄，男多于女。血钙、磷正常。临床上可无任何症状，一般均为 X 线检查所发现。

三、成骨不全

【X 线诊断】

① 基本 X 线征象是多发性骨折、骨皮质菲薄和骨密度减低。

② 长管状骨。依 X 线表现，可分为粗短型、细长型和囊型 3 种类型。

a. 粗短型：一般发生在胎儿和婴幼儿，病变严重。

b. 细长型：一般发病较迟且病变较轻，表现为骨干明显变细，长度不变，致骨骼细而长。

c. 囊型：很少见，骨内可见多发囊样区，呈蜂窝状，以下肢明显，长管状骨明显弯曲畸形。

③ 颅骨。颅骨改变多见于婴幼儿，头颅呈短头型，两颞侧凸出。颅板变薄，颅缝增宽，囟门增大，闭合延迟，常有许多缝间骨存在，以顶枕区最多。

④ 躯干。椎体密度减低，上下缘常双凹变形（图 6-10-5），亦可普遍性变扁或前部呈楔状。

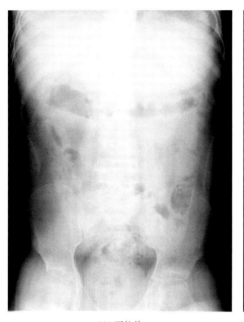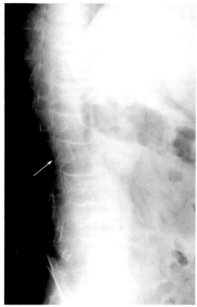

(A) 正位片 (B) 侧位片

图 6-10-5　成骨不全

椎体密度普遍减低，变扁，上下缘双凹变形（——➤）

【特别提示】

成骨不全又名脆骨病、骨膜发育不全、Lobstein 病，是一种结缔组织异常，累及骨骼、内耳、皮肤、韧带、肌腱和筋膜等组织器官。本症可能为常染色体显性遗传，特点是容易发生骨折、蓝色巩膜和听力障碍。其他症状可有大量出汗、肌肉无力、关节韧带松弛、生长发育迟缓等。因年龄不同分为早发型和晚发型。早发型成骨不全病情严重，骨折于出生时即存在，或在婴幼儿期发病。晚发型成骨不全出生时正常，骨折发生于小儿持重时、青春期或成年期。长管状骨和肋骨为好发部位。骨折次数随年龄增长而逐渐减少，预后较好。

四、软骨发育不全

【X 线诊断】

① 管状骨。长管状骨粗短且弯曲，以肱骨和股骨为著（图 6-10-6）。骨骺二次骨化中心出现延迟，发育小，常提前与干骺愈合。腓骨往往比胫骨，腓骨头位置较高，远端过分向下伸长引起足内翻［图 6-10-6（C）］。手足短管状骨粗短，诸手指近于等长。腕骨、跗骨外形多不规则。

② 躯干骨。椎体较小，后缘可轻度凹陷。椎弓根间距从第 1 腰椎至第 5 腰椎逐渐变小，呈倒梯形。椎弓根前后径明显变短，致椎管狭窄［图 6-10-7（A）］。骨盆狭小，骶骨短而窄，髂骨底部显著变短，致坐骨大切迹变小，深凹呈鱼口状，髋臼上缘变宽且呈水平状［图 6-10-7（B）］。

【特别提示】

① 软骨发育不全为常染色体显性遗传病，全身软骨内化骨部位均出现异常，骨膜化骨过程正常。

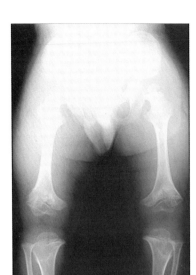
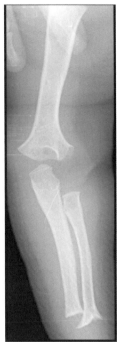
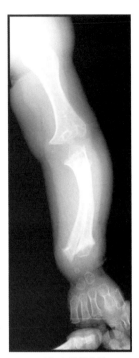

(A) 双下肢正位片　　　　　　(B) 上肢正位片　　　　　　(C) 上肢侧位片

图 6-10-6　软骨发育不全（一）

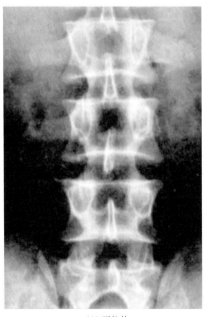
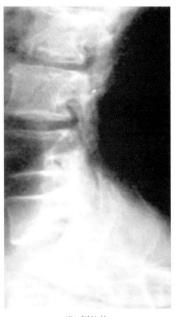

(A) 正位片　　　　　　　　　　(B) 侧位片

图 6-10-7　软骨发育不全（二）

②　本病生后即见异常，呈典型的短肢型侏儒，所有长管状骨对称性变短，躯干长度相对正常。四肢短小尤以近段（股骨和肱骨）最为显著，手指粗短呈"三叉戟"样。头颅为短头型，颅大面小、塌鼻、下颌突出。腹膨臀翘。智力和性发育正常。

五、石骨症

① 石骨症好发于胫、腓骨及手足短管状骨。在管状骨上起始于干骺端，渐向骨干发展，干骺端常可见到深浅交替的波浪状横纹，近干骺端明显。

② 短骨中常出现界限分明的骨岛。

③ 长骨长度可正常，但形态可有改变，如髋内翻及股骨弯曲等。

④ 脊柱可出现"夹心蛋糕"征。髂骨、跟骨及骶骨可出现浓淡相间的"同心环"影。

【特别提示】

① 石骨症病因不明，可能与遗传因素有关。主要变化为骨样组织过度钙化而缺少真正的骨化，以致骨中缺少骨板层及成骨细胞，失去弹性，骨小梁结构不良，使骨质脆、易断。

② 石骨症可分两型，即幼儿型（也为恶性型）和成人型（良性型）。易发生骨折，多位于骨干部，其愈合不延迟。因骨髓腔变窄，引起进行性贫血，髓外造血器官可代偿性增大。

③ 石骨症需要与氟骨症相鉴别。氟骨症因过量的氟与钙结合成不溶性氟化钙并沉着于全身组织，使骨硬化，髓腔消失，骨表面出现广泛赘生物和韧带骨化。主要累及骨盆、脊柱、肋骨等躯干骨等，X线片示骨小梁呈纱布网眼状，有时呈弥漫性无结构状等表现。

第七章

消化系统疾病的 X 线诊断

■■■ 第一节 消 化 道 ■■■

一、食管

（一）食管炎症

1. 反流性食管炎

【造影诊断】

（1）轻度 主要为功能性改变。①可能出现食管下段轻微痉挛性收缩；②并可见第三蠕动波；③连续大量服钡，狭窄段可以扩张至正常宽度，钡剂通过后，狭窄段重新出现；④管壁光滑规则。

（2）中度 ①食管黏膜增粗迂曲；②食管管壁毛糙、尖刺状龛影；③进而可出现星芒状及网线状溃疡、颗粒状透亮影；④食管壁轻度变形不规则（图 7-1-1）。

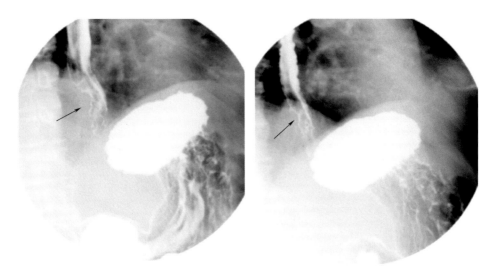

图 7-1-1 反流性食管炎（中度）

食管下段黏膜增粗迂曲，可见颗粒状透亮影（——▶），食管壁轻度变形，可见第三蠕动波

（3）重度 ①食管瘢痕性狭窄，与正常食管呈移行状，狭窄以上食管扩张；②管壁僵硬毛糙、边缘不整；③狭窄段短缩拉直，可见纵行或三角形钡斑；④动态吞钡造影可见胃食管反流，并有廓清延迟；⑤可合并食管裂孔疝。

【特别提示】

① 反流性食管炎为最常见的食管炎症，常继发于食管裂孔疝，与食管裂孔疝互为因果。

晚期可因瘢痕导致食管狭窄。

② 病因主要为食管下括约肌功能减退、膈肌裂孔钳压作用减低、食管胃底角（His角）变钝甚至消失、食管廓清功能及食管黏膜抗胃酸功能减低等。胃与十二指肠内容物如胃酸、胃消化酶、胆汁等长期反复刺激食管黏膜导致炎症、溃疡。

③ 临床上可有胸骨后烧灼感、心绞痛样疼痛、反酸、嗳气等，溃疡可导致上消化道出血，晚期炎性狭窄可导致吞咽困难。

2. 腐蚀性食管炎

【造影诊断】

（1）轻型　早期水肿及痉挛狭窄较轻，食管黏膜增粗紊乱；后期轻型病变可以恢复正常，或食管下段管壁稍显僵硬，管壁轻度狭窄。

（2）重型　①早期广泛痉挛明显狭窄，管壁不规则，出现小刺状、线状或斑片状糜烂或溃疡。②后期均有不同程度的管腔狭窄，近端管腔扩张（图7-1-2）。严重者正常食管与狭窄交界处呈漏斗状或鼠尾状。③病变段食管黏膜平坦消失，也可以明显增粗迂曲，甚至出现息肉状充盈缺损。④狭窄段一般在主动脉弓下，向心性，范围较长，连续或间断，边缘光整或轻度不规则。⑤食管穿孔则可见造影剂流入纵隔内。⑥形成食管气管瘘者则气管同时显影，并可以显示瘘道。

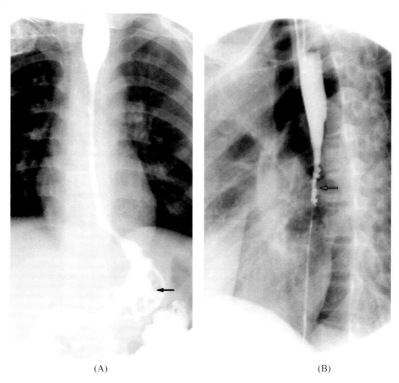

图 7-1-2　腐蚀性食管炎（过氧乙酸烧伤）

（A）食管中下段狭窄，造影剂通过不畅（——➤）；同时有胃的烧伤，黏膜皱襞粗大，胃腔缩小
（——➤）。（B）食管中下段狭窄，造影剂通过不畅，多发溃疡龛影（⇨）

【特别提示】

① 腐蚀剂分为强酸、强碱两大类，强酸导致食管黏膜黑色坏死；强碱具有强烈吸水、脂肪皂化和蛋白溶解作用，使食管黏膜高度肿胀、组织坏死和溃疡形成，甚至造成穿孔，晚

期大量瘢痕形成。

② 病理和临床改变分三期：a. 急性期为 1～10 天，出现早期梗阻的病因为食管痉挛；b. 亚急性期为 11～20 天，主要为炎性反应消退及组织修补的过程，此期食管梗阻症状减轻；c. 3 周以后进入慢性期，黏膜和肌层被增厚的纤维组织代替，瘢痕形成导致狭窄，临床上再度出现吞咽困难，逐渐加重直至完全梗阻。

③ 腐蚀性食管炎急性期不做造影检查，亚急性期为了解病变程度和范围，可用碘水剂做食管造影检查。慢性期如果临床上不考虑有穿孔或瘘管，可用稀钡剂进行检查。

（二）食管运动功能障碍性疾病

1. 弥漫性食管痉挛

【造影诊断】

① 食管中下段钡剂通过间歇性延缓或受阻。

② 食管多个环形收缩，两侧边缘多数对称、少数不对称性波浪状改变，管壁光滑、柔软，黏膜皱襞正常（图 7-1-3）。

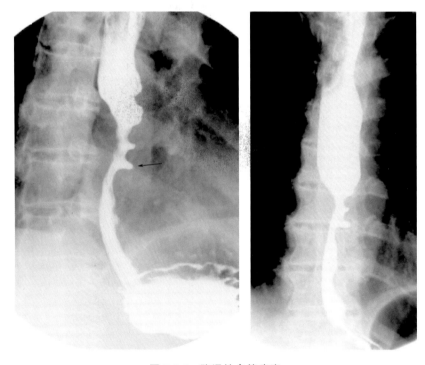

图 7-1-3　弥漫性食管痉挛

食管中下段钡剂通过间歇性延缓，多个环形收缩，边缘波浪状改变（———），管壁光滑、柔软，黏膜皱襞正常

③ 食管内食物残渣潴留，呈弥漫分布的形态、大小不一的充盈缺损样改变，其大小及数目随体位明显变化。

【特别提示】

① 弥漫性食管痉挛为食管运动功能紊乱所致的食管暂时性狭窄，病理表现为弥漫性食管肌肉增厚，无神经节细胞减少；无性别、年龄差异。

② 本病需要与第三蠕动波鉴别。后者为食管功能紊乱的一种，常见于老年人，也可为贲门失弛缓症的继发表现。第三蠕动波出现时间短，边缘不规整程度较弥漫性食管痉挛轻。

③ 本病还需要与食管癌鉴别，可从以下三个方面鉴别。a. 充盈缺损：本病的充盈缺损

主要是食物残渣潴留所致，其在数目、形态及位置上的变化有别于食管癌充盈缺损固定不变的征象；b. 食管狭窄：本病的食管狭窄多发而不恒定，而食管癌尤其是浸润型病变段局限，一般单发，狭窄形态固定不变；c. 临床改变：本病为非进行性吞咽困难，而食管癌的吞咽困难为进行性加重。

2. 贲门失弛缓症

【X 线诊断】

（1）胸部透视或胸部平片 纵隔影明显增宽，其中可见气液平面，提示有扩大的食管；胃泡内见不到气体，即使有气量亦很少。

（2）钡餐检查 ①食管下端漏斗状、萝卜根状或鸟嘴状狭窄梗阻；②钡剂停留于梗阻部，有时可见到极少量的钡剂间歇地通过梗阻部；③其上方的食管明显扩张、轮廓光滑；④食管蠕动消失，有时可发现逆蠕动（图 7-1-4）。

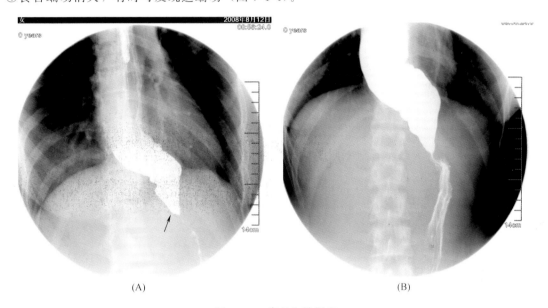

(A)　　　　　　　　　　　　　　　(B)

图 7-1-4　贲门失弛缓症

患者，女，17 岁。（A）示食管轮廓光滑，黏膜线完整，壁柔软，食管增宽，食管下段可见狭窄呈鸟嘴状（——➤），钡剂通过受阻，可见第三蠕动波；（B）示胃内见少量钡剂填充

【特别提示】

① 贲门失弛缓症常见于 20～40 岁女性。病理上贲门处可见黏膜下（Meissner）神经丛及肋间（Auerbach）神经丛的神经节细胞变性或缺如。特征是食管下端与食管前庭段丧失正常的弛缓能力，致食管慢性梗阻，梗阻上方食管明显扩大，蠕动消失。

② 临床有哽噎感、心前区疼痛及呕吐，头低足高位时食管内食物及涎液可反流致呕吐。

③ 造影时用亚硝酸异戊酯等平滑肌松弛药后钡剂即可顺利通过，并显示正常的黏膜皱襞，此点可与食管下端的浸润性癌相鉴别。

（三）食管肿瘤

1. 食管平滑肌瘤

【造影诊断】

单发圆形或卵圆形充盈缺损。病变边缘完整光滑，其上下边界与相邻食管壁形成锐角或稍微钝角，切线位观察显示为突向食管腔内的半圆形。当钡剂大部分通过后，肿瘤上下部食管收缩，肿瘤处食管似被撑开，肿瘤周围见钡剂环绕涂布，其上、下缘呈弓状或环形，称为环形征。肿瘤局部黏膜皱襞完整，可变细变浅，甚至平坦消失。少部分因溃疡形成或糜烂而有龛影表现。可无定形或点状钙化（图 7-1-5）。

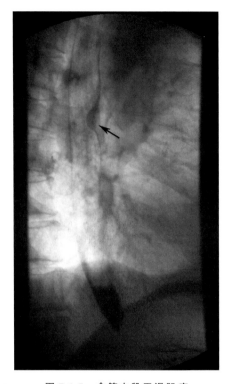

图 7-1-5　食管中段平滑肌瘤

食管中段软组织影，突向食管内（——），表面光滑

【特别提示】

① 食管平滑肌瘤质地坚硬光滑，包膜完整，向食管腔内外膨胀性生长，多呈圆形或椭圆形，大小不一，多为单发，少数可多发。

② 多见于食管中下段。临床表现病程较长，症状多不显著，为胸骨后不适或喉部异物感，或吞咽困难。

③ 与食管癌鉴别。食管癌 X 线片示充盈缺损不规则，黏膜皱襞破坏形成不规则龛影，致管壁僵硬、管腔变窄。

2. 食管癌

【造影诊断】

（1）早期食管癌　①范围较局限，病变区黏膜皱襞增粗紊乱、中断及扭曲；②微小的凹陷性或隆起性病灶，直径均小于 0.5cm；③病变部位食管壁轻度僵硬，扩张度稍受限（图 7-1-6）。

（2）进展期食管癌　分四型。①浸润型：常见征象为局限性环形狭窄，轮廓毛糙，与正常段分界清楚，一般长 3～5cm。钡剂通过缓慢，严重者可形成完全性梗阻。狭窄近段食管扩张。②增生型：管腔内充盈缺损，似菜花或蕈伞样，一般范围较广。依病变范围而出现不同程度的梗阻。癌肿常偏于食管一侧。③溃疡型：肿瘤区轮廓不规则的龛影，一般均较大，纵行，龛影周围可见低密度环堤（图 7-1-7）。④混合型：病变发展不一致，患处既有浸润病变，亦可有增生及溃疡病变，范围广泛，食管僵硬，有的可穿孔形成瘘管。

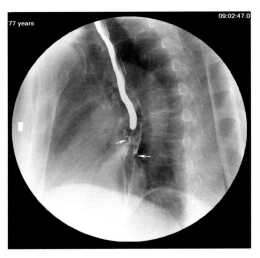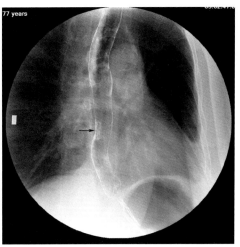

图 7-1-6 食管下段右前壁早期食管癌

患者，女，77 岁。吞咽食物时异物感 2 个月。食管下段右前壁局部管壁僵硬，向腔内突出呈结节状病变，局部黏膜皱襞紊乱中断（——→）。内镜显示，食管距切牙 28cm 处可见一溃疡性病变，约环管腔 1/3，表面凹凸不平

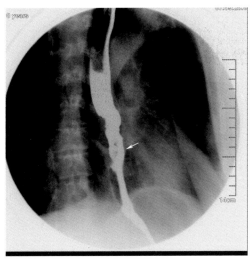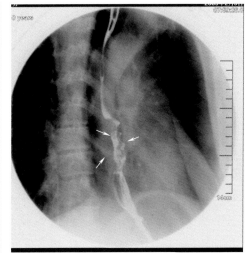

图 7-1-7 食管下段进展期溃疡型食管癌

患者，男，60 岁。食管下段见长约 5.9cm 不规则狭窄段，黏膜破坏消失，可见纵行溃疡。食管鳞状细胞癌（高分化）浸润全层（——→）

【特别提示】

① 食管癌以鳞状细胞癌多见，好发生于食管的中段；食管的下 1/3 段可发生腺癌，但较少见；食管上 1/3 段的癌变少见。

② 食管癌依肿瘤发展阶段分为早期食管癌及进展期食管癌。前者指癌组织只侵犯了黏膜层及黏膜下层；后者为癌组织已侵入食管的肌层及浆膜层。进展期食管癌按生长方式可分为浸润型、增生型、溃疡型、混合型四类。

③ 临床常有进行性吞咽困难及胸骨后疼痛，有时疼痛可放射至背部及咽喉部。可合并急性食管出血或吸入性肺炎，导致贫血及呼吸困难。侵犯喉返神经则声音嘶哑。发生食管气管（或支气管）瘘时可出现呛咳及继发性纵隔炎与脓肿。晚期有明显的恶病质及转移。

④ 鉴别诊断。a. 食管平滑肌瘤：与偏于食管一侧的增生型食管癌相似，主要鉴别点为食管癌管壁僵硬、黏膜破坏，而平滑肌瘤可有典型的"黏膜桥征"。b. 晚期消化性食管炎狭窄：与浸润型食管癌所形成的狭窄相似，其鉴别点为癌性狭窄管壁僵硬明显、黏膜皱襞消失，炎性狭窄管壁略有舒张能力、黏膜皱襞仍存在。

（四）食管其他疾病

1. 食管憩室

【造影诊断】

食管憩室按发生部位分为咽食管憩室（Zenker 憩室）、食管中段憩室、膈上憩室。咽食管憩室早期呈半月形膨出，后期呈球形，垂于纵隔内。憩室巨大则可压迫食管，憩室囊内有食物残渣时可见充盈缺损，并发炎症时黏膜增粗紊乱，食管中段憩室可见漏斗状、圆锥状或帐篷状光滑的膨出物（图 7-1-8）。

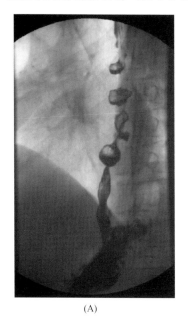
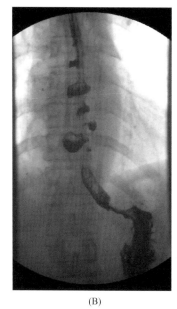
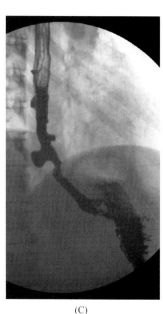

(A)　　　　　　　　　(B)　　　　　　　　　(C)

图 7-1-8　食管憩室

食管中、下段多发局限性囊袋状突起，其内可见造影剂填充

【特别提示】

① 食管憩室即食管壁的一层或全层从食管腔内局限性、离心性突出食管壁外，形成与食管腔相通的囊袋状突起。

② 咽食管憩室是食管憩室中最常见的一种类型，多见于老年男性，临床表现多缺乏特异性。

2. 食管异物

【造影诊断】

（1）圆钝状异物　因异物表面涂抹钡剂而易于显示。较小的异物可见钡餐偏侧通过；较大嵌顿异物显示钡剂通过受阻。

（2）尖锐状或条状异物　钡剂可见分流，若细小尖刺一端刺入食管壁，另一端斜行向下，可无任何异常表现。

【特别提示】

① 食管异物分为透 X 线异物和不透 X 线异物（图 7-1-9）。

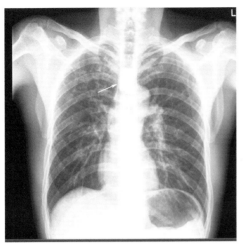 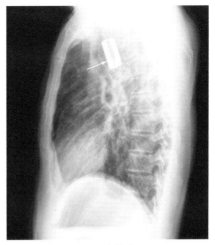

(A) 正位片   (B) 侧位片

图 7-1-9 食管异物

食管中、上段可见不规则高密度影（——）

② 多有吞食异物病史，钝性异物常引起咽梗阻感、作呕或因异物刺激致频繁做吞咽动作。而尖锐状异物常引起刺痛感，疼痛位置明确，刺破食管可致出血。

3. 食管静脉曲张

【造影诊断】

（1）早期 食管中、下段黏膜皱襞增粗、略显迂曲，管壁呈锯齿状。

（2）中期 病变延至食管中、上段，黏膜皱襞粗大扭曲、呈蚯蚓状，并可见串珠状充盈缺损，食管稍扩张，管壁轮廓凹凸不平，钡剂排空稍迟缓。

（3）晚期 病变范围明显扩大，可累及食管全段，出现明显的充盈缺损，管壁凹凸不平及管腔扩张、低张力时更为明显。可合并胃底静脉曲张（图 7-1-10）。

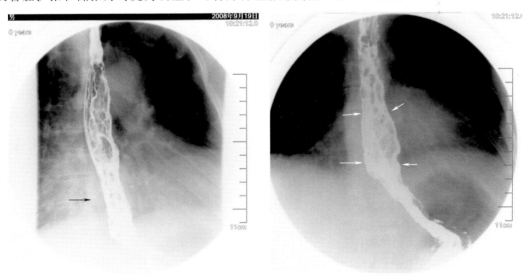

图 7-1-10 晚期食管静脉曲张

患者，男，53 岁。胸腔入口水平以下食管黏膜显著增粗、迂曲，呈串珠状，扩张黏膜直径达 0.8cm；管腔扩张，胃底部黏膜粗糙、扭曲（——）

【特别提示】

① 食管静脉曲张分为两型，即上行性和下行性，前者多见。上行性食管静脉曲张主要由门静脉高压所致；下行性食管静脉曲张极少见，主要病因为上腔静脉阻塞或纵隔纤维化。

② 上行性食管静脉曲张临床上可有肝硬化、脾大、脾功能亢进及腹水等门静脉高压症状。食管静脉曲张的严重后果为上消化道大出血，所以，临床上门静脉高压的病人需行食管吞钡造影了解静脉曲张的程度。

③ 静脉曲张样食管癌易与食管静脉曲张混淆：前者有恶性肿瘤的征象，如黏膜中断破坏、管壁僵硬，病变段与正常食管分界截然，常出现不同程度的狭窄和梗阻，有进行性吞咽困难；而食管静脉曲张管壁柔软，不会发生狭窄及梗阻，多有肝硬化病史。

二、胃

（一）胃炎

【造影诊断】

（1）萎缩性胃炎　黏膜皱襞纤细、缺少或消失，呈光滑或见无凸征象，黏膜沟增宽，大于 5mm，有时也可见局限性挛缩波，胃张力低（图 7-1-11）。

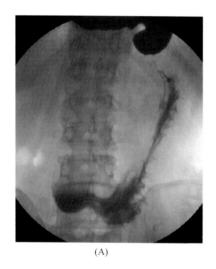
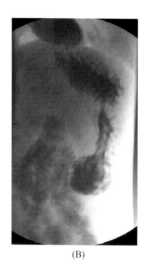
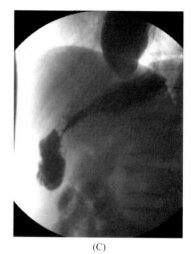

（A）　　　　　　　　　　（B）　　　　　　　　　　（C）

图 7-1-11　慢性萎缩性胃炎
胃黏膜皱襞增粗、迂曲，胃窦幽门部略窄

（2）肥厚性胃炎　①黏膜皱襞隆起、粗大而宽、排列紊乱、扭曲不整，皱襞数量减少、表面粗糙，常有多发表浅小溃疡及大小不等的息肉样结节；②本病多发生于胃窦，常致功能挛缩狭窄，胃内有滞留液；③常伴胃黏膜脱垂及十二指肠球炎和溃疡；④可见胃小区增大（图 7-1-12）。

【特别提示】

① 萎缩性胃炎主要与幽门螺杆菌感染、饮食因素有关。炎症的范围扩大到黏膜全层，主要改变为腺体数目减少甚至消失。

② 肥厚性胃炎多发生于胃窦，常致功能挛缩狭窄。黏膜及黏膜下层肥厚，腺管发生破坏、修复，最终导致纤维增生及囊性变。

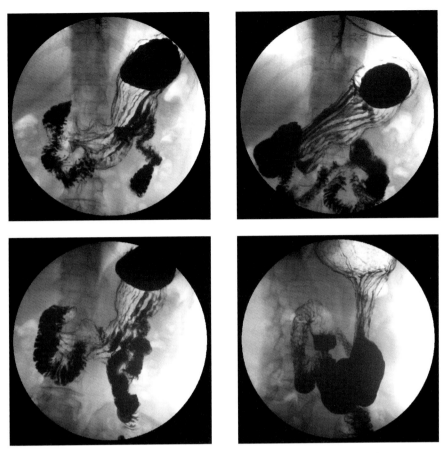

图 7-1-12　慢性肥厚性胃炎

胃大、小弯轮廓光滑，胃角存在，胃窦黏膜皱襞排列紊乱、迂曲

（二）胃溃疡

【造影诊断】

（1）直接征象　显示溃疡本身形态，包括以下几点。

① 切线位可显示龛影，突出于胃轮廓外，小者呈锥状，大者呈乳头状，边缘光滑整齐，底部较平整［图 7-1-13（A）］。

② 胃体前后壁的溃疡于正位或轴位加压点片或气钡双重对比片上显示为圆形或类圆形的轮廓光滑整齐的钡斑［图 7-1-13（B）］。

③ 切线或正位片上，龛影口部表现为一圈低密度的线状影，为周围黏膜水肿所形成，称之为黏膜线征或称 Hampton 线，如黏膜线较宽则称为项圈征，龛影口部狭小时称为狭颈征。黏膜线征、项圈征和狭颈征均为良性溃疡的直接征象。

④ 溃疡口部的纤维收缩常使局围黏膜向龛影纠集，其排列均匀呈放射状，直达龛影口边缘。

⑤ 在气钡双重对比造影片上还可发现线形或杆形龛影，线形者宽约 0.1cm、长约 1cm；杆形者宽 0.2～0.3cm、长约 0.5cm，常为溃疡愈合过程中的表现。

⑥ 慢性穿孔性溃疡龛影的大小与深度均超过 1cm，龛影周围常有范围较大的水肿带，立位检查时其中常出现气液平面，典型者分气、液、钡三层或气、钡两层［图 7-1-13（C）］。

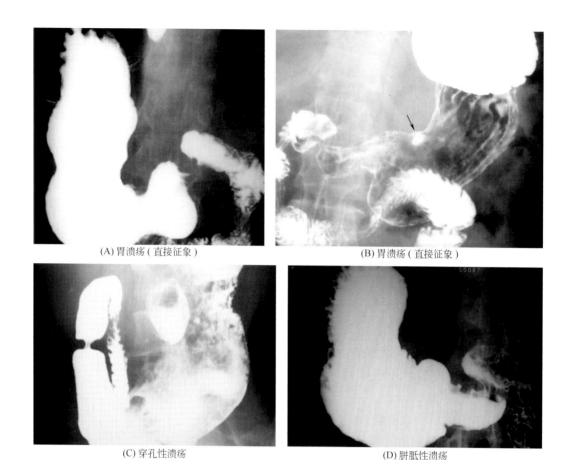

(A) 胃溃疡（直接征象）　　　　　　　　　(B) 胃溃疡（直接征象）

(C) 穿孔性溃疡　　　　　　　　　　　(D) 胼胝性溃疡

图 7-1-13　胃溃疡

(A)、(B) 显示胃角区偏小弯后壁的龛影或钡斑（——→）；(C) 显示深大的溃疡龛影，其内可见气液平面；(D) 显示较大的溃疡，但深度不超过 1cm

⑦ 胼胝性溃疡龛影常达 2cm 以上，但深度不超过 1cm，口部可见一圈较宽的透明带、边界清楚、光滑、整齐，常有溃疡口部周围黏膜纠集 [图 7-1-13 (D)]。

（2）间接征象　指功能性改变，包括如下几点。

① 痉挛性改变：胃腔轮廓出现深浅不一的切迹，大弯侧明显，切迹的小弯侧常可触及一固定压痛点，估计为龛影所在，此切迹可视为龛影的指示器。

② 分泌液增加：有大量空腹滞留液，立位检查胃腔内可见气液平面，吞入钡剂后见钡剂下沉而不易与黏膜附着。

③ 其他功能改变：蠕动可增强或减弱，张力可增高或减低，排空时间可加速或减缓，溃疡趋于好转或愈合时能随之减轻。

④ 胃变形：溃疡愈合的瘢痕可引起胃变形与狭窄，如胃小弯溃疡的瘢痕收缩使小弯缩短呈蜗牛形；胃体部环形狭窄时则胃呈葫芦状，称"葫芦形胃"或"沙钟胃"；幽门区溃疡瘢痕较多时可使幽门狭窄变形或发生梗阻现象。

⑤ 多发性胃溃疡：胃同时发生两个以上溃疡者极少见，胃与十二指肠同时发生溃疡的称复合性溃疡。

【特别提示】

① 胃溃疡是胃的常见病变，多数发生于胃小弯。可以单发，也可以多发，多发溃疡可

呈对吻状。

② 根据形态不同有圆形溃疡、线状溃疡等。缺损达浆膜下者称为穿通性溃疡，穿透浆膜者又称为穿透性溃疡或穿孔性溃疡，这种溃疡由于周围组织的包围或纤维粘连而局限，与胃溃疡造成的急性穿孔导致的急性腹膜炎和气液腹不同。

③ 胃溃疡恶性变时主要征象如下。a. 龛影变为不规则，四周透明带加宽，宽度不一；b. 龛影周围出现小结节状充盈缺损，如指压迹状；c. 龛影口部周围的黏膜皱襞呈杵状中断；d. 虽经适当治疗但效果不佳，龛影又见增大。

（三）胃肿瘤

1. 胃平滑肌瘤

【造影诊断】

（1）腔内型 ①胃内球形或半球形软组织肿块影及充盈缺损，肉瘤肿块直径较大。②肿瘤表面黏膜皱襞被撑开展平，形成桥形皱襞。③充盈缺损中央可见龛影，单发或多发，肉瘤龛影大而不规则，龛影周围黏膜皱襞消失，龛影正面观呈脐状，称为"靶征"或"牛眼征"，切线位观呈"3"字征或反"3"字征。

（2）腔外型 ①胃大弯侧或小弯侧受压内陷，胃黏膜正常，只见胃黏膜皱襞聚集靠拢。内陷相应部位腔外可见较大的软组织肿块影，相应胃轮廓变形、受压移位。②变换体位则腔外肿块与胃同步移动，胃外肿块与胃壁呈锐角相交。③胃腔内肿块顶部可见龛影，可为多发。

（3）腔内外型 胃肠钡餐所见介于腔内型、腔外型二者之间。肿块部分在胃腔内，腔内部分的肿块顶部可见不规则龛影，单发或多发。肿块大部在胃腔外，腔内部分与腔外部分两者为一体，不可分割，胃外肿块与胃壁呈钝角或直角相交（图 7-1-14）。

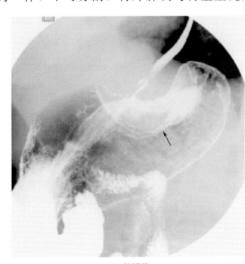
（A）黏膜像

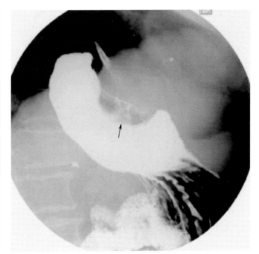
（B）充盈像

图 7-1-14 胃平滑肌瘤（腔内外型）

（A）显示"黏膜桥征"（——）；（B）显示半圆形充盈缺损，边缘较光滑（——）

【特别提示】

① 平滑肌瘤是胃部最常见的良性肿瘤，为胃壁膨胀性生长的肿块。

② 胃平滑肌肉瘤是一种少见的起源于中胚叶组织的胃肿瘤，占胃原发性恶性肿瘤的 $1\%\sim3\%$，性别差异不大。多为原发恶性，少数由良性平滑肌瘤恶变而来。

③ 胃平滑肌肉瘤大多数发生在胃的近心侧，由于生长方式不同，可分为腔内型、腔外型、腔内外型。由于多数瘤体较大，易发生坏死和囊性变，它源于胃黏膜下且 50％ 左右向腔外生长，无特征性临床症状。体检上腹部可触及肿块，质较硬、边界不清。

2. 胃癌

【造影诊断】

（1）早期胃癌

① Ⅰ 型表现为小圆形充盈缺损，表面毛糙不平。在气体衬托下可见微小的丘状或颗粒状类圆形致密影 ［图 7-1-15 （A）］。

② Ⅱ 型可出现低凹积钡影，形态不规则，界限清楚，切线位片呈小的尖刺状突出影，深度约 5mm。

③ Ⅱ 型中的 Ⅱb 型在造影片上很难发现甚至不能发现；Ⅱa 与 Ⅱc 型发现率也不高，在良好的双对比造影片上表现为胃小区消失或黏膜面失去正常均匀结构。

④ 少数情况下可见多发肿瘤、不同分型，即使同一病变，也可以有不同分型混合存在 ［图 7-1-15 （B）］。

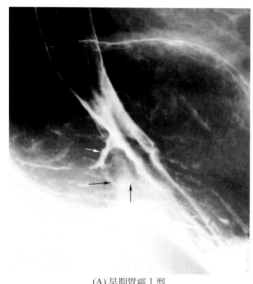
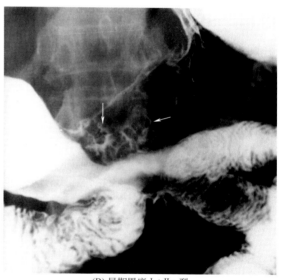

(A) 早期胃癌Ⅰ型　　　　　　　　　　　　　　　(B) 早期胃癌Ⅰ+Ⅱa 型

图 7-1-15　早期胃癌

（A）示贲门区小隆起病变，钡剂分流 （——）；（B）示胃角区两个不规则隆起病变 （——），术中显示小弯侧者高度超过 5mm

（2）进展期胃癌

① 增生型：表现为胃腔内充盈缺损，直径 3～4cm 以上，轮廓不规则，高低不平，有时有分叶，黏膜皱襞破坏、中断，可触及包块，有时可见很大的坏死性龛影，边缘不规则 ［图 7-1-16 （A）］。

② 溃疡型：龛影浅而大，位于胃轮廓之内，形态不规则，位于胃小弯者多呈半月形，外缘平直，龛影周围有宽窄不一的透亮带即所谓环堤，环堤内常可见到结节状或指压迹状充盈缺损，尖角指向胃腔，周围纠集的黏膜纹邻近龛影处截断，可见截断状、杵状、融合状、不规则削尖状等改变 ［图 7-1-16 （B）、（C）］。

③ 浸润型：表现为病变区胃壁僵硬、轮廓平坦、蠕动消失、形态固定、皱襞僵直和胃

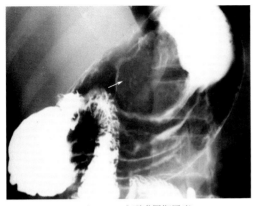

(A) Borrmann Ⅰ型进展期胃癌

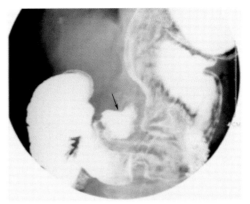

(B) Borrmann Ⅱ型进展期胃癌

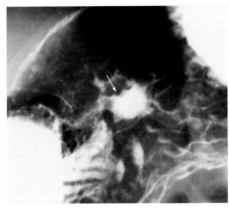

(C) Borrmann Ⅲ型进展期胃癌

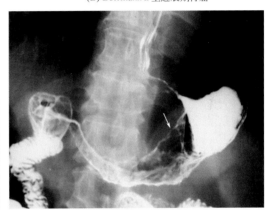

(D) Borrmann Ⅳ型进展期胃癌

图 7-1-16 进展期胃癌（——→）

腔狭窄［图 7-1-16（D)］。

④ 混合型：表现为既有溃疡形成又有胃壁僵硬，或既有不规则的充盈缺损又有不规则龛影，黏膜粗大而僵硬。

⑤ 贲门癌：解剖位置特殊，当胃泡充气或双对比造影时，于胃底贲门区可见不规则软组织块影，多呈分叶状或半球形，发生溃疡时龛影不规则，可表现为杂乱粗大的皱襞中残留的一簇不规则钡影，形态固定；贲门癌常侵犯食管下端，致管腔变窄、变硬、黏膜破坏、中断，钡剂通过不畅，入胃时钡剂绕过肿块而出现分流。

【特别提示】

① 胃癌是消化系统最常见的恶性肿瘤，一般发病年龄在 40～60 岁，青壮年发病并不少见。

② 临床上早期症状不明显，可有上腹部隐痛不适、食欲缺乏等。进而出现恶心、呕吐，常吐出棕褐色食物残渣。晚期出现贫血、上腹肿块、恶病质、粪便隐血持续阳性等。

③ 胃癌可发生于胃的任何部位，以胃小弯胃窦部最常见，贲门胃底区占第二位，胃体部及大弯侧发病概率最低。

④ CT 及多种重建技术可清晰显示胃的解剖区域、前后壁和大小弯等，尤其与邻近器官的比邻关系非常清晰，具有独特显示胃腔内面、胃壁本身和腔外情况的能力，在胃癌的诊断、分期、术前评估和术后复查等方面具有较大价值。

3. 胃淋巴瘤

【造影诊断】

一般分为肿块型、浸润型、粗大皱襞型、溃疡型及混合型。

① 肿块型：可见较大的不规则充盈缺损，边缘呈波浪状，如在胃窦部可呈偏心性狭窄。病变可以单发，但常常多发［图 7-1-17（A）］。

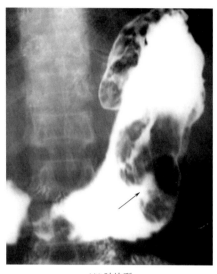

(A) 肿块型　　　　　　　　　　　　　　(B) 粗大皱襞型

图 7-1-17　胃淋巴瘤

（A）胃腔内多发不光滑的充盈缺损（——→），位于胃体部和胃窦部幽门前区，前者较大；（B）胃壁尚有一定柔软度

② 浸润型：表现为胃挛缩变硬，但程度较胃癌轻，蠕动未完全消失，窦部可呈漏斗状狭窄。

③ 粗大皱襞型：表现为黏膜皱襞粗大、混乱，呈结节状、息肉样改变，部分黏膜破坏、中断［图 7-1-17（B）］。

④ 溃疡型：表现为大而表浅的龛影。

【特别提示】

① 淋巴瘤分为霍奇金淋巴瘤（HL）和非霍奇金淋巴瘤（NHL）两大类。原发胃肠道淋巴瘤起自胃肠道黏膜固有层和黏膜下层的淋巴滤泡组织，晚期可以侵犯胃壁全层，主要为NHL，其中胃的发生率最高，约占 50% 以上，其中又以胃体、胃窦部多见。

② 胃淋巴瘤总体上发病率低，好发于 40 岁以上的成年人，临床表现无特征性。

③ 淋巴结的侵犯和淋巴结的转移在早期胃淋巴瘤的复发及致死中起着重要的作用。

④ 在造影表现上，胃内龛影较大，黏膜广泛受侵，呈较多的结节状、息肉样表现，胃窦部漏斗状狭窄为其Ｘ线特征。当出现胃壁内肿物、胃内广泛多发病变、巨大肿块、息肉样结节、多发溃疡、粗大皱襞，但无明显梗阻症状时应想到淋巴瘤的可能。

4. 胃间质瘤

【造影诊断】

（1）胃间质瘤（GIST）多发生于胃体或胃底，少见于胃窦。

（2）造影表现为胃腔变窄，局部黏膜撑开、展平，壁柔软，蠕动正常，可见龛影形成，或表现为充盈缺损但胃壁柔软。

【特别提示】

① 胃间质瘤以往多归为平滑肌肿瘤。近年来，随着免疫组化及电镜超微结构研究的进展，一般认为是起源于胃间叶组织分化的原始细胞或多潜能间叶干细胞。本病分为4种类型：平滑肌分化型、神经分化型、平滑肌和神经混合分化型、未分化型。

② GIST的免疫组化检查表现为CD117和（或）CD34阳性，平滑肌特异性标志物（SMA等）和神经源性标志物（S2100P等）表达阴性或弱阳性，而典型的平滑肌源性或神经源性肿瘤不表达CD117和（或）CD34，据此可以确诊。

③ 多见于50～60岁。约70％发生于胃，20％～30％发生于小肠，其他部位占10％。临床表现无特异性。

④ 所有GIST均视为低度恶性，均存在局部复发和转移可能性。

⑤ 胃间质瘤不沿邻近胃壁浸润蔓延，也不直接浸润侵犯邻近器官，不发生淋巴结转移，但可发生肝转移。

⑥ 上消化道造影可从整体上显示病变的部位、形态、范围，能很好地观察黏膜有无中断、破坏，比CT能更敏感地发现龛影，并能动态观察胃蠕动的变化，作为排除胃癌的检查手段；但上消化道造影较难判断是胃黏膜下病变还是胃外器官来源的肿块，观察肿瘤与胃壁的关系时受到一定的限制，不能显示腔外生长的肿瘤，因此只能作为CT检查的重要补充或作为筛选检查。

(四) 胃其他疾病

1. 胃幽门黏膜脱垂

【造影诊断】

十二指肠球基底部、幽门管两侧有充盈缺损，呈菜花状、蕈状或伞状，脱入的胃黏膜在球部形成圆形或类圆形透光区，并可见粗大黏膜影（图7-1-18）。

【特别提示】

① 胃幽门黏膜脱垂是由于异常疏松的胃黏膜逆行通过幽门管脱入十二指肠球部。

② 本病可无症状，也可有腹胀、腹痛，进食后诱发，也可有上消化道出血的症状，少数可有幽门梗阻、恶心、呕吐。

③ 鉴别诊断

a. 幽门肌肥大：幽门管变窄且延长，在球部看不到胃黏膜的特征。

b. 幽门前区癌侵犯十二指肠基底部：基底部的充盈缺损呈持续性存在，边缘不整，黏膜消失，幽门管变窄。

2. 胃扭转

【造影诊断】

(1) 器官轴型扭转　以贲门、幽门为两个固定点连成纵轴线，贲门部下降，胃大弯向右上翻转呈突起的弧形，并向右下方延伸与十二指肠球部及降段相连，胃小弯向下，因而凹面向下（图7-1-19）。

(2) 网膜轴型扭转　胃沿小网膜纵轴（即胃横轴）扭转，即以胃大、小弯中点连线为轴从右向左扭转，若扭转角度较大时，胃可绕成环形，胃底移向右下，胃窦移至左上，胃窦和十二指肠近端与胃体交叉，甚者越过胃体居于左侧。若顺时针扭转，胃窦位于胃体之后；若逆时针扭转，胃窦位于胃体之前。

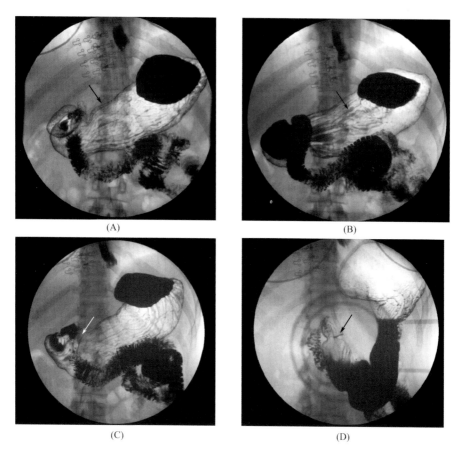

图 7-1-18 胃黏膜脱垂

胃幽门（胃窦）黏膜皱襞增粗、迁曲（——➤），部分进入十二指肠基底部

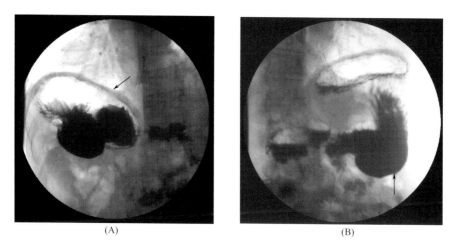

图 7-1-19 胃扭转

初始检查如（A）所示（——➤）胃大弯位于胃小弯上方，检查结束后恢复正常位置，如（B）所示（——➤），为可恢复性胃扭转

【特别提示】

① 胃扭转多与周围韧带先天发育异常有关，也可继发于膈膨出、膈疝或溃疡、肿瘤等因素的推挤牵拉。

② 胃扭转的临床表现变化多样，急性胃扭转起病急骤，可出现胸痛、吞咽困难、消化不良和急性呼吸道症状，而慢性胃扭转则症状轻重不一，表现为上腹痛、呕吐、间歇性咽下困难等症状。

③ 鉴别诊断

a. 瀑布胃：胃窦低于胃底，贲门不下移，且无胃大弯与胃小弯的转换。

b. 水平横胃：胃呈水平横行位于上腹中部之膈下，十二指肠球部常水平弯向胃窦后方，球顶指向脊柱。

3. 胃息肉

【造影诊断】

（1）炎性息肉　①常多发，数个至数十个。②直径多小于1cm，高度低于0.5cm。③造影表现为圆形边缘光滑的充盈缺损影、环形影。④双对比造影可见息肉表面涂有钡剂，勾勒出其轮廓。⑤可见"悬滴征"［图7-1-20（A）］。

（2）腺瘤性息肉　①直径多大于1cm，比炎性息肉高。②基底较宽或带蒂。③一般呈圆形或椭圆形边缘光滑的充盈缺损，息肉处黏膜皱襞平展，也有的表面不光滑呈颗粒状。④多见于胃窦部小弯侧。⑤腺瘤性息肉周围黏膜正常，胃壁柔软，蠕动存在。⑥胃窦部息肉如果蒂较长时可以脱入十二指肠，球部出现充盈缺损［图7-1-20（B）］。

（3）家族性息肉　除胃内有多发息肉外，小肠和结肠也有多发息肉，造影见成串密集分布的边缘光滑的充盈缺损，双对比造影甚至可呈网格状［图7-1-20（C）、（D）］。

【特别提示】

① 胃息肉是一组起源于胃黏膜的隆起性病变，不十分常见。好发于幽门前区、胃窦部及胃体前后壁。可以单发或多发，呈圆形或卵圆形。

② 病理上息肉分为如下几种。a. 炎性息肉：是在胃黏膜慢性炎症基础上形成的反应性增生，并非真性肿瘤。常见于高龄病人，无性别差异，一般不恶变。b. 腺瘤性息肉：主要是由异型肠上皮构成的腺瘤结构。男性多于女性，常见于50～70岁，常伴有低胃酸。直径大于20mm时可以有恶变。c. 胃肠道息肉病：息肉病实际上是一大类病，具有代表性的有家族性息肉病、Peutz-Jeghers综合征、Cronkhite-Canada综合征及青年性息肉病等。息肉病具有遗传倾向。

③ 临床上胃息肉一般无自觉症状，有时仅有上腹部不适。息肉发生糜烂或溃疡时可以出现呕血及黑便。

4. 肥厚性幽门狭窄

【造影诊断】

（1）胃蠕动先强后弱，幽门通过延迟。

（2）约70%病例可见胃食管反流。

（3）胃窦幽门前区见不同程度圆钝梗阻，动态观察可见"鸟喙征"；胃大、小弯侧被肥厚的幽门肌压迫形成"肩样征"；胃小弯的每次蠕动波在此压迹的前方停止前进，形成持续数秒钟以上的、位置不变的尖刺样突起，称为"小突"或"乳头征"。

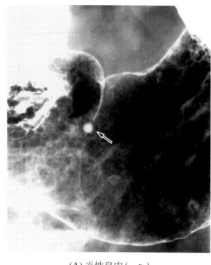

(A) 炎性息肉 (⇨)

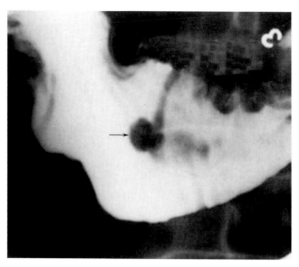

(B) 腺瘤性息肉 (→)

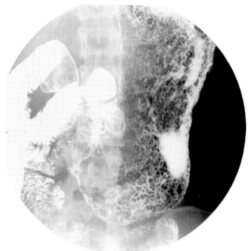

(C) 息肉病 (一)

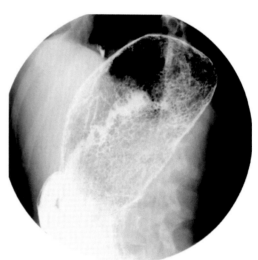

(D) 息肉病 (二)

图 7-1-20　胃息肉

(A) 可见 "悬滴征"；(B) 可见带长蒂的圆形息肉，形成充盈缺损；(C)、(D) 可见胃内弥漫分布细密充盈缺损

(4) 幽门管延长、变细，其长度可达 30～35mm，称为 "线样征"。有时出现 "双轨征" 或 "三轨征"。

(5) 肥厚的幽门括约肌压迫十二指肠球底，形成蕈样压迹 (图 7-1-21)。

【特别提示】

不典型 X 线表现有以下几点。

① 胃小弯侧局限性小肿块状幽门肌肥厚，表现为小弯侧边缘光滑的持久性切迹。

② 幽门括约肌不完全环绕性肥厚，使幽门窦呈漏斗状。

③ 胃窦部肌肉不均匀肥厚，使胃窦部不规则狭窄，钡餐显示胃窦部呈毛刺状或锯齿状。

④ 正常幽门括约肌的中央部分较其远、近侧肌索都薄，在肥厚性幽门狭窄时，有的病例远、近侧肌索显著肥厚，幽门管中段便因黏膜突出产生龛影样表现，称作 "钻石征"，但

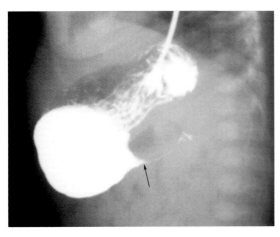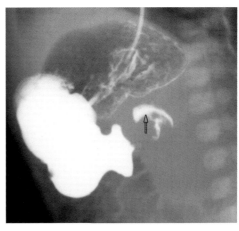

图 7-1-21　肥厚性幽门狭窄

幽门通过延迟，胃窦幽门前区鸟喙征（——→）；还可见"肩样征"和胃小弯侧的"乳头征"。幽门管延长、变细的"线样征"；十二指肠球底蕈样压迹（⇨）

它经常变化，与恒定的溃疡龛影不同。

⑤ 有的幽门括约肌仅轻度肥厚，表现为恒定而显著的短段幽门狭窄，触诊往往无明显肿块。

三、十二指肠

（一）十二指肠溃疡

【造影诊断】

（1）直接征象

① 龛影，十二指肠溃疡多数发生在壶腹（球部），大小一般不超过 10mm，一般在前壁或后壁，正位像呈米粒状钡斑，周围可见水肿透亮带，并有黏膜纠集［图 7-1-22（A）］。切线位可见突出于球轮廓外的龛影，边缘光滑整齐。

② 恒定的球变形，也是球部溃疡的重要征象。形态各异，常见的有球部一侧出现痉挛切迹，或者呈现双叶状、三叶状、花瓣状等，其他的变形尚有松塔状或杉树状、管状、哑铃状、一侧削平状（使幽门管偏移至该侧）等。由于炎性痉挛或瘢痕收缩使球部基底部大弯侧或小弯侧形成囊袋状突出，称为假性憩室。

（2）间接征象

① 激惹征：由于球部有炎症及溃疡存在，球部不易充盈，一旦充盈又迅速排空，此为激惹征。

② 局部固定压痛。

③ 合并胃炎时，胃分泌增多，形成大量的空腹潴留液。

④ 幽门痉挛：幽门较紧，通过缓慢，若形成瘢痕性狭窄，则出现幽门梗阻。

（3）球后部溃疡

① 直接征象仍是龛影，虽然一般较小，但却常比球部溃疡大［图 7-1-22（B）］。

② 其他的主要征象为局限性偏心性狭窄。

③ 十二指肠激惹征象较常见，此时不易显示龛影，需要转动体位使此段肠管显示充盈相或双对比相，有利于龛影的显示。

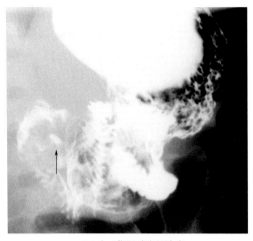 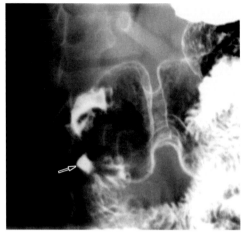

(A) 十二指肠球底部溃疡 　　　　　　　　　　(B) 十二指肠球后部溃疡

图 7-1-22　十二指肠溃疡

（A）十二指肠球底部近幽门管处恒定的钡斑（——→）；（B）十二指肠球后部钡斑，局部狭窄，可见黏膜纠集（⇨）

【特别提示】

① 十二指肠溃疡是常见病，好发于青年人，男性多于女性。

② 大部分发生于壶腹（十二指肠球部），约占 90％。发生于球后部者占第二位，约占十二指肠溃疡的 5％，易引起出血。降部溃疡少见。

③ 当溃疡变深时，前壁容易穿孔，后壁容易出血，并可以穿透胰腺形成肿块。

④ 与胃溃疡同时发生者称为复合性溃疡。

⑤ 球部溃疡也可并发于胰腺非 B 细胞胰岛肿瘤，称为 Zollinger-Ellison 综合征，也称为胰源性溃疡。

⑥ 立位检查时，如果龛影较大加深，且其内含有气体或气液平面，则为穿孔性溃疡。

（二）十二指肠憩室

【造影诊断】

① 憩室绝大多数位于降部内侧壁。

② 充盈相呈囊袋状，少数呈乳头状、长刺状或条带状。

③ 憩室壁多规则、光滑，憩室内有黏膜皱襞进入。

④ 憩室大小不一，以直径 0.5～2.0cm 多见，较大憩室颈部较细，可见肠黏膜皱襞通过。

⑤ 憩室囊袋内钡剂排空延迟，可以形成气液平面和气-液-钡平面。

⑥ 乳头旁憩室表现特殊，可有如下的 X 线分型及表现。

Ⅰ型（乳头旁型）：憩室口部位于乳头四周 2cm 直径内者。本型颈部可对称或不对称，黏膜增粗可达 3mm，钡剂可逆流入壶腹或胆总管内［图 7-1-23 （A）］。

Ⅱ型（壶腹型）：指憩室、胆总管、胰管共同开口于壶腹部，憩室口部在十二指肠轮廓线外隆起，颈部一侧凹陷，胆总管增宽。

Ⅲ型（乳头异位型）：乳头开口在憩室内而不在肠壁内，憩室颈部有充盈缺损影，胆总管增粗。

Ⅳ型（特殊型）：指巨大憩室占据乳头区，其开口可不在乳头旁。憩室较大，单发或多发。

Ⅴ型（混合型）：含上述任何两型者。X线表现具有该两型的表现，此型可伴壶腹部钡剂回流。

⑦ 十二指肠框内有的可以出现多发憩室，排列呈花环状，其特点是均位于肠系膜侧［图7-1-23（B）］。

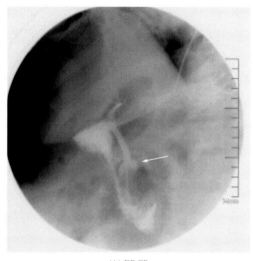

(A) ERCP

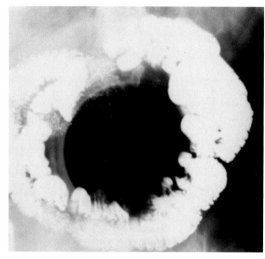

(B)

图 7-1-23 十二指肠憩室

（A）十二指肠降段乳头旁小憩室（——→）；（B）十二指肠框多发憩室，位于肠系膜侧

【特别提示】

① 十二指肠憩室的尸检发现率可达 $2.2\%\sim22\%$，常规胃肠钡餐检查为 $2\%\sim7\%$。

② 十二指肠憩室多数为后天性，位于十二指肠降段内侧壁者占 70% 以上。

③ 球后憩室与十二指肠球部溃疡所造成的瘢痕牵拉有密切关系。对于乳头旁憩室，造影检查可以显示乳头和憩室的位置关系。

（三）十二指肠良性肿瘤

【造影诊断】

① 圆形或类圆形充盈缺损，边缘光滑清晰。

② 肿瘤区黏膜与周围黏膜分界清晰。

③ 可有龛影。

④ 壁柔软。

⑤ 有蒂或无蒂，有蒂者可移动。

⑥ 钡剂绕肿瘤通过而不造成梗阻。

⑦ 脂肪瘤在 CT 上有特征性 CT 表现，为脂肪密度肿瘤（图7-1-24）。

【特别提示】

① 十二指肠良性肿瘤少见，一般无临床症状或症状轻微。好发于十二指肠壶腹（球部），是引起球部典型充盈缺损最常见的疾病之一。

② 良性肿瘤包括腺瘤、良性间质瘤、平滑肌瘤、脂肪瘤、血管瘤、纤维瘤、错构瘤等，腺瘤来自黏膜上皮，其余来自中胚层组织。

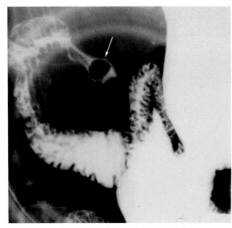

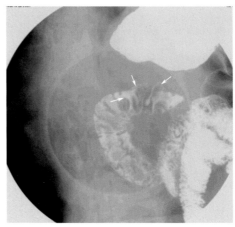

(A) 十二指肠球部腺瘤 (腺瘤性息肉)   (B) 十二指肠球部和球后部两个腺瘤 (腺瘤性息肉)

图 7-1-24 十二指肠良性肿瘤

（A）显示边缘光滑的圆形充盈缺损 （———）；（B）显示边缘光滑的圆形充盈缺损 （———）

（四）十二指肠恶性肿瘤

【造影诊断】

① 较小的十二指肠恶性肿瘤或早期病例钡餐检查可为阴性。

② 中晚期病例 X 线阳性征象包括如下几点。a. 肠腔狭窄：肿瘤沿肠壁浸润致黏膜破坏、肠腔狭窄，近端可有不同程度扩张。可以表现为向心性环状狭窄，甚至呈鸟嘴样狭窄 [图 7-1-25 （A）]。b. 充盈缺损：肿瘤主要向腔内增生性生长，表现为腔内圆形、不规则或息肉样充盈缺损，可有小溃疡。c. 肠腔内龛影：位于腔内的较大不规则龛影，可有环堤、指压迹及尖角改变，附近黏膜破坏。d. 肠腔动脉瘤样扩张：肠腔张力低，呈动脉瘤样扩张，是黏膜下神经丛或肌层受侵所致。此征象为恶性淋巴瘤特征性表现。

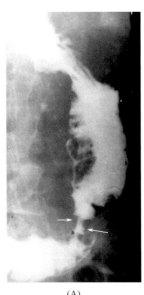

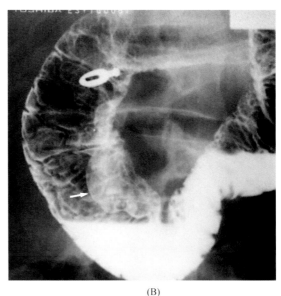

(A)   (B)

图 7-1-25 十二指肠恶性肿瘤

（A）示十二指肠降段近下曲部浸润型癌，向心性狭窄 （———）；（B）示壶腹癌侵入十二指肠腔内，双对比造影显示分叶状肿块 （———）

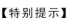

【特别提示】

① 十二指肠恶性肿瘤较为少见，占胃肠道恶性肿瘤的 0.5％，却是小肠恶性肿瘤最常受侵犯的部位，占 33％～45％。大部分为胃或周围脏器肿瘤向十二指肠浸润所致，如类癌、腺癌、淋巴瘤、恶性间质瘤、平滑肌肉瘤、转移瘤等，若发现远处转移灶则肯定为恶性病变。

② 十二指肠恶性肿瘤以腺癌居多，占 70％～84％，其次为恶性间质瘤、恶性淋巴瘤等。十二指肠恶性肿瘤的发病部位以降段最多，其次为水平段，球部最少。

③ 十二指肠恶性肿瘤临床表现无特异性，诊断主要取决于胃肠钡餐、内镜及 CT 检查。由于十二指肠降段内侧毗邻胰腺头部、胆总管远端和壶腹部，此三部位肿瘤生长较大时可以对十二指肠造成侵犯，需要鉴别［图 7-1-25（B）］。

（五）肠系膜上动脉压迫综合征

【造影诊断】

① 低张十二指肠造影有诊断价值，十二指肠上部（水平部）和降部扩张淤积伴有或不伴有胃扩张；十二指肠水平部受压可见造影剂突然中断，出现笔杆样征（图 7-1-26）。

② 可见强烈逆蠕动，造影剂在梗阻处可见来回反流现象；造影剂在胃、十二指肠内潴留，排空延迟。

③ 膝胸卧位后可见造影剂通过。在造影过程中要注意钡剂的浓度、剂量和调整体位以增强诊断的准确性。

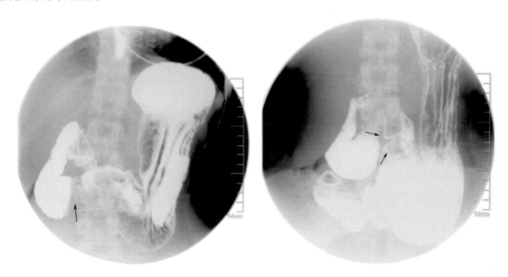

图 7-1-26 肠系膜上动脉压迫综合征

患者，女，20 岁。胃肠钡餐检查：十二指肠水平部可见纵行压迹（——），可见逆蠕动，变换体位及腹部压迫可见钡剂通过

【特别提示】

① 肠系膜上动脉压迫十二指肠水平部引起症状，又称为肠系膜上动脉综合征、肠系膜动脉压迫十二指肠综合征、Wikie 综合征等。75％患者年龄为 10～39 岁；女性占 60％。

② 其发病机制是多因素的。a. 肠系膜上动脉与腹主动脉的夹角变小。其夹角正常为 25°～60°，患该病时此角仅有 6°～15°。b. Treitz 韧带悬吊较高，十二指肠空肠曲上升。c. 脊柱前凸。d. 脑外伤后或慢性疾病后，可能与慢性疾病后长期卧床或消瘦后腹膜后脂肪减少有关。

③ 临床表现缺乏特异性，表现为慢性过程，多表现为进食后饱胀感、上腹痛、胆汁性呕吐、体重减轻，程度轻重差异较大，并可合并有慢性胃炎、胃窦炎和胃十二指肠溃疡等。

④ 肠系膜上动脉压迫综合征需要与环形胰腺、胰腺癌等疾病进行鉴别诊断，后者的病史是渐进性的，肠梗阻部位较高，膝胸位不能改善症状。胃肠造影可鉴别，后者没有笔杆样征象，十二指肠可有移位、肠壁受肿瘤浸润不光滑、狭窄等征象。

四、小肠和结肠、直肠

（一）小肠和结肠克罗恩病（Crohn 病）

【造影诊断】

① 病变早期肠壁增厚，黏膜皱襞增粗、不规则或变平，钡剂涂布不均致肠壁模糊不清［图 7-1-27（A）］。

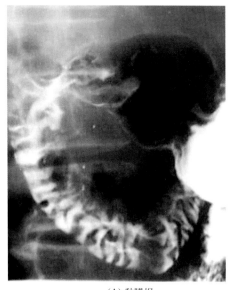 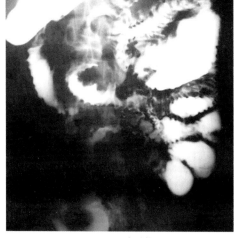

(A) 黏膜相　　　　　　　　　　　　　(B) 充盈相

图 7-1-27　十二指肠、空肠克罗恩病

黏膜皱襞增粗、不规则，空肠节段性病变，可见肉芽肿形成的充盈缺损

② 线样征：早期水肿及痉挛所致，形态可变化；晚期因纤维组织增生所致，形态固定。

③ 口疮样溃疡：肠壁边缘的尖刺状影，双对比相呈周围环以晕带的钡点，直径 1～2mm，称为"靶征"，是 Crohn 病的较早期改变。

④ 纵行及横行溃疡：纵行溃疡多在肠管的系膜侧与肠纵轴平行，是 Crohn 病的特征性表现；横行溃疡与小肠纵轴垂直，有的形成裂沟。

⑤ 鹅卵石征：纵横溃疡交错、黏膜及黏膜下层水肿所致，表现为不规则的网状。

⑥ 腹腔脓肿时表现为环绕肠祥的肿块影，并可有钡剂进入；瘘管形成时，见造影剂的异常通道或到达皮肤损害处。

⑦ 病变呈节段性，病损间的正常部分常因远端肠管狭窄而扩张。病变的节段性和跳跃性为本病的又一特征性表现［图 7-1-27（B）］。

⑧ 病变为非对称性，肠系膜侧较重，由于痉挛及瘢痕收缩，使病损轻的对侧壁扩张呈憩室样。

⑨ 肠壁水肿、纤维组织增生及肠系膜的病变导致肠间距加大，位置较固定。广泛的肠粘连与肠壁纤维变导致结肠腔分段性狭窄，可引起不全肠梗阻。

【特别提示】

① Crohn 病是原因不明的慢性胃肠道炎性肉芽肿性疾病，目前多认为与免疫因素、环境因素、肠道菌群感染和遗传因素有关，或为多源性综合性疾病。因病变常呈节段性，多见于回肠末端，又有"节段性肠炎""肉芽肿性小肠结肠炎"等名称。现认为本病是一全身系统性疾病，除胃肠道外，还可累及关节、眼、肝、肾及皮肤黏膜等。

② 病理改变主要是淋巴管扩张，大量淋巴细胞聚集，上皮样细胞及多核巨细胞形成肉芽肿。肉芽肿性炎症自黏膜下层起累及肠壁全层，肉芽肿扩散到浆膜导致肠粘连，溃破穿破肠壁形成腹腔内、外瘘。晚期纤维化致肠壁全层增厚，管腔狭窄。肠系膜也因肉芽肿性炎症而增厚、收缩变短，所属淋巴结肿大。

③ Crohn 病好发于青壮年，无明显性别差异。多数病例起病缓慢。

④ 常见的消化道症状有以下几种。a. 腹痛：右下腹不适或胀痛，腹腔脓肿或肠瘘形成时，疼痛加重并持续。b. 腹泻：可为糊状便，结肠受累时有黏液或脓血便，小肠病变广泛致脂肪吸收不良可出现脂肪痢。c. 腹块：多在右下腹，中等硬度，较固定，有压痛。d. 亦可有发热、营养障碍等全身症状。

⑤ 实验室检查可有贫血、活动期可有白细胞及中性粒细胞增高、红细胞沉降率（血沉）加快，粪便检查无致病菌，大便隐血多为阳性。

⑥ 最常见分布于自回肠末段至脾曲结肠或至乙状结肠。病变的分布特点是节段性，右半结肠的病变多于左半结肠。

⑦ 晚期病人肛门直肠周围病变很常见，如脓肿、窦道和瘘管等。多数结肠 Crohn 病同时累及小肠，约占 85%，仅 15% 的病人为单纯结肠受累。

（二）小肠良性肿瘤

【造影诊断】

① 小肠腺瘤　小肠腺瘤即真性息肉，造影表现为：①肠腔内圆形或椭圆形充盈缺损，表面光滑，境界清晰，少数呈轻度分叶状，带蒂者可轻度活动。②绒毛状腺瘤一般较大，表面呈不规则的网格状或小结节状表现。

② 小肠平滑肌瘤　a. 腔内型：表现为偏心性、圆形或椭圆形充盈缺损，境界清楚，表面黏膜平滑或有溃疡形成的龛影，腔内带蒂者充盈缺损具有一定活动度。b. 腔外型：表现为局部肠腔稍窄，呈弧形压迹，该处黏膜皱襞展平，相邻肠袢受压移位，显示无肠管区（图7-1-28）。腔外带蒂者，推压肿瘤时部分肠袢随之移动可提示其与肿块的关系。c. 哑铃型：则同时具有上述两型的特点。

【特别提示】

① 小肠良性肿瘤约占胃肠道良性肿瘤的 1/4，以腺瘤最常见，平滑肌瘤次之，其他如纤维瘤、脂肪瘤、血管瘤、神经纤维瘤均极少见。

② 小肠良性肿瘤多位于回肠。

③ 好发年龄 30～60 岁，无明显性别差异。

④ 小肠腺瘤由黏膜腺体构成，单发或多发，直径 1cm 左右，圆形或椭圆形，也可略呈分叶状。有蒂或无蒂，呈息肉样突入肠腔。少见的绒毛状腺瘤表面呈密集的乳头状，恶变率较高。

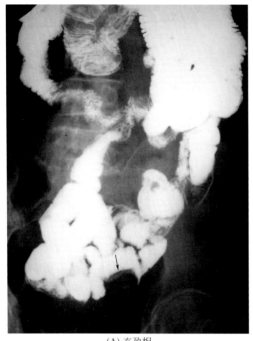
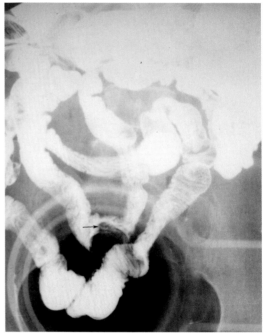

(A) 充盈相   (B) 充盈相

图 7-1-28　小肠平滑肌瘤（腔外型）

小肠局部光滑压迹，黏膜未破坏（➞）

⑤ 小肠平滑肌瘤多起源于肠壁肌层，少数源于黏膜肌或血管肌层，依据其发生部位、大小及生长方式不同可分为壁内型、腔内型（黏膜下型）、腔外型（浆膜下型）和混合型（哑铃型）四型，其中以腔外型和哑铃型多见。平滑肌瘤在小肠的发生率仅次于胃，以空肠发生率最高。多数单发，偶多发，境界清楚，但无真正包膜，圆形或椭圆形，较大时可呈分叶状。

⑥ 临床表现与肿瘤所在部位、大小有关，仅约半数可有临床症状，常见表现有便血、黑便、慢性肠梗阻及腹部肿块等。

⑦ 由于病理免疫组化的发展，现在多数平滑肌瘤诊断为倾向良性的间质瘤，该肿瘤的免疫标志物 CD34$^+$ 和/或 CD117$^+$。

（三）小肠恶性肿瘤

小肠恶性肿瘤少见，占胃肠道恶性肿瘤的 0.8%～3%，以恶性淋巴瘤及腺癌多见，平滑肌肉瘤（大部分为恶性间质瘤）次之，其余间叶组织起源的肉瘤均罕见。

1. 小肠腺癌

【造影诊断】

范围较小、形态不规则、边界清楚的局限性管腔狭窄，肠壁僵硬；黏膜皱襞不规则破坏；可有不规则充盈缺损和龛影形成；钡剂通过受阻，近端管腔不等程度扩张［图 7-1-29（A）］。

【特别提示】

① 小肠腺癌好发于十二指肠及空肠近端，其次为回肠远段。

② 肿瘤可呈息肉状突向腔内或浸润肠壁形成环形狭窄。

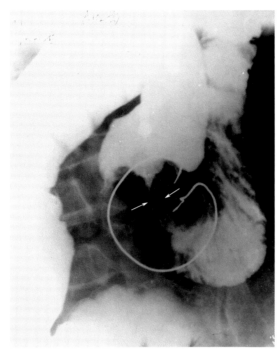

(A) 小肠腺癌

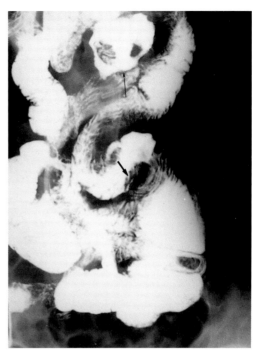

(B) 小肠淋巴瘤

图 7-1-29　小肠恶性肿瘤

（A）示向心性狭窄（——►）；（B）示充盈缺损，腔外区大溃疡（——►）

③ 小肠腺癌多见于 40 岁以上患者，常见症状为腹痛、出血、梗阻和腹部肿块。

2. 淋巴瘤

【造影诊断】

淋巴瘤可有下列征象。

① 多发大小不等结节状充盈缺损，部分伴有溃疡。

② 肠壁增厚、僵硬，管腔不规则狭窄或狭窄与扩张相间存在，病变范围较长。

③ 单发病变亦可表现为单发息肉样充盈缺损影。

④ 病变段肠壁张力减低，管腔动脉瘤样扩张而充盈缺损不明显，是黏膜下神经丛或肌层受侵表现。

⑤ 病变主要向肠腔外侵犯时表现为小肠外压移位及肠壁浸润征象，受累肠管常粘连而固定，有时伴较大溃疡［图 7-1-29（B）］。

【特别提示】

① 小肠淋巴瘤为小肠最常见的恶性肿瘤，可分为原发性和继发性两类：前者指肿瘤发生于小肠黏膜下淋巴组织，呈孤立结节状生长，向周围浸润发生较晚，预后较好；后者指小肠病变为全身淋巴瘤的一部分，以淋巴肉瘤最常见，早期在黏膜下层浸润，之后向内生长侵犯黏膜并形成结节状肿物、溃疡，向外侵犯浆膜、肠系膜及所属淋巴结。

② 小肠淋巴瘤好发于回肠末端。

③ 多见于青壮年，男性多于女性，常见症状为脐周持续性钝痛、不规则发热及腹泻、便秘交替症状，可触及与腹痛部位一致的包块。

3. 小肠平滑肌肉瘤或恶性间质瘤

【造影诊断】

① 瘤体多数较大，直径 5～12cm。

② 肿块无固定形状，可呈分叶状或不规则形。

③ 肿块表面常见溃疡，与肠腔沟通的巨大坏死囊腔内充盈造影剂为其特征性表现。

④ 多趋向于腔外生长，位于肠祥间，巨大者可推移肠管及邻近器官。

【特别提示】

① 小肠平滑肌肉瘤（大部分为恶性间质瘤）占小肠恶性肿瘤的 20％～25％，男女比例约为 3：1，40～60 岁多发。

② 平滑肌肉瘤一般较大，常大于 5cm，切面呈灰白色、鱼肉样，常伴有溃疡、中心坏死、出血、液化、囊变等。肠管平滑肌肉瘤除直接蔓延浸润外，主要为血行转移，可转移到肝、肺、骨等部位，其次为腹膜种植转移，而淋巴途径转移较少。

4. 小肠类癌

【造影诊断】

① 小肠造影因肿瘤较小且位于黏膜下而较易漏诊。

② 较小者表现为边界清楚、光滑的息肉样充盈缺损。

③ 较大时向腔内外同时生长，腔外部分常较大，可见邻近肠祥的压迫移位，腔内部分表现为较大的充盈缺损，欠规则，常导致肠腔狭窄，主要向腔外生长者常致肌层反应性增生、肥厚，使黏膜皱襞粗大，肠腔变窄，邻近肠祥被挤压分离。

【特别提示】

① 小肠类癌是发生于内胚叶上皮的嗜银细胞的肿瘤，又称嗜银细胞癌，肿瘤可分泌 5-羟色胺、激肽、组胺等生物活性物质，可致血管、胃肠及心肺改变，称"类癌综合征"，表现为皮肤潮红、腹泻、腹痛及哮喘等。

② 类癌为少见病，90％发生于胃肠道，占胃肠肿瘤的 1.5％，主要见于阑尾、末段回肠和直肠。

③ 类癌向肠壁外侵犯时可导致肠系膜纤维化，肠管粘连、固定，肠壁增厚、僵直；因活性物质刺激可致小肠运动加速和吸收不良。

④ 类癌为黏膜下肿瘤，生长缓慢，病程长，大于 2cm 的肿块多发生转移，而小于 1cm 的肿块很少转移。

5. 小肠转移瘤

【造影诊断】

Ｘ线表现不具特异性。

① 直接侵犯者：因合并原发肿瘤，一般肿块较大，邻近肠管受压移位，肠壁有外压及侵蚀性改变。

② 血行转移者：多发或单发充盈缺损，边界清楚，多发者大小相仿，或表现为管腔狭窄、壁僵硬、黏膜破坏、近段肠曲扩张。

③ 腹腔种植者：因肠系膜及肠壁增厚、僵硬，可有偏心性或向心性狭窄，肠曲固定，骶前间隙增宽。弥散转移或出现广泛肠粘连，肠曲固定，不易推动。转移瘤合并腹水时，见"小肠漂浮征"，小肠间距增宽。

【特别提示】

小肠转移瘤可来自如下几个途径。

① 血行转移：见于多血供的肿瘤，如肺癌、乳腺癌、恶性黑色素瘤、卡波西肉瘤等。

② 腹腔种植：多来源于腹腔或盆腔含黏液成分较多的肿瘤，如卵巢、阑尾、结肠和直肠等部位的转移。

③ 直接侵犯：源于邻近器官如肾、肾上腺、胰腺等恶性肿瘤的侵犯。

（四）溃疡性结肠炎

【造影诊断】

（1）急性期 ①动力异常：表现为痉挛和激惹现象，严重时一段肠管呈"绳样征"。②钡剂絮凝：黏膜分泌大量黏液、渗出物和血液所致。③多发溃疡：充盈相表现为结肠边缘锯齿状；排空相黏膜上多发小刺；双对比相见小钡斑（图7-1-30）；有时出现领扣状或T字形溃疡。④急性爆发时大量分泌物及弥漫溃疡致结肠外形模糊不清。⑤假息肉：溃疡继续进展，炎性水肿黏膜残余形成假性息肉状表现；黏膜水肿明显时则呈粗大的颗粒状，形成对称的、一致的隆起状充盈缺损，在肠外缘呈花边状或指印状外缘。

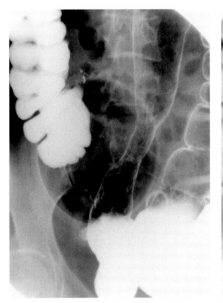 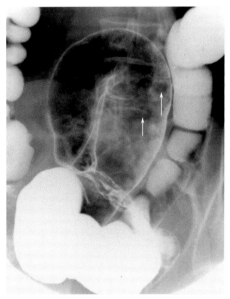

图 7-1-30　溃疡性结肠炎（急性期）
乙状结肠多发溃疡在双对比相上显示为小钡斑，周围有水肿透亮影（——→）

（2）亚急性期 ①黏膜颗粒状、结节状及息肉状改变更为明显。②肠变形：当溃疡较深且广泛时，肠外形不规则，有时类似肿瘤的表现，有时炎性息肉密集一处类似绒毛型肿瘤；轻型时结肠袋可正常，严重时变形、粗大、不规则甚至僵直；肠管僵直、肠腔狭窄，随炎症进展而逐渐加重。

（3）慢性期 结肠变短，结肠袋消失，肠腔变细如僵直的管型（图7-1-31）。如病变累及全部结肠，可见结肠右曲和左曲（肝曲和脾曲）曲度减小，下降平直。直肠壁增厚，骶骨前间隙增大。大约20%回肠末段张力低下，回盲瓣开放，或黏膜上见颗粒状影，少见溃疡，这种改变即为回流性结肠炎的表现。

（4）并发症 最主要为结肠中毒性扩张。放射学检查主要依靠腹部平片，钡剂灌肠检查有引起穿孔的危险。腹部平片可见：①结肠扩张，外缘不规整，因各层均有炎症和多数假息肉形成所致，常有坏死，但无梗阻。②应注意观察有无气腹，同时观察充气充液的结肠袢内

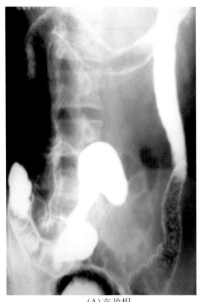
(A) 充盈相

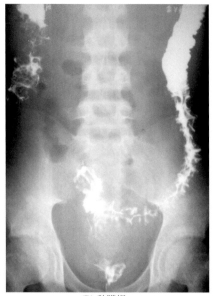
(B) 黏膜相

图 7-1-31　溃疡性结肠炎（慢性期）

结肠袋消失，肠腔变细如僵直的管型。黏膜相显示结肠黏膜皱襞粗大紊乱

的液面，常数目较少而液面较长。③暴发型急性溃疡性结肠炎，结肠扩张不严重，但全结肠有连续性充气现象，为结肠中毒性扩张的另一种表现。

【特别提示】

① 溃疡性结肠炎为一原因不明的结肠黏膜的慢性非特异性炎症性病变，以溃疡糜烂为主，累及结肠的大部分。多数发病年龄在 20～40 岁。多数病例起病缓慢，病程可为持续性，或活动期与缓解期交替的慢性病程。起病急骤者发展迅速，中毒症状严重，预后较差。

② 临床表现为：大便异常，常为血性黏液便或水样便，活动期为血便、脓血黏液便或无粪便血水为主要症状；腹痛，左腹部痉挛性疼痛，便后缓解，病情严重侵犯浆膜层引起持续性腹痛；全身症状可有纳差、恶心、呕吐、发热、衰弱、消瘦、贫血、水电解质失衡等；自身免疫反应症状：合并大关节炎，皮肤黏膜病变如结节红斑、口腔黏膜溃疡等，虹膜炎或虹膜睫状体炎。

③ 病变多累及左半结肠，也可遍及全部结肠，病变位于黏膜层，也可深达黏膜下层，严重者可侵及肌层和浆膜层，主要见于中毒性扩张型溃疡性结肠炎。黏膜面上可见多数不规则的浅而小的溃疡形成，残留黏膜形成炎性息肉。末段回肠可有表浅性黏膜炎症，又名"回流性回肠炎"。随着时间推移，结肠出现变形、僵硬、变短及狭窄现象。局部淋巴结常见非特异性炎症肿大。

④ 溃疡性结肠炎并发症主要有如下几个。a. 结肠中毒性扩张：此为最严重的并症之一，可发生在急性期或慢性期，中毒性扩张是由于炎症波及结肠肌层及肌间神经丛，以致肠壁张力急剧下降，呈节段性麻痹。b. 良性狭窄：溃疡性结肠炎良性狭窄的发生率为 6%～10%，多发生于长期的重型病变，其特点是结肠局限性僵硬，中心对称性管腔狭窄，狭窄与正常肠管之间移行段呈渐变性。c. 结肠癌：溃疡性结肠炎约 5% 发生癌变，结肠炎病史越长癌变发生率越高，在组织学上多为分化不良的癌，因此溃疡性结肠炎也被认为是一种癌前病变。

（五）小肠和结肠结核

【造影诊断】

（1）溃疡型肠结核 ①常见于末段回肠。②病变肠祥激惹现象明显：钡剂到达病变区时不能正常停留，而迅即被推向远侧肠管；或只有少量钡剂充盈呈细线状；或完全没有钡剂充盈，而其上下肠管充盈如常，这种征象称为"跳跃征"（skip sign），是溃疡型肠结核的典型表现。如行钡灌肠检查，管腔尚能扩张，但黏膜皱襞紊乱，溃疡使肠壁呈锯齿状。③病变后期因大量纤维组织增生使管壁增厚，管腔不规则狭窄、变形，形态较固定，其近段肠管淤积、扩张。

（2）增殖型肠结核 ①常位于回肠末段、盲肠和（或）升结肠。②受累肠段狭窄、缩短和僵直。③黏膜皱襞紊乱、消失，常见多数小息肉样充盈缺损。④激惹征多不明显。⑤回盲瓣常受侵犯，表现为增生肥厚，使盲肠内侧壁凹陷变形，继而引起小肠排空延迟。⑥结肠病变常累及结肠系膜与肠系膜，故盲肠位置上移，回肠末段也随之上移（图 7-1-32）。

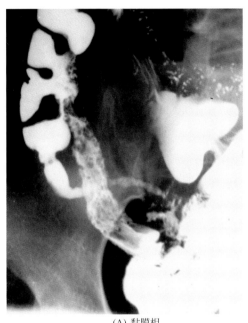
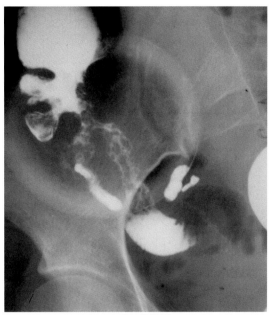

(A) 黏膜相 (B) 黏膜相

图 7-1-32 增殖型肠结核

末段回肠、盲肠增殖型肠结核，多发充盈缺损，盲肠短缩上移

【特别提示】

① 肠结核是结核杆菌引起的肠道慢性特异性感染，多继发于肺结核，常与腹膜结核和肠系膜淋巴结结核并存。好发于青壮年，40 岁以下者占 90%，女性多于男性。

② 病理常将肠结核分为溃疡型和增殖型。溃疡型肠结核是以肠壁集合淋巴结和淋巴滤泡受侵，形成干酪样病灶，随后溃破而形成溃疡为特点。增殖型肠结核干酪样病变很少，而以大量肉芽组织增生为其特点。

③ 肠结核好发于回盲部，其次为空、回肠及十二指肠第二、三段。

④ 临床上常为慢性起病，病程较长，除结核全身表现外，主要临床表现如下。a. 腹痛：多为右下腹隐痛或钝痛，进餐可诱发，排便后可暂时缓解。b. 排便习惯异常：为糊状或水样便腹泻，或腹泻与便秘交替。c. 腹部肿块：右下腹境界不清，肿块较固定，多为增殖型

肠结核，或溃疡型肠结核伴局限性腹膜炎或肠系膜淋巴结结核者。d. 肠外结核伴发肠梗阻或肠瘘等。

⑤ X 线检查对于肠结核的诊断具有决定性的意义。无肠梗阻者，多以钡餐造影检查为主，辅以钡剂灌肠造影检查。发生于回盲部的结核有时需要和克罗恩病鉴别。

（六）坏死性小肠结肠炎

【X 线诊断】

本病主要依靠腹部平片进行诊断。

（1）早期 肠充气减少或肠淤张。小肠胀气扩张为主，结肠略轻。病变肠管外形僵硬，位置形态较固定，肠间隙增厚和模糊。以右下腹最多见。

（2）进展期 肠淤张加重，亦可肠充气减少。可出现分散浅小的气液面。腹腔渗液增多、类似肠梗阻或腹膜炎。肠壁积气是本病重要的 X 线征象。黏膜下积气呈小囊状，多泡状透亮影，形成所谓"泡沫征"，肌层或浆膜下积气为环状或半环状透亮影，环绕在肠壁内（图 7-1-33）。多见于右下腹肠管，亦可见于胃壁或结肠壁内。

（3）门静脉积气是坏死性小肠结肠炎晚期或严重的征象，X 线表现为自肝门向肝内由粗渐细的枯树枝状透亮影。

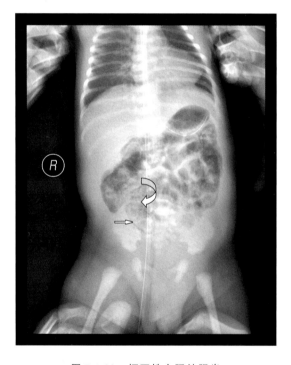

图 7-1-33 坏死性小肠结肠炎

患儿 4 天，血便，腹胀。浆膜下积气，肠壁环形透亮影（⇨）。黏膜下积气，呈典型"泡沫征"（↻）。手术治疗，病理证实

【特别提示】

① 新生儿坏死性小肠结肠炎为一种严重威胁新生儿特别是早产儿生命的疾病，以胃肠道缺血坏死、肠气囊肿及肠穿孔为其特征。本病病因尚未完全明了，可能与肠管缺血、免疫缺损及细菌感染有关。临床多见于窒息缺氧儿、人工喂养小儿及肺炎、败血症患儿。病理改

变主要为非特异性肠坏死及炎性浸润，多见于回肠，其次为结肠、空肠及胃。

② 肠壁积气与肠坏死的分布多一致。病情好转时肠壁积气现象可消失。在新生儿期，由其他疾病引起的肠壁积气极为少见。因此肠壁积气的 X 线征象对该病的诊断和病情估计有重要价值。静脉积气产生的条件须有肠壁积气，肠壁静脉血管破裂并处于扩张状态，气体才能进入血管内随血流达门脉系统。这也是门静脉积气少见和出现时间短暂的原因。少数病例可见脾静脉积气和腹膜外积气。

③ 有肠坏死的病例，部分可发生肠穿孔，出现气腹。有气腹的部分病例肠壁积气消失，与其他原因的胃肠道穿孔不易区别，但肠管僵硬，外形异常可提示诊断。

④ 本病恢复期可发生胃变形及肠狭窄、肠梗阻。由于本病有肠坏死，故肠穿孔的危险性很大，钡餐和钡灌肠检查应禁忌，必要时可用碘剂造影。

（七）结直肠癌

【造影诊断】

（1）早期小结肠癌的表现 ①早期小病灶是指直径小于 2cm，深度限于黏膜和黏膜下层以内。②此期病灶多表现为一小圆形或椭圆形较光滑突入肠腔的充盈缺损。③有时其基底部肠壁可见浅切迹，不出现深而不规则的切迹，对侧肠壁也不凹陷。④带蒂腺瘤样息肉早期癌变，此时息肉顶端不规则，息肉蒂部正常；当其蒂也发生癌变时已不属早期癌。⑤当肠腔内充盈缺损外形出现不规则边缘，伴有深的基底部切迹，或对侧肠壁呈现凹陷，或肠壁僵硬、收缩变形、管腔狭窄时，已进入进展期。

（2）进展期结肠癌的表现 ①息肉型（蕈伞型）：表现为腔内不规则的充盈缺损，体积较大，表面有裂隙及浅的糜烂或溃疡。息肉状肿块可侵犯结肠壁致使肠壁外形发生改变［图7-1-34（A）］。②溃疡型（局限或浸润溃疡型）：肠腔内充盈缺损表面出现狭窄的、星芒状的或锯齿状的不规则龛影，系癌瘤中心坏死所致。③浸润型（硬化或狭窄型）：结肠肠腔局限狭窄，外形不规则，肠壁僵硬，黏膜呈不规则结节状，系结肠癌弥漫浸润所致，类似浸润型

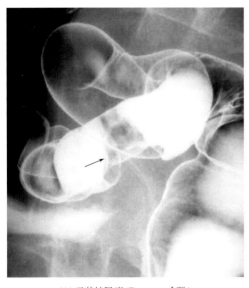

(A) 乙状结肠癌 (Borrmann I 型)

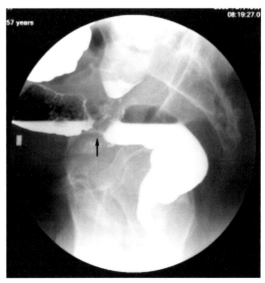

(B) 直肠癌

图 7-1-34 结直肠癌

（A）显示为肠腔内不规则充盈缺损（——）；（B）气钡灌肠显示乙状结肠和直肠交界部局限向心性狭窄，与正常肠管分界截然（——）

胃癌的表现。若癌瘤侵犯整个结肠壁一周，表现为不规则的环形狭窄，称"果核征"，此时常伴有不同程度梗阻征象［图7-1-34（B）］。由于癌瘤组织广泛浸润，一般不出现溃疡。上述改变较恒定，用压迫法或使用低张药物后无变化。

【特别提示】

① 结肠癌是常见的消化道恶性肿瘤之一，多见于50岁以上的老年人，男女比例为3∶2。发病于直肠的约占50%以上，发病于乙状结肠的占25%，以下依次为升结肠、盲肠、横结肠、降结肠和阑尾。

② 最常见的症状为排便习惯及粪便性状的改变，一般右半结肠癌以全身症状、贫血和腹部肿块为主要表现；左半结肠癌以肠梗阻、便秘、腹泻、便血等症状为主；直肠癌主要引起便频、便不尽感等直肠刺激症状及便血、慢性肠梗阻等。晚期癌肿侵犯周围组织器官引起相应症状。

③ 组织学上结肠癌以腺癌为主，其次为黏液癌、乳头状腺癌、类癌、腺鳞癌等。大体病理分型：息肉型、溃疡型、浸润型。

④ 早期小病灶是指直径小于2cm，深度限于黏膜和黏膜下层以内。进展期结肠癌已侵入深层组织，国际上通用的Borrmann分型如下。a.Borrmann Ⅰ型（蕈伞型）：癌肿向腔内形成大的隆起，表面不伴有大的溃疡。b.Borrmann Ⅱ型（局限溃疡型）：癌肿形成明显的溃疡并伴有境界清楚的环堤。c.Borrmann Ⅲ型（浸润溃疡型）：癌肿周围的环堤破溃，环堤境界不清。d.Borrmann Ⅳ型（浸润型）：癌肿不形成明显的溃疡和环堤，沿黏膜下层及其深层广泛浸润。

⑤ 结肠X线造影主要采用钡剂灌肠方法，尤其采用气钡双重对比造影对发现早期较小病变更为有利。

(八) 结肠憩室

【造影诊断】

（1）憩室表现　①易发生于结肠带边缘系膜侧血管入肠壁处。②钡灌肠表现为突出于肠壁外的圆球状、瓶状、柱状、环状或半月状囊袋影。当钡剂通过后，遗留于憩室内的钡剂呈小囊状或一串葡萄状影（图7-1-35）。③当憩室数目较多时，结肠有不同程度的变短现象，

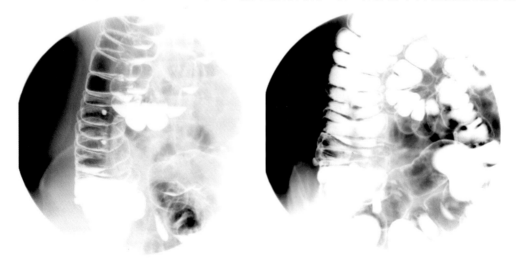

图7-1-35　升结肠多发憩室

患者，女，44岁。钡灌肠显示升结肠多发小囊袋状外突影

结肠腔的膨胀也受限。④双重对比造影检查憩室呈泡样改变，且可见到其中的气液平面。⑤阑尾憩室很少见，一般位于系膜侧，表现为凸出于阑尾腔外的囊状阴影，大小一般小于5mm。

（2）憩室炎　可出现如下征象。①憩室变形：憩室炎使憩室变为不规则形，主要由于黏膜水肿或瘢痕变形皱襞不规则所致。②脓肿：结肠周围脓肿引起充盈的结肠呈外压改变，可大可小，失去典型憩室外形。③瘘道：此为憩室炎最典型的征象，表现为肠腔以外有造影剂溢出，与结肠壁平行的瘘道阴影，多见于乙状结肠或盆腔结肠内。瘘道不规则，可长达数厘米至十几厘米。④激惹征象：结肠内容物通过憩室炎症段时非常迅速，肠管痉挛变细，边缘不规则呈锯齿状，憩室位于锯齿的顶端，其对侧呈凹陷的切迹。

【特别提示】

① 结肠憩室是结肠黏膜通过肠壁薄弱部分向外疝出而形成的憩室性病变。多发生在乙状结肠，也可发生在结肠的其他任何部位，直肠罕见。结肠憩室及憩室炎多发生在50～70岁的老年人，女性多于男性。

② 单纯结肠憩室一般没有症状，有时伴轻微且非特异症状，如腹痛、便秘和腹胀等，并发憩室炎后症状较为明显，有腹痛、便秘、腹胀、发热和白细胞增高等，急性憩室炎常见并发症有以下几种。a. 憩室炎穿孔：引起局限或弥漫性腹膜炎。b. 穿孔后形成脓肿或憩室周围炎性肿块。c. 脓肿扩散形成瘘道。d. 便血等。慢性憩室炎常引起肠壁水肿、增厚、纤维化和周围组织粘连，可引起不同程度的肠梗阻和便秘等症状。

（九）结肠息肉和息肉病综合征

【造影诊断】

（1）双重对比钡剂灌肠检查息肉表现为结肠腔内境界光滑锐利的圆形充盈缺损［图7-1-36（A）］，有时也可呈分叶状或绒毛状，在气体对比下结肠息肉为表面涂有钡剂的环形软组织影。

（2）若息肉带蒂压迫像可见蒂影，蒂可长可短，带蒂息肉可见轻度活动。

（3）息肉病综合征：a. 家族性腺瘤性息肉病的息肉分布在左半结肠较多，右半结肠较少，至回肠末端则不见［图7-1-36（B）］。息肉的大小自数毫米至数厘米不等，非常密集，均呈圆形或椭圆形阴影，表面光滑。若较大息肉表面粗糙或呈不规则分叶状，也应怀疑恶性变。息肉病综合征患者无激惹性，结肠袋正常无短缩现象，黏膜无溃疡病变。b. 加德纳（Gardner）综合征的结肠息肉的X线表现如家族性腺瘤性息肉病。c. 幼年性息肉病的息肉境界光滑，表面完整，不恶变。

【特别提示】

① 结肠息肉是指隆起于结肠黏膜上皮表面的局限性病变，可以是广基底的、短蒂的或长蒂的。若结肠内有数量较多的息肉存在，则称为息肉病综合征。组织学上息肉可分为腺瘤性息肉、错构瘤性息肉、炎性息肉、增生性息肉、息肉状癌等。

② 结肠息肉或息肉病综合征最常见的症状是便血，多为无痛性鲜血覆盖在粪便表面，不与粪便混合。有时在便血之外有多量的黏液排出，可伴有腹痛或大便次数增加症状。当息肉合并感染时，除大便有黏液外尚可有脓汁。息肉也可诱发肠套叠。

③ 息肉生长过程中可发生恶变，尤其腺瘤性息肉恶变多见，2cm以上腺瘤性息肉恶变率约占50%，绒毛状息肉恶变率更高。息肉恶变表现：a. 体积迅速增长；b. 未恶变息肉外形光滑整齐，恶变者不规则；c. 带蒂息肉恶变时息肉顶端增大并长入蒂内，使蒂变短，最

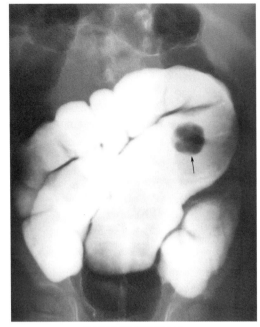

(A) 乙状结肠腺瘤性息肉

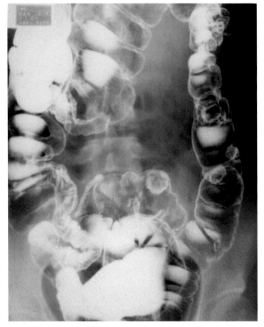

(B) 家族性胃息肉

图 7-1-36　结肠息肉

（A）充盈相示乙状结肠圆形充盈缺损（——），有细蒂；（B）示结肠多发息肉，表面不甚光滑，双重对比像表面涂钡可清晰显示其环形轮廓

终成为广基肿块；d. 良性息肉对肠壁无影响，恶变后在其基底部肠壁产生凹陷切迹，为癌组织浸润使肠壁收缩所致。

④ 家族性腺瘤性息肉病是常染色体显性遗传病，约在 20 岁出现症状，到 40 岁左右可发生癌变。若单个息肉直径大于 2cm 以上应怀疑恶性变可能。

⑤ Gardner 综合征也为常染色体显性遗传病，发病年龄较家族性腺瘤性息肉病稍早，与家族性腺瘤性息肉病不同的是除了结肠多发管状腺瘤性息肉外，还伴有结肠外病变，如 a. 骨瘤：颅骨及下颌骨常见。b. 表皮样囊肿：多发生在腿部、头皮及手臂等处。c. 牙齿异常，如阻生牙、多生牙和牙囊肿。d. 纤维母细胞活动性病变，腹壁或腹腔内硬纤维瘤。在以上诸伴发疾病中以软组织肿瘤及骨瘤较为常见。目前趋向于认为家族性腺瘤性息肉病与 Gardner 综合征属于同一范畴病变，其区别仅在于是否伴有结肠外病变的外显率。

⑥ 幼年性息肉病多发生在儿童期，成人者极少见，是留滞性或炎性息肉。组织学上息肉基质由结缔组织构成，含囊性结构，覆以上皮，其中有多数炎性细胞。幼年性息肉病有如下临床类型：儿童发生者为孤立性或多发性结肠息肉，外形为圆形或椭圆形；另一类结肠多发息肉病综合征除结肠息肉外，其他部位如胃与小肠也有广泛性息肉，也可同时伴有结肠腺瘤性息肉，此型为常染色体显性遗传疾病。

（十）阑尾疾病

【X 线诊断】

（1）急性阑尾炎　急性阑尾炎一般根据典型的临床表现和实验室检查做出正确的临床诊断。普通 X 线检查如腹部平片可见右下腹部局限肠淤张，但主要目的是鉴别诊断，以排除其他急腹症。

（2）慢性阑尾炎　灌肠检查可显示如下征象。①阑尾显影不全：慢性阑尾炎时管腔狭窄或部分闭塞，故阑尾可以不显影或显影不全［图 7-1-37（A）］。②阑尾变形：阑尾外形不规则，边缘粗糙不整，多处狭窄与扭曲固定，均为慢性炎症粘连引起。③阑尾与末段回肠或盲肠有粘连，可表现为阑尾尖端粘连上举，扪压下固定［图 7-1-37（B）］。④阑尾内粪石形成充盈缺损。⑤透视下扪压检查，阑尾部位压痛。

（3）阑尾周围脓肿　有急性阑尾炎史，周围肠管痉挛激惹，黏膜皱襞增粗，盲肠内侧缘和末段回肠较浅的压迹。

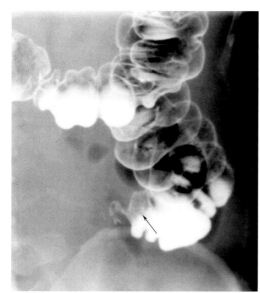
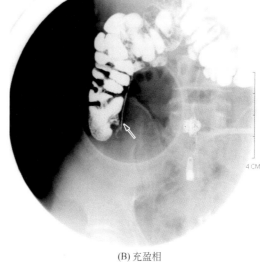

（A）充盈相　　　　　　　　　　　　　　（B）充盈相
图 7-1-37　慢性阑尾炎

（A）阑尾充盈不良，远端可见杯口状改变，为阑尾内粪石所致（——→）；（B）阑尾尖端粘连，整个阑尾上举（⇨）

（4）阑尾肿瘤　①阑尾黏液囊肿：钡餐造影阑尾不显影，少数可见一短的阻塞近端的阑尾；右下腹有圆形或椭圆形境界清晰的软组织阴影，有的与盲肠粘连不能分开，或与盲肠同时移动；盲肠内有被压入的圆形、广基底的充盈缺损，回肠末段可向右上推移。②阑尾类癌：小的阑尾类癌造影检查一般不能发现，体积大于 2cm 者造影可发现类癌释放的血管活性物质形成的对邻近肠系膜引起的硬纤维反应，使小肠发生牵拉呈辐射排列现象，盲肠内下方出现压迫或浸润变形征象。

【特别提示】

① 急性阑尾炎或慢性阑尾炎急性发作时，出现阵发性、转移性右下腹痛，压痛、反跳痛和肌紧张，尤其是麦氏点的压痛和反跳痛为阑尾炎典型临床表现，同时可伴有胃肠道症状如恶心、呕吐等，合并腹膜炎时可出现畏寒、高热及麻痹性肠梗阻。

② 阑尾周围脓肿需要临床结合影像学检查如超声、CT 来判断。

③ 阑尾黏液囊肿多继发于阑尾炎症，炎症使阑尾腔闭锁，其远端的黏膜腺体功能仍然保留，继续分泌黏液，形成圆形或椭圆形囊肿。囊肿内充满黄色黏液，囊壁纤维化，也可钙化。此外，阑尾粪石、异物、类癌、粘连、扭转均可使阑尾腔闭锁形成阑尾黏液囊肿。囊肿大小不一，有的呈典型条状。有的黏液囊肿无临床症状，多数类似阑尾炎症状。

④ 阑尾类癌可以发生在任何年龄，以 30～50 岁为高发年龄段。阑尾是类癌发生率最高

的部位，占 30%～45%。阑尾类癌发生于肠黏膜腺体的嗜银细胞，生长缓慢，直径一般不超过 2cm，一般恶性度较低，3% 发生转移，5% 可侵犯肌层。多数无临床表现，当肿瘤阻塞管腔时，容易诱发阑尾炎。由于类癌细胞分泌 5-羟色胺等生物活性物质，作用于血管壁、胃肠、支气管平滑肌及心脏瓣膜，出现皮肤潮红、腹泻、哮喘、心脏瓣膜病等类癌综合征症状。

第二节 急 腹 症

一、胃肠道穿孔

【X 线诊断】

（1）胃破裂 ①游离气腹：立位透视或立位腹平片可见膈下线状、新月状气体影。②腹膜炎征象：主要有麻痹性肠梗阻；腹腔积气积液形成气液平面；双侧胁腹部脂肪线模糊消失。③新生儿胃破裂典型 X 线征象：腹腔内大量的游离气体，多可见一个贯穿整个腹腔的巨大气液平面。大量的气体使膈面升高，右侧衬托出肝脏边缘，左侧可显示胃和结肠的脏壁影及脾脏影，膈与肝脾之间距离明显增大，肝脾向中线移位，呈现所谓的"马蹄征"；胃泡明显缩小或消失，在大量气体的衬托下镰状韧带被显示出来，往往小肠无梗阻性气液平面[图 7-2-1（A）]。

（2）小肠破裂 ①十二指肠破裂：主要表现为气腹征。少量气体溢出则多聚集在肝肾隐窝，仰卧位时气体上升至前腹壁下，衬托出肝脏的边缘，肝脏边缘显影征是十二指肠穿孔时仰卧位腹平片的典型征象。十二指肠壶腹（球部）后壁的破裂，可在小网膜囊及右侧肝下间隙内积气积液，仰卧位片上可见右上腹部肝胃之间或右肾上方椭圆形或三角形的透亮影。可以口服碘造影剂来观察破裂口的位置及大小。②小肠破裂：在小儿小肠破裂可与胃破裂表现相似[图 7-2-1（B）]，但通常气腹征少见。可以出现气液平面，分为腹腔内、肠腔内两种：腹腔内网膜炎性粘连形成多房空腔和积气积液，形成腹膜腔内气液平面；肠腔内气液平面则是吸收受阻的液体在肠腔内潴留。

（3）结肠破裂 可表现为结肠扩张。多由于结肠破裂形成血肿、压迫性阻塞所造成。

【特别提示】

① 胃穿孔主要原因是胃溃疡，也可见于创伤、肿瘤、炎症、绞窄性膈疝等，此外，吸氧、洗胃、心肺复苏等医源性原因均可以导致胃破裂。穿孔很小者症状不典型。胃后壁穿孔并不导致弥漫性腹膜炎，甚至并不出现游离气腹，此时需要与急性胰腺炎、急性胆囊炎等鉴别。

② 十二指肠破裂或穿孔最常见的原因是溃疡病。十二指肠始末两端大部被腹膜包裹，此两处损伤常因破入腹腔表现为明显的腹膜炎。其余大部分十二指肠为腹膜后位，临床症状较轻，腹膜炎体征出现较晚，早期诊断困难。

③ 小肠破裂是腹部外伤时常见的腹内脏器伤。小肠内气体较少，故破裂后气腹征少见；肠液酸性成分少，导致腹膜炎症状轻。破裂口较小时可由于肠壁收缩、大网膜包裹、纤维蛋白附着等原因使破裂孔口闭塞，导致气液腹及急腹症等的临床症状及影像表现不明显。

④ 结肠外伤可造成其破裂，并形成血肿。多见于横结肠及乙状结肠。

⑤ 膈下游离气体的鉴别：a. 需与肺下缘、膈下脂肪、间位结肠等鉴别。b. 腹部手术后、输卵管造影通水术后及腹腔诊断性穿刺后可在腹腔内留有少量游离气体。c. 需与膈下

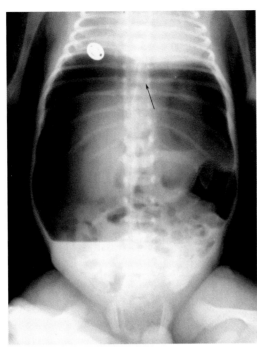 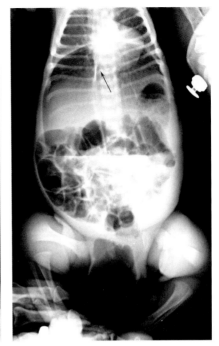

(A) 新生儿胃破裂　　　　　　　　　　　　(B) 小肠破裂

图 7-2-1　胃肠道穿孔

（A）示大量游离气体，气液腹，肝脏镰状韧带显影（——）；（B）示腹股沟斜疝嵌顿并发肠道穿孔，气液腹，也可见肝脏镰状韧带（——）

脓肿鉴别：膈下脓肿一般见于术后或肝脓肿破裂，临床上有发热、白细胞升高、肝区疼痛等表现。

⑥ 小肠破裂形成的腹腔气液平面与小肠梗阻的气液平面需要鉴别：a. 仔细询问病史，小肠破裂多有明确的外伤史，少数可有肠穿孔性疾病；肠梗阻多有腹痛、腹胀、排气排便停止和呕吐病史。b. 肠腔内气液平面的 X 线特点：肠腔胀气，气液平面顶部有扩张的肠管壁。大小气液平面可以排列成阶梯状。卧位片胀气肠袢能形成连贯的透亮影。c. 腹腔内气液平面的特点：腹部立卧位气液平面数量、大小、形态可发生快速变化。气液平面如同时伴有膈下游离气体、腹腔内积液则确诊无疑。

二、肠梗阻

【X 线诊断】

1. 机械性肠梗阻

（1）确定是否有肠梗阻

立位片（透视及照片）：于中或下腹部可见膨胀而弯曲的小肠袢，并有气液平面形成。液面可多少不等；如果梗阻在上部空肠则液面较少，如在下部回肠则液面可达 10 多个 ［图 7-2-2（A）］。在立位片上往往不易鉴别扩张肠管为大肠还是小肠。

仰卧位腹部平片：可以确切观察扩张的肠管的程度及肠管结构，借以判断肠管的位置及大小肠。一般小肠分布在腹部中央区。可以从环状皱襞的多少来判断扩张肠管是空肠还是回肠：一般空肠环状皱襞丰富，而回肠管腔相对光滑。扩张的肠袢弯曲靠拢形成咖啡豆状。

结肠是否有气体是诊断小肠梗阻是否为完全性梗阻的关键。如果间断拍片连续观察结肠内无气体，而小肠明显扩张无变化则应确诊为完全性小肠梗阻；如结肠内始终有气体，临床有肠梗阻症状则可能为不全性肠梗阻。但有时完全性肠梗阻晚期，结肠由于发生肠麻痹而扩张积气。所以肠梗阻的诊断不能脱离临床状态而孤立地从X线所见就片面下结论。

（2）小肠梗阻部位的确定

① 高位肠梗阻：胀气肠管局限在上腹部偏左位置，气液平面较少，位于左上腹部。当因反复呕吐，使梗阻近端肠腔内容物大部分被呕出时，可看不到胀气肠管影。

② 低位肠梗阻：立位检查，可见小肠扩张所形成的"阶梯状"气液平面见于全腹部，数量较多，同时可见多个气胀而弯曲的肠祥呈倒U字排列于全腹部。

（3）确定肠梗阻的类型　机械性肠梗阻可分为单纯性及绞窄性两种。前者X线征象比较典型而明确，易于诊断。后者所呈现的X线征象较难于掌握，详见后述。

（4）肠梗阻的原因　仅有少数情况可能在手术前确诊。如发现蛔虫团或胆石的阴影则可有助于梗阻原因的诊断。从发生率来讲最常见的原因为肠粘连；对曾经有过腹部手术的患者应首先考虑为肠粘连所致。

2. 绞窄性肠梗阻

① 嵌顿的肠曲呈C字形或"咖啡豆状"，呈固定部位及X线表现［图7-2-2（B）］。

② 由于嵌顿的肠祥内充满液体呈现软组织团块阴影，形成"假肿瘤"征象［图7-2-2（C）］。

③ 阻塞的近侧肠管扩张，有气液平面形成。

④ 腹腔内可有液体出现。

⑤ 结肠内一般无气体，但当绞窄的时间过长可有气体出现，这会给诊断带来一定困难。

3. 麻痹性肠梗阻

麻痹性肠梗阻的特点如下。

① 卧位腹部平片显示大、小肠呈均等积气、扩张，胃部也常胀气扩大。小肠扩张较轻时，表现为与反射性肠郁张相仿的分格状；小肠扩张较重时，呈连续的管状。

② 立位腹部平片，充气扩大的大、小肠和胃内出现宽窄不等的气液平面，多高低不等，少数表现为多个气液平面几乎位于同一高度。

③ 扩张的肠腔互相靠近，肠间隙正常。若合并腹腔内感染，则肠间隙可增宽、腹膜脂肪线模糊。

4. 肠系膜动脉栓塞性肠梗阻

① 早期缺乏明显X线征象。

② 病情进展，于右下腹部可见充气扩张小肠，盲升结肠也同时扩张。受累肠壁增厚、僵直，管腔缩小，黏膜皱襞增粗，造影检查可见肠管外形呈锯齿状。

③ 扩张小肠内充满液体时可形成"假肿瘤征"。

④ 当肠壁出现间断性弧线状、半月状气体透亮影，为肠坏死征象，门静脉内可出现气体。

⑤ 腹腔积液：表现为结肠旁沟增宽、肝三角消失及肠间隙增宽。

【特别提示】

① 典型机械性小肠梗阻可根据小肠异常充气而结肠无气原则进行诊断；但需要注意的是，梗阻早期结肠内还可有少量气体残留，而晚期小肠过度胀气可能与结肠不易区分，如肠梗阻合并腹膜炎产生麻痹性肠梗阻，结肠也可扩张。因此，肠梗阻的诊断需结合临床症状、

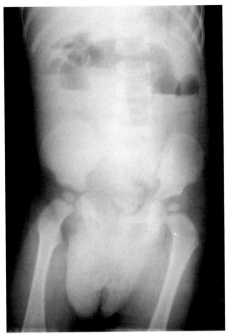

(A) 右侧腹股沟疝肠梗阻

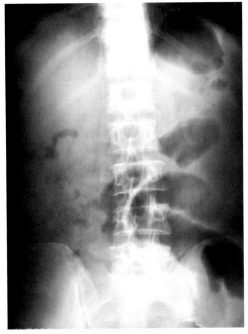

(B) 绞窄性肠梗阻

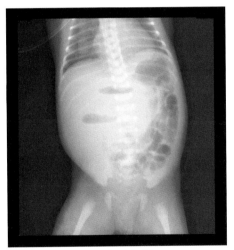

(C) "假肿瘤"征

图 7-2-2 肠梗阻

(A) 中腹部积气扩张肠祥并多发气液平面；(B) "咖啡豆征"

体征、X 线表现，并参考发病经过。

② 绞窄性小肠梗阻由于肠系膜血管发生狭窄，导致血液循环障碍，易引起小肠坏死，临床症状比较更为危重，可出现血性腹水、脱水和毒血症，后者加重休克。

③ 麻痹性肠梗阻最常见的原因为急性腹膜炎和手术后肠麻痹，还常见于胸腹部外伤及感染等。

④ 肠系膜动脉栓塞性肠梗阻：a. 多由于心脏内栓子脱落而使肠系膜动脉发生栓塞。肠系膜上动脉较肠系膜下动脉多见。动脉硬化症也可以由于动脉管腔狭窄而形成血栓。b. 肠系膜动脉发生栓塞后先出现小肠缺血性痉挛，后产生肠壁水肿。随后静脉发生栓塞，肠壁的

毛细血管充血甚至发生破裂、出血，继而产生肠坏死，最终可发生穿孔。c. 病人可主诉腹痛，但体征多不明显，早期诊断较困难，待病情发展严重，腹痛呈持续性。呕吐血样物，腹泻，并排血样便为重要症状。d. 肠系膜动脉栓塞的腹部 X 线所见均为非特征性，诊断的关键是结合临床，并尽快行增强 CT 检查。

三、乙状结肠扭转

【X 线诊断】

（1）X 线平片　①非闭袢性乙状结肠扭转有以下表现：因梗阻系不全性，扭转以上部位的结肠扩张，但较轻，一般不超过 10cm。扩张结肠位于中腹部或左腹部，回肠可轻度扩张。立位片示扩张结肠内无或有少量液平面。②闭袢性乙状结肠扭转结肠扩张明显，可超过 10cm 以上甚至可达 20cm。立位时可见两个较宽的气液平面形成。扩大的乙状结肠呈马蹄铁形。马蹄的圆顶可高达中上腹部，甚至位于左侧膈下。此马蹄形阴影由于位置的关系有时可重叠，变换体位摄片可清楚显示［图 7-2-3（A）］。

（2）钡剂灌肠　①闭袢性乙状结肠扭转：钡剂充盈至乙状结肠下部时，尖端逐渐变细，指向一侧如鸟嘴状。②非闭袢性乙状结肠扭转：可有少量钡剂进入扭转的肠袢，此时可见螺旋状变细肠管。钡剂可继续向前进入扩大的近侧肠管［图 7-2-3（B）］。

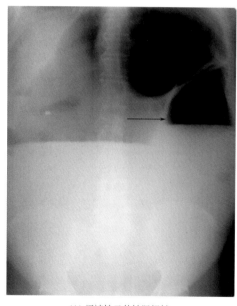
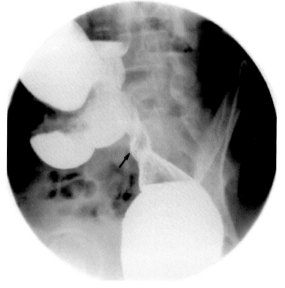

（A）闭袢性乙状结肠扭转　　　　　　　　　（B）非闭袢性乙状结肠扭转

图 7-2-3　乙状结肠扭转

（A）扩大的乙状结肠呈典型的"马蹄铁征"（➡️）；（B）乙状结肠扭曲成螺旋状，钡灌肠可见钡剂通过狭窄段（➡️）

【特别提示】

① 乙状结肠扭转多发生在乙状结肠过长而肠系膜过短者，多见于老年人。可分为闭袢性及非闭袢性两种：前者为肠腔在扭转处形成闭袢，闭袢内有扩张的结肠绊，内容物可进入扩张的近端，而不易排出，使闭袢内乙状结肠扩张。非闭袢性乙状结肠扭转为乙状结肠在一点形成单纯旋转 360°，无闭袢形成。这种扭转无肠壁血供障碍，而只有单纯肠腔狭窄。

② 临床有不同程度下腹痛，呈持续性，阵发加剧，无粪便排出，有明显腹胀。

③ 乙状结肠扭转 X 线表现较具特征性，有时需要和盲肠扭转鉴别。盲肠扭转少见，多发生于 20～40 岁，常合并末段回肠及部分升结肠扭转。临床上主要表现为突发右下腹痛，伴有恶心、呕吐和腹胀。腹部平片表现为盲肠及部分升结肠明显积气扩张，立位片可见宽大的气液平面，小肠轻至中度扩张，位于扩张积气的盲肠右侧，闭袢型盲肠扭转表现为以盲肠为中心的放射状聚集。钡剂灌肠显示钡剂到达扭转肠袢处梗阻，梗阻端钝圆或呈鸟嘴状，钡剂少量通过扭转肠段时可见螺旋状黏膜皱襞，钡剂受阻端与平片所见的扩张肠袢相连。

四、肠套叠

【X 线诊断】

（1）腹平片　难于确诊，但有时可提供一些线索：①在充气的结肠框内，发现位于肠管中央的软组织块影，与扪及的腹部肿块相符。②回肠移位于升结肠之外，盲肠部为充气小肠取代。出现上述情况，高度可疑肠套叠，应及时行超声或灌肠等进一步检查确诊。

（2）空气灌肠　借助气体把套入部软组织包块衬托出来。当套入部与 X 线垂直时，套入部表现为半月形、钳形或长柱形。当套入部与 X 线平行时，套入部则表现为球形、哑铃形、巨大息肉形。套叠局部痉挛时，上述表现时隐时现，甚至完全消失［图 7-2-4（A）］。

（3）钡灌肠　套入部在致密的钡柱中显示为充盈缺损区，钡柱前端呈典型的"杯口征"或球形缺损，当钡剂进入套鞘内时，"杯口征"影变为"长钳"状，球形缺损可演变为模糊螺旋形影［图 7-2-4（B）］。套叠肠段反复痉挛收缩，套鞘收缩将其内钡剂大部分排出，可出现典型的平行环状影或弹簧状改变。

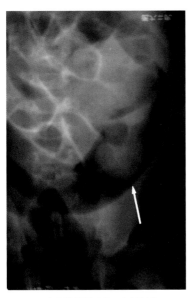
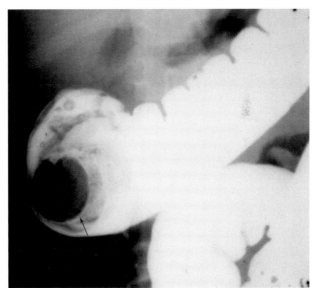

(A) 小儿结肠肠套叠 (充气复位)　　　　　(B) 过敏性紫癜结肠肠套叠

图 7-2-4　肠套叠

(A) 可见位于远端充气肠腔内的套入部（➡）；(B) 灌肠造影显示杯口征（➡）

（4）钡餐检查　可用于慢性肠套叠。①肠套叠套入部的内筒（也称中央管）显现具有特征性。套入部肠腔显著变窄，呈边缘平滑的索条状影像，代表套入部的内筒。动态观察可见随着进入内筒的钡剂的多少不等，索条状影像时宽时窄，窄时如线状或完全闭锁，宽时可见清晰的纵皱襞。②内筒远端肠腔扩大呈杯口征或螺旋状环绕中央管。③回盲结肠型和回结肠型套叠，回肠末端及其系膜已被卷入升结肠或横结肠内，由于系膜牵拉，使整个套叠部向内下移位。④痉挛、激惹可使套叠结构显示不清，仔细观察中央管的纵皱襞更有意义。⑤钡剂通过套入部的时间往往延长。

【特别提示】

① 肠套叠系一段肠管套入邻近肠腔内所致，属于绞窄性肠梗阻。

② 按套入部和套鞘肠管决定其命名，最常见的是回结肠型套叠和回盲结肠型套叠，临床上占总数的 80% 以上。其他类型还有回回肠型套叠、结结肠型套叠、回回结肠型套叠。

③ 肠套叠由三层肠壁所组成，相互折叠的肠管分别称为外筒、中筒和内筒，外筒又称外鞘或套鞘；中筒和内筒合称套入部；套入部两筒的远端反折称为头部，套鞘的近端肠管反折处称为颈部。外筒和中筒的相邻面为黏膜，中筒和内筒的相邻面为浆膜，其间还有卷入的肠系膜，因此不仅使肠腔发生梗阻，肠系膜血管也变压，故可使套入部肠管发生绞窄坏死。

④ 临床急性肠套叠有四大典型症状，即肠绞痛、呕吐、黏液血便及腹部包块。

⑤ 成人肠套叠按病因分为四种类型：a. 与肿瘤有关，约占 90% 以上，在单独累及结肠的成人肠套叠中，恶性肿瘤的发生率极高。在小肠肠套叠中，良性肿瘤占 40%，以脂肪瘤最多见，多发生在回肠末端。b. 手术后引起。c. 其他，如腹茧症、梅克尔憩室等。d. 特发性肠套叠，罕见，可能与肠壁受刺激有关。

⑥ 婴幼儿肠套叠主要是由于其肠系膜的解剖特点或由多种原因引起的肠蠕动紊乱所致，也与局部或全身炎性刺激、应激性反应、浅表淋巴结肿大有关。

五、急性腹膜炎

【X 线诊断】

（1）反射性肠淤积 ①局限性腹膜炎时，在原发感染灶周围肠管充气扩张，有时可见气液平面。②弥漫性腹膜炎时，表现为麻痹性肠梗阻征象。③有时可见肠壁增厚、肠管间距增宽。并发肠粘连时，肠曲位置较固定，排列紊乱。

（2）腹腔积液征 ①仰卧位平片上，500ml 以下的液体，在盆腔显示楔状、新月状、半月状或满月状致密影。②积液达 500ml 以上时，于结肠外侧（结肠旁沟）出现细带状致密影。③大量游离液体可使结肠向内移位，小肠呈漂浮状态，胁腹部外凸呈"蛙腹样"。④因胃肠道穿孔或因产气菌感染而腹腔内聚集较黏稠液体时，在致密的腹腔积液影内可见小气泡影。⑤如为胃肠道穿孔引起的腹膜炎，膈下还可见到游离气体，有时还可显示气液平面。

（3）腹膜刺激征象 ①腹脂线模糊，甚至消失。局限性腹膜炎时，腹脂线改变限于一侧，而弥漫性腹膜炎时，其改变则波及两侧。②腹肌挛缩，腰椎凸向健侧，患侧腰大肌边缘模糊不清。③在弥漫性腹膜炎时，两侧胁腹部均趋缩短、平直；两侧腰大肌边线不清（图7-2-5）。

【特别提示】

① 急性腹膜炎可分为原发性和继发性两类。原发性腹膜炎少见，好发于妇女和儿童，约占 30%，往往伴有上呼吸道感染、急性肾炎、丹毒、猩红热等感染性疾病，系细菌经血行播散或经盆腔器官侵入腹腔而发病。继发性腹膜炎主要由于腹腔内脏器官的急性感染、胃肠穿孔、腰部创伤所致的内脏破裂和腹部手术污染所致。

② 腹膜炎的主要症状为腹痛，多开始于原发病变所在部位，扩散后仍以该处为显著。局部有压痛、反跳痛、肌紧张等腹膜刺激征象。

③ 影像检查主要解决如下几个方面问题：有无急性腹膜炎存在？炎症属于渗出浸润，

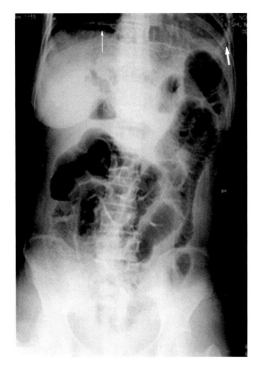

图 7-2-5 肠穿孔导致腹膜炎

右膈下游离气体（——►），左侧胸腔积液（——►）；腹腔反射性肠淤积；双侧腹脂线模糊、消失

还是已有脓肿形成？炎性渗出物主要聚集在腹腔的哪些部位？若已形成脓肿，指出脓肿的位置和大小，以利于临床处置。

④ 除应注意腹膜炎的主要征象外，还应注意其他征象。在胃肠道气体的衬托下，有时可显示出引起腹膜炎的病因。胃或十二指肠球部溃疡穿孔，可能显示充气的龛影；急性胆囊炎往往可显出肿大胆囊影；急性阑尾炎或阑尾周围脓肿往往可见盲肠及阑尾区密度增高或软组织包块影；蛔虫性肠穿孔常能在腹腔内外见到蛔虫影。

⑤ 弥漫性腹膜炎时还可以出现胸部改变，常合并双侧膈肌运动减弱、肺底部炎症和小叶性肺不张等。

六、脏器破裂

（一）脾破裂

【X线诊断】

（1）脾外形不清，脾脏增大，密度增高。

（2）胃体右移，左半结肠及脾曲下移，胃大弯与结肠脾曲间隙增宽（图 7-2-6）。

（3）腹腔内有游离液体征象，胃、小肠和结肠可有轻度积气扩张。

【特别提示】

① 根据破裂程度可分为完全性破裂、中央破裂和包膜下破裂。

② 临床表现为左上腹部或全腹部疼痛。体征有血液外溢后腹膜刺激征、血红蛋白明显下降等。

③ 腹部平片与超声检查可互补其不足，依据各自表现特点，可与胃肠道穿孔及腹腔积液、积脓等疾病相鉴别。

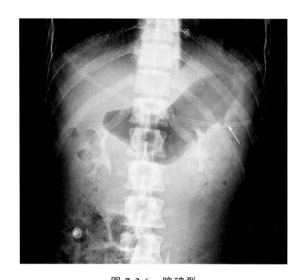

图 7-2-6　脾破裂

胃体右移，左半结肠及脾曲下移，胃大弯与结肠脾曲间隙增宽（——→）

（二）肝破裂

【X 线诊断】

（1）肝三角消失，肝下缘模糊不清。

（2）腹腔内有液体积存征象。

（3）结肠肝曲被压向下方移位。

（4）右下胸部肋骨骨折、胸腔积液、气胸或皮下气肿。

【特别提示】

临床表现为右上腹或全腹疼痛。体征有血液外溢后腹膜刺激征以及休克等。

第八章

泌尿和生殖系统疾病的 X 线诊断

■■■ 第一节　泌尿系统 ■■■

一、泌尿系统先天性发育异常

（一）肾脏先天性发育异常

1. 肾缺如

【IVU 造影诊断】

① 一侧肾区未见肾脏显影，且无肾盂、肾盏及输尿管显示。

② 对侧肾脏代偿性肥大，并可异位、旋转。

【特别提示】

① 肾缺如是指肾脏包括其血管、输尿管等完全缺如。

② 临床所见多为单侧肾缺如，也称为孤立肾（图 8-1-1）。孤立肾可发生旋转不良、肾盂积水等。

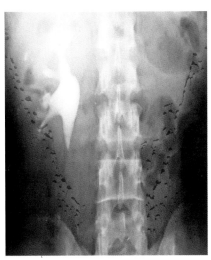

图 8-1-1　孤立肾

③ 本病常合并生殖系统畸形，如女性可合并阴道闭锁、一侧输卵管和卵巢、双子宫等，男性可合并输精管发育不全或缺如。

2. 肾发育不全

【IVU 造影诊断】

① 患肾显影不良。

② 肾盏小且数目少，发育不良的小肾盏紧靠脊柱。

③ 可伴随输尿管异位开口等其他泌尿系统畸形。

【特别提示】

① 肾发育不全者肾外形正常，但体积小于正常肾的一半以下，输尿管发育正常，对侧健肾代偿肥大。

② 主要与慢性萎缩性肾盂肾炎和先天性肾动脉狭窄鉴别：前者肾脏表面轮廓不光整，凹凸不平，肾实质变薄，肾盏数目无减少；后者肾脏缩小不明显，肾盏数目无减少。

3. 肾发育不良

【IVU 造影诊断】

包括肾不发育和发育不全性肾发育不良。

① 肾不发育在静脉尿路造影检查时常不显影。

② 发育不全性肾发育不良在静脉尿路造影检查时常显影不满意，也可不显影。

【特别提示】

① 肾发育不良可以表现为以实性或囊性为主，组织学可见原始导管、不成熟肾小管、肾小球、软骨巢、过量的纤维组织及囊性结构，可含有不等量的正常肾单位。

② 以囊性为主的肾发育不良需要与肾盂肾盏积水鉴别。

4. 融合肾

【IVU 造影诊断】

① IVU 可以显示融合肾的位置、形态和收集系统不同程度的旋转异常及融合类型，以及伴随的输尿管弯曲、拉长和积水等。

② 马蹄肾表现为双肾位置较低，下极靠近中线且观察不到肾下极完整的轮廓。双肾长轴与脊柱平行或呈倒"八"字形。双肾旋转不良，肾盂位于前方，肾盏指向后侧和内侧 ［图 8-1-2（A）］。

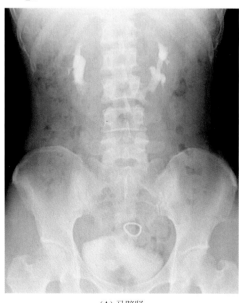
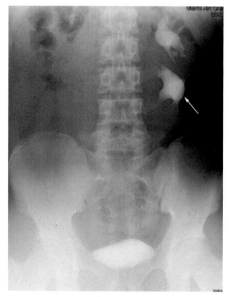

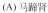

(A) 马蹄肾　　　　　　　　　　　　　　(B) 横过异位肾

图 8-1-2　肾脏先天性发育异常（──→）

（A）IVU 示两侧肾脏下组肾盏接近中线，肾盂肾盏旋转异常，肾脊角变小；（B）IVU 示右侧肾盂肾盏越过脊柱位于左侧肾盂肾盏的下方，旋转不良，右侧肾区无肾盂肾盏影

【特别提示】

融合肾可分为如下几类。

① 马蹄肾：双肾下极融合。最常见，男性多见，约1/3病例合并多系统畸形。

② S型肾：指交叉异位的肾脏位于对侧肾的下面，两肾相对两极相互融合，肾轴转位。

③ L型肾。

④ 盘状肾：肾的两极内缘相连接，位置常位于骶前部。

⑤ 块状肾：两侧肾广泛融合而形成一个不规则的分叶状块，通常停留在盆腔内。

融合肾可合并骨骼系统、心血管系统、消化系统及生殖系统畸形。

5. 肾旋转异常

【IVU造影诊断】

① 肾长轴旋转异常，肾盏及其漏斗部不位于肾盂的外侧，大部分与肾盂相重叠（图8-1-3），或转至肾盂的内侧。

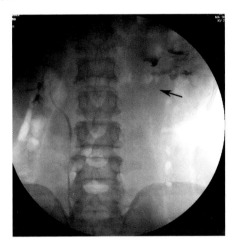

图 8-1-3　左肾旋转不良

左肾肾盏横行排列，肾盂大部分与肾盏重叠（──→）

② 旋转异常之肾盂、肾盏形态奇特，肾盂显示较长。

③ 输尿管上、中段不同程度地外移。

④ 肾实质厚度正常。

【特别提示】

① 肾旋转异常分为不旋转肾、不完全旋转肾、相反旋转肾、过度旋转肾。

② 本病一般无临床症状，有时可在腹部触及肿块，有并发症时出现相应的临床症状，常合并肾盂积水、尿路感染等。

6. 肾异位

【IVU造影诊断】

① IVU可以显示异位肾的位置、形态。

② 异位肾有不同程度的旋转异常。

③ 输尿管弯曲、拉长和积水。

④ 横过异位融合肾可显示两个肾盂位于一侧，异位肾的输尿管越过脊柱在下段归于原位［图8-1-2（B）］。

【特别提示】

① 肾脏跨越中线至对侧则为交叉异位肾，90％交叉异位肾与对侧肾脏发生融合。

② 若发育过程中肾上升过度，则形成膈下异位肾和胸腔异位肾。

③ 盆腔异位肾需要与盆腔部肿瘤鉴别，造影检查如果显影良好可以显示异位肾，CT 和 MRI 增强检查时异位肾具有正常肾脏的强化特征，据此可作出准确诊断。

7. 额外肾

【IVU 造影诊断】

一侧有两套收集系统显影。

【特别提示】

① 额外肾是指两个正常肾脏以外的第三个有功能的肾。它有自己的收集系统、血液供应和肾被膜，与同侧正常肾完全分开。

② 它不同于重复肾盂重复输尿管畸形，但两者有时不容易鉴别。

③ 超声、CT 和 MRI 检查在鉴别诊断中起重要作用，同侧两个肾实质是否被覆同一肾被膜和同一供血动脉是鉴别诊断主要依据。

8. 肾叶形态发育不良

【IVU 造影诊断】

造影时异常肾叶呈肿瘤样表现，上极和中组肾盏受压、分离，同时可显示细小的后部肾盏。

【特别提示】

① 肾叶形态发育不良又称为肾叶错位或肾脏假肿瘤，为上、中组肾盏之间的肾叶位置、形态异常，类似于异常肥大的肾柱，异常的肾叶指向并引流至后部肾盏，肾脏上、中组肾盏扭曲、变形。

② 肾叶形态发育不良需与肾脏肿瘤鉴别，CT 增强检查在鉴别诊断中起重要作用，异常形态的肾叶具有正常肾组织结构和功能，因此其增强形式和时间密度曲线与正常肾实质一致。

9. 分叶肾

【IVU 造影诊断】

① 实质期显示肾脏表面有深浅不一、类似皮质瘢痕的裂隙或凹陷，指向肾门。

② 局部肾盏细小。

【特别提示】

① 分叶肾是指肾脏呈永久的胎儿样分叶。

② 本病需与肾脏肿瘤、重复肾畸形及慢性肾盂肾炎所致的肾形态改变相鉴别，CT 增强一般不难鉴别。

（二）肾盂和输尿管先天性发育异常

1. 肾盂输尿管重复畸形

【IVU 造影诊断】

① 一侧肾脏有上下两套收集系统显影，位于上部的肾脏收集系统亦可显影不良或不显影。

② 由于上部的肾脏发育不全，常显示上部肾盂小且肾盏少。

③ 患侧肾脏长轴可以有不同程度延长。

④ 两条输尿管可以在不同水平汇合或完全分离，有的上位输尿管远端形成囊肿或异位开口（图 8-1-4）。

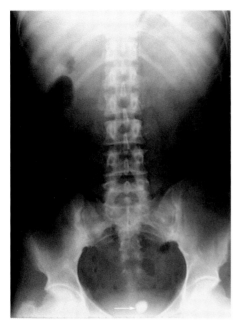
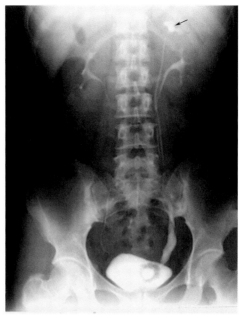

(A) KUB　　　　　　　　　　　　　　(B) IVU

图 8-1-4　左侧双肾盂双输尿管畸形，输尿管囊肿合并结石及感染

（A）示膀胱内结石（——→）；（B）显示左侧双肾盂双输尿管畸形，上位输尿管囊肿，结石位于左侧输尿管囊肿内（——→），且输尿管囊肿壁毛糙不整，手术证实为合并感染及不典型增生

【特别提示】

① 肾盂输尿管重复畸形为最常见的肾盂和输尿管先天性发育异常，有家族倾向。为胚胎期输尿管芽过度分支异常所致。

② 本病常在影像学检查时偶然发现。

③ 患侧重复的输尿管常开口异位，可伴输尿管囊肿、膀胱输尿管反流。

④ 双输尿管常见的有两型：一型为"Y"形输尿管，即两支输尿管在中途融合，为不完全型双输尿管畸形；另一型为完全型重复输尿管畸形，一般上部肾盂输尿管开口于下部输尿管开口的内下方。

⑤ 10％～42％的病例合并其他泌尿系统畸形。

2. 肾盂肾盏憩室

【IVU 造影诊断】

① IVU 表现为肾实质内圆形、边界光滑的对比剂充盈区位于肾盂肾盏旁，有时还可见与肾盏、肾盂相通的细长管道［图 8-1-5（A）］。

② 憩室合并结石表现为囊腔内高密度影，造影剂充盈良好时可掩盖结石。

【特别提示】

① 肾盂憩室亦称为肾盂源性囊肿，发生率为（2.1～4.5）：1000。

② 憩室多位于肾盏穹窿部，也可位于肾盂或肾盏漏斗部，通常为单侧，位于肾脏上极或下极。

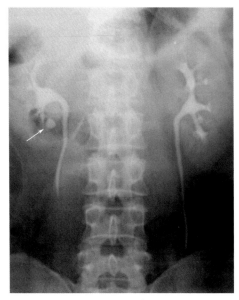 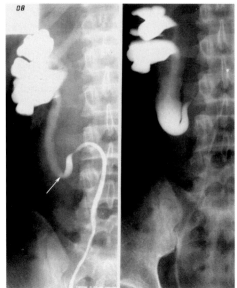

(A)肾盏憩室　　　　　　　　　　(B)腔静脉后输尿管

图 8-1-5　肾盂和输尿管先天性发育异常

(A) IVU 显示右侧下组肾盏旁椭圆形充盈造影剂影（——），与肾盏密度相似，边缘光滑；（B）逆行性尿路造影显示右输尿管折曲呈"S"状，右肾盂积水（——）

③ 憩室直径一般小于 1cm，内被覆移行上皮，腔与尿路相通。憩室壁可钙化，可合并感染、出血、结石。

④ 临床上多无症状，如果合并感染，可出现相应症状。

⑤ 肾盂肾盏憩室需要与肾脓肿、肾结核、巨肾盏等相鉴别。

3. 先天性输尿管狭窄（肾盂输尿管连接部狭窄、先天性肾积水）

【IVU 造影诊断】

① X 线平片示肾影增大。

② 肾及收集系统显影延迟，延迟摄片见肾盂、肾盏积水扩张。

③ 肾盂输尿管连接部梗阻状，可见明显变钝或鸟喙状改变，有时可见瓣膜、息肉导致的充盈缺损或迷走血管压迹所致的横斜形条状透亮影等（图 8-1-6）。

④ 严重肾损害者，可不显影。

【特别提示】

① 先天性输尿管狭窄一般为局部肌纤维发育不良、输尿管瓣膜或迷走血管压迫等因素所致。为小儿肾盂积水常见的原因，可单侧或双侧发病。

② 狭窄常造成肾盂和肾盏不同程度的扩张积水。相应肾实质受压缺血、萎缩、硬化和变薄。

③ 临床常表现为肾积水症状，表现为腹部逐渐膨隆胀大，可触及包块。

④ IVU 检查不显影或显影浅淡时，CT 和 MRI 检查可明确诊断。

4. 腔静脉后输尿管

【IVU 造影诊断】

① 一种表现为右侧输尿管自肾盂下行，近下腔静脉分叉处（第 4 腰椎水平）时，输尿

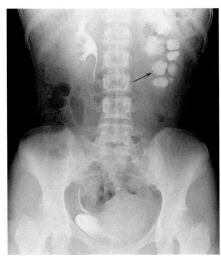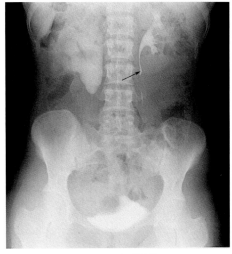

(A) 35 min 仰卧位片　　　　　　　　　　　(B) 45 min 仰卧位片

图 8-1-6　左侧肾盂输尿管连接部狭窄，肾外肾盂

（A）造影后 35min 仰卧位片见左侧肾盂明显积水扩张（——），肾盂显影延迟；（B）45min 仰卧位片见左侧肾盂输尿管连接部梗阻圆钝（——），肾盂大部分位于肾轮廓外，输尿管未显影，造影剂排空延迟

管弯曲内移，近中线后再转向外下进入膀胱［图 8-1-5（B）］。

② 另一种为在肾盂水平，可见上段输尿管向中线移位，形成 S 形弯曲后，又恢复到脊柱外侧缘下降。

③ 弯曲段以上尿路扩张积水，而弯曲段以下输尿管正常。IVU 有时不能显示其全程，逆行造影检查可以显示。

【特别提示】

① 本病与下腔静脉胚胎发育异常有关，发生率约 1∶1500，男性多见。

② 本病几乎均发生在右侧，为右侧输尿管在下行过程中向内，于下腔静脉的后方绕行至其内侧，近中线处由腹主动脉与下腔静脉之间穿出，再向外下行进入膀胱，形成鱼钩形状。

③ 由于下腔静脉后输尿管常与下腔静脉粘连，加之输尿管又位于下腔静脉-脊柱和下腔静脉-主动脉之间，因而常造成上段尿路扩张积水，亦可继发感染和形成结石。

④ 下腔静脉后输尿管需要与输尿管局部肌纤维减少致阶段性失动力及先天性管腔狭窄、局部黏膜和肌层折叠形成瓣膜、纤维索带或迷走血管压迫等各种原因造成的肾盂积水相鉴别，特定的发生部位和典型的"S"状输尿管弯曲是影像学诊断的主要依据。

5. 巨输尿管

【IVU 造影诊断】

① 显影延迟，延迟摄片可见输尿管增粗、迂曲延长，远端 1/3～1/2 段输尿管呈球形或棱形扩张，推移膀胱。近端集合系统轻度积水。

② 有时也可全程扩张，扭曲成团，向中线靠近。

③ 静脉尿路造影可以显示有无神经性膀胱和输尿管囊肿，逆行膀胱造影加压或排泄时摄片可显示尿液反流情况，这些表现有助于判断巨输尿管的类型。

【特别提示】

① 巨输尿管就其原因可分为先天性巨输尿管、反流性巨输尿管和机械梗阻性巨输尿管。

② 先天性巨输尿管是输尿管末端存在功能性狭窄，其狭窄段长 0.5～4cm，导致其上方输尿管扩张。其特征是输尿管远端肉眼观正常，无器质性狭窄，镜下显示局部肌纤维发育不全或萎缩、胶原纤维增加、环行肌纤维增生，不存在膀胱输尿管反流，无神经性膀胱功能紊乱。

③ 临床表现有血尿、尿路感染、腹部肿块等症状。女性发病为男性的 2～4 倍，左侧为右侧的 1.7～4.5 倍，双侧约占 20%。

④ 反流性巨输尿管为输尿管膀胱连接部防反流功能失常所致，也可继发于后尿道瓣膜和神经性膀胱。机械梗阻性巨输尿管可继发于输尿管膀胱开口处的狭窄、异位和输尿管囊肿。

6. 输尿管囊肿

【IVU 造影诊断】

① 与输尿管囊肿相连的肾盂和输尿管 85% 有扩张积水，肾盂显影延迟呈大小不等囊状改变，输尿管迂曲扩张。

② 当膀胱内充盈对比剂而囊肿内无对比剂，表现为病侧膀胱三角区内边缘光滑的类圆形充盈缺损。

③ 若膀胱和囊肿内均充盈对比剂，则囊肿壁呈环形线状透亮影，多见于单纯性囊肿，合并感染时囊壁增厚不光滑 ［图 8-1-2（B)]。

④ 充盈对比剂而扩张的输尿管及与其相连的囊肿，在整体上如一条蛇，其头部即囊肿突入膀胱内，故称之为"蛇头征"。

⑤ 异位输尿管囊肿在膀胱内呈圆形或椭圆形边缘光滑的充盈缺损，在膀胱底部偏向一侧，与膀胱的广基底相连。

【特别提示】

① 输尿管囊肿又称输尿管膨出，为输尿管下端先天性囊性扩张并突入膀胱内而形成，其外被覆膀胱黏膜，内衬输尿管黏膜，中间为薄层肌肉和胶原纤维。

② 囊肿开口位于膀胱内者为单纯性囊肿，开口位于膀胱颈部、尿道、子宫等处者为异位输尿管囊肿。

③ 输尿管囊肿形成的原因尚不十分清楚，可能与胚胎期梗阻、输尿管进入尿生殖窦的延迟吸收、输尿管芽分化异常以及膨出部的肌纤维缺乏有关。

④ 大约 70% 的病例伴发重复肾盂、双输尿管畸形，异位输尿管囊肿多与上方肾盂相连，上部肾常有积水或发育不良。

⑤ 临床表现为反复尿路感染、排尿困难、尿潴留、尿失禁等。

7. 输尿管异位开口

【IVU 造影诊断】

① 开口异位的输尿管所连接的肾脏常有发育不良或畸形。

② 由于异位开口多有狭窄，输尿管可有不同程度的扩张及肾盂积水。

③ 输尿管下段可越过膀胱底部向下，有时可观察到其与尿道相连，但多数不易发现开口位置。

④ 双侧异位开口时膀胱较小，造影时膀胱可不显影。

【特别提示】

① 输尿管异位开口为小儿常见的输尿管畸形，多为单侧，少数可为双侧。

② 异位开口多位于尿道，少数位于前庭、阴道、子宫、直肠等。

③ 好发于女性，患者出生后即有滴尿病史，常反复泌尿系感染。

④ 本病常伴发重复肾双输尿管畸形（占 3/4）及异位肾、马蹄肾等。

（三）膀胱先天性发育异常

1. 膀胱憩室

【造影诊断】

① 膀胱腔外有一突出的大小不一的囊腔，可为数毫米，或类似膀胱大小，边界清楚，与膀胱腔相通。

② 发生在输尿管开口附近的膀胱憩室可压迫同侧输尿管，造成上尿路扩张积水。

【特别提示】

① 膀胱憩室是由于先天性或获得性原因引起的膀胱壁薄弱或黏膜自逼尿肌纤维之间向外突出而致，膀胱壁呈局限性囊袋样膨出。其壁可由正常膀胱壁组织构成；也可缺乏肌层，只有膀胱黏膜、外覆浆膜。前者为先天异常，较少见。后者常因膀胱出口梗阻而造成，为假性憩室。

② 憩室好发于膀胱底部及后侧，大小不一，多为单发，假性憩室可多发。

③ 憩室内可并发感染、结石和肿瘤。

④ 临床表现为分段排尿、膀胱刺激症状等。

⑤ 影像学检查时，膀胱憩室诊断不难，但不能鉴别先天性憩室与假性憩室。本病应与膀胱耳鉴别，后者见于婴幼儿，系对比剂充盈不全或部分膀胱一过性疝入腹股沟管所致，充分充盈时耳部可消失。

2. 重复膀胱

【造影诊断】

① 膀胱造影检查，完全重复膀胱显示每个膀胱都有完整结构。双膀胱可左右并置或前后并置。

② 左右并置者各接受一条完整输尿管，然后连接各自的尿道（尿道重复畸形）或通入共同的正常尿道。

③ 前后并置者，输尿管一般进入后面的膀胱。

【特别提示】

① 胚胎 5~7 周膀胱开始发育时，若出现不同方向额外尿直肠隔，或在膀胱始基发育过程中，黏膜皱襞过多融合，则发生重复膀胱。

② 重复膀胱具备正常膀胱壁结构，常为左右完全分开的双膀胱或部分相通的双膀胱（膀胱分隔），两侧膀胱等大或一大一小。

③ 重复膀胱可有输尿管开口异位和狭窄、肾盂积水，亦可伴有重复直肠和重复尿道。

3. 膀胱外翻

【造影诊断】

静脉尿路造影可以显示并存的膀胱输尿管交界部狭窄，上尿路扩张、积水或手术后合并的膀胱输尿管反流。

【特别提示】

① 本病少见，是由于脐下腹壁及膀胱前壁缺损，使膀胱后壁黏膜外露。自输尿管口不断有尿液流出。如不治疗，病儿常因上行性尿路感染死亡。

② 常并有尿道上裂或其他先天性畸形。

③ 膀胱外翻临床诊断明确，无须影像学检查进一步印证。影像学检查的目的主要为明确是否合并有其他畸形。

④ 本病需与泄殖腔外翻鉴别，后者是膀胱与回盲部同时外翻，常见于早产儿。临床检查，于下腹部同时可见外翻的膀胱与外翻回盲部肠管。

4. 腹肌发育缺陷综合征

【造影诊断】

① 静脉尿路造影时可表现为一侧肾小或缺如。

② 亦可表现为肾囊性发育不良、肾盂肾盏不同程度积水、肾盂肾盏变形和肾旋转异常。

③ 输尿管通常有明显扩张、迂曲，可有梗阻。

④ 膀胱造影显示膀胱胀大，膀胱顶部可向腹壁膨出部延伸呈无张力状。

⑤ 平片和消化道造影检查，显示腹部向一侧、双侧或向脐下膨出，其内局部充气肠管外突，呈无力状态。

⑥ 可伴耻骨联合分离、肛门闭锁、肠旋转不良、马蹄内翻足等。

【特别提示】

① 本病特点是腹壁肌层缺损、泌尿系统畸形和睾丸未降三联征。此外，还可并有肺发育不良、髋关节发育不良、耻骨联合分离和足部畸形等。

② 临床上表现为腹部胀大，向一侧或两侧膨出形成腹壁疝，表面皮肤有多数凹痕或皱纹，形态十分特殊。可伴发氮质血症。

③ 本病临床表现具有特征性，不难诊断。影像学检查的主要目的是了解泌尿生殖系统畸形程度和类型以及伴发的其他部位畸形。

5. 脐尿管异常

【造影诊断】

① 脐尿管开放或脐尿管瘘：膀胱造影和脐尿管瘘造影可显示与膀胱相通未闭的脐尿管，侧位像有利于观察脐尿管与膀胱、脐部之间的关系。

② 膀胱脐尿管憩室：膀胱造影显示对比剂经膀胱逆行进入部分性未闭的脐尿管，有时与膀胱憩室不易鉴别（图8-1-7）。

③ 脐尿管窦：经脐端窦口造影可显示部分未闭的脐尿管。

④ 脐尿管囊肿：为脐尿管中间部未闭，多近于膀胱处，但由于与膀胱和脐部均无交通，致膀胱造影无明显阳性征象可见，囊肿较大者则引起膀胱后外侧受压、移位。

【特别提示】

① 脐尿管为胚胎时期尿囊与膀胱之间的连接管道，出生后应闭锁。部分患者脐尿管可部分或完全不闭锁，形成部分性残留、扩张或完全性残留。

② 根据闭合不全的程度可形成脐尿管开放或脐尿管瘘、脐尿管窦、脐尿管囊肿，以及膀胱脐尿管憩室。其中脐尿管开放是指其完全未闭，脐尿管窦为脐端部未闭，脐尿管囊肿为两端闭锁而中间部未闭，膀胱脐尿管憩室则为其膀胱端部分未闭。

③ 继发感染时出现腹痛、发热、局部压痛。

6. 膀胱直肠瘘

【造影诊断】

膀胱和（或）直肠造影检查可显示瘘管与膀胱、直肠的关系。

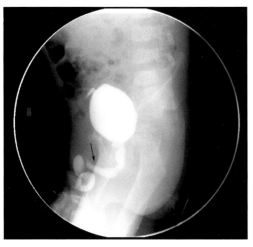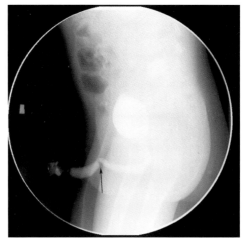

图 8-1-7 前尿道（海绵体部远段）瓣膜，膀胱脐尿管憩室

患者，男，4 岁。排尿困难，尿淋沥自生后至今。前尿道（海绵体部中段）狭窄（——）。膀胱脐尿管憩室。排尿性膀胱尿道造影：对比剂充盈膀胱，侧位见膀胱尖部有一短段管状影，排尿时见尿道海绵体部远段局部扩张明显，造影剂经小孔下排。尿道海绵体部中段局部迂曲狭窄

【特别提示】
① 膀胱直肠瘘是指膀胱与直肠之间存在异常通道，尿液经过直肠排出。
② 本病在儿童患者常合并肛门闭锁。
③ 排尿性膀胱尿道造影可确诊。

（四）尿道先天性发育异常

1. 先天性尿道狭窄

【造影诊断】
① 排尿期膀胱尿道造影检查可显示尿道狭窄区和狭窄前的扩张段。
② 病情严重者，可显示膀胱肌肉小梁增生、输尿管和肾盂积水等改变。

【特别提示】
先天性尿道狭窄时其狭窄段通常非常短，多位于尿道外口部、舟状窝和尿道膜部。

2. 后尿道瓣膜

【造影诊断】
① 排尿期膀胱尿道造影检查显示瓣膜以上尿道明显扩张延长，瓣膜表现为自前向后的三角形充盈缺损 [图 8-1-8（A）]。
② 严重的瓣膜梗阻可导致膀胱肥厚、扩张，膀胱假性憩室和小梁增生。
③ 约 1/3 以上病例有膀胱输尿管反流，肾盂、输尿管有不同程度的积水。
④ 严重病例可导致肾萎缩、肾功能低下，甚至尿外渗和尿性腹水。

【特别提示】
① 后尿道瓣膜是男婴下尿路梗阻的常见原因。
② 瓣膜多自精阜远端止于尿道两侧壁，中间留一间隙。其他类型瓣膜少见。
③ 主要临床表现为排尿困难、滴尿、尿线细。可继发泌尿系感染、肾功能衰竭。

3. 尿道憩室

【造影诊断】
① 排尿期膀胱尿道造影检查示前尿道憩室多位于前尿道的下方，囊状憩室形如橘瓣状，

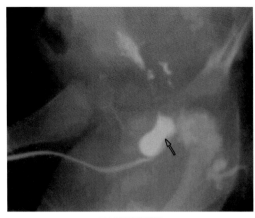
(A) 后尿道瓣膜

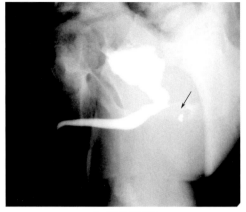
(B) 尿道直肠瘘

图 8-1-8　尿道先天性发育异常

（A）排尿期膀胱尿道造影显示后尿道薄层充盈缺损，局部变细，近端尿道及膀胱颈亦扩大，相连成葫芦形（⇨）；（B）排尿期膀胱尿道造影显示后尿道成角，向后突出，且见造影剂漏出进入直肠内（→）

远端上缘与前尿道有唇状间隔；球形憩室有一细管道与尿道相连。憩室远端尿道可变细。

②后尿道憩室少见，多呈球形，充满尿液后压迫尿道导致排尿困难。

③前后尿道憩室均可继发膀胱扩张、肾盂积水等改变。

【特别提示】

①尿道憩室在女性多见，好发于尿道中段，常成对排列在尿道两侧。男性尿道憩室常发生于阴茎尿道、阴囊阴茎连接处和后尿道。

②憩室可分为球状和囊状两种。球状憩室有一细颈与尿道相通；囊状憩室无颈，但因远端可有一黏膜唇而造成尿道梗阻。

③临床上尿道憩室有排尿困难、尿后滴沥、尿频、尿急等症状。

4. 巨尿道

【造影诊断】

排尿期膀胱尿道造影检查，可显示扩张的尿道海绵体部，而其远侧部并无狭窄和梗阻性病变。

【特别提示】

巨尿道为阴茎海绵体发育不良所致，尿道海绵体部呈纺锤形扩张。

5. 椭圆囊肿

【造影诊断】

膀胱造影时偶可使囊肿充盈。本病中，膀胱输尿管反流也很常见。

【特别提示】

①椭圆囊肿为前列腺椭圆囊扩张所致。囊液清亮，也可为黏液、脓液或出血。

②囊肿常压迫膀胱颈部、尿道和射精管。

③本病多发生于青年期，常有尿痛、血尿及尿路梗阻的症状。

6. 尿道下裂和尿道上裂

【造影诊断】

本病临床即可诊断，无须影像学检查协助诊断。排尿期膀胱尿道造影检查可示上尿路有无畸形、结石、积水及膀胱输尿管反流。

【特别提示】

① 尿道下裂的发生是因胚胎发育过程中阴茎腹侧的尿道沟未能完全闭合，而使尿道开口于阴茎腹侧或阴囊会阴区等异常部位，是最常见的生殖器畸形之一。可分为四种类型：龟头或冠状沟型、阴茎体型、阴囊阴茎型和会阴型。临床上表现为排尿异常，轻者虽能站立排尿，但常溅湿衣裤，射程不远。严重者则需下蹲排尿。

② 尿道上裂是指尿道背侧部分或全部缺如，尿道外口在膀胱颈或阴茎背侧，男女比例为 4：1。由于胚胎发育异常，头端指向生殖管道的部分泄殖腔膜发生穿孔，造成泄殖腔泌尿生殖部和羊膜腔之间上裂交通畸形。一般分为三类：单纯尿道上裂、尿道上裂合并膀胱外翻、尿道上裂伴尿道重复畸形。临床上表现为尿失禁、尿道开口异常、耻骨联合分离、阴茎畸形、性功能障碍。

7. 尿道重复畸形

【造影诊断】

① 排尿期膀胱尿道造影显示副尿道与主尿道可为左右并行或上下走行。副尿道多位于阴茎背侧，海绵体上方，在龟头部有外口；主尿道位于阴茎腹侧。

② 主、副尿道近侧或远侧可有交通。

③ 副尿道近端也可呈闭锁状。

④ 副尿道可扩张或开口较大。

【特别提示】

① 尿道重复畸形系指一个阴茎上有两条尿道或双阴茎畸形每个阴茎各有一尿道，为胚胎期尿直肠隔发育异常所致。

② 临床表现为尿失禁、尿道感染、外生殖系畸形，可有两个尿道外口。

8. 先天性尿道直肠瘘

【造影诊断】

排尿期膀胱尿道造影显示对比剂经尿道与直肠之间的瘘管进入直肠内，即可明确诊断［图 8-1-8（B）］。

【特别提示】

先天性尿道直肠瘘由尿生殖膈畸形引起，常合并肛门闭锁。

二、泌尿系统结石

（一）肾结石

【X 线诊断】

1. KUB 平片

① 可显示大多数肾结石，表现为肾区高密度影，大小、数目、形态不定。

② 多为圆形、椭圆形，亦可呈鹿角形，称为铸型结石。

③ 多发小圆形沙砾状结石表现较特殊，常继发于上尿路梗阻。

④ 细小结石浮游在液体之上称为钙乳石，表现为半月状分层阴影。

⑤ 结石影应在肾区范围以内，侧位片上完全或部分与腰椎重叠。深呼、吸气时分别照片，结石影可随呼、吸气而上下移动，但与肾影的相对位置不变。

2. IVU

① 造影片上有时仍可辨认高密度结石，显示肾结石于任何体位均与肾盂肾盏完全重叠。

② 同时可观察有无肾盂积水。

③ 肾功能减退而显影不良时可行大剂量滴注造影或逆行性肾盂造影。

④ 低密度结石和阴性结石可被造影剂遮盖而不能显示或表现为圆形或椭圆形充盈缺损，其边界光滑整齐（图 8-1-9、图 8-1-10）。

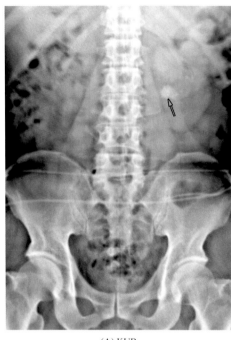 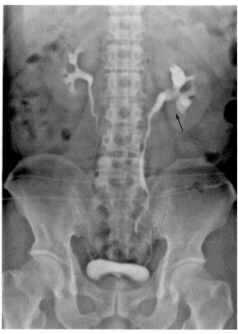

(A) KUB　　　　　　　　　　　　　　(B) IVU

图 8-1-9　左肾阳性结石

（A）示左肾区边缘不光滑高密度影（⇨）；（B）示左肾盂内充盈缺损（→），左肾轻度积水

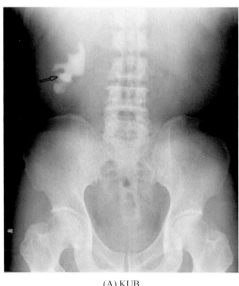 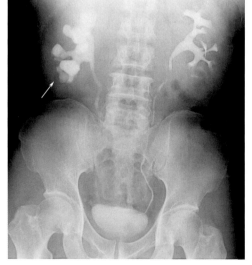

(A) KUB　　　　　　　　　　　　　　(B) IVP(35min)

图 8-1-10　右肾铸型结石并积水

（A）示右肾区一鹿角形高密度影，整体大小约为 6.0cm×4.5cm（⇨）；（B）示右肾盂肾盏轻、中度积水扩张，平片所见高密度影位于肾盂肾盏内，肾盂及中、下组部分肾盏内表现为充盈缺损（→）

【特别提示】

① 泌尿道结石是泌尿系统最常见的疾病，结石一般在肾和膀胱内形成，而输尿管和尿道内的结石绝大多数是结石排出过程中停留于此处所致。

② 肾结石多为单侧。

③ 结石中心为核，外周为沉积的晶状体及黏聚晶状体的有机物质。晶状体含有不同量的钙磷质者为阳性结石，较多见；而含有尿酸和胱氨酸者为阴性结石。

④ 结石引起肾盂肾盏损伤、感染和梗阻，肾盂肾盏壁由于损伤和炎症导致肥厚和纤维化，所以肾盂、肾盏常仅有轻度扩张。如果结石位于肾盂输尿管连接部，则肾盂肾盏积水扩张较明显。

⑤ 临床主要症状为腰痛和血尿，有时出现肾绞痛，继发感染时出现脓尿。

⑥ 肾盂的阳性结石鉴别诊断如下。a. 肾外钙化：主要有胆系结石、肠系膜淋巴结钙化、肋软骨钙化等，其位置随体位及呼吸运动的改变而移动度大，多体位照片及造影检查有助于鉴别。b. 肾结核钙化：钙化影常不规则且范围较广泛，多位于肾皮质内。c. 肾钙质沉着：多为双侧性，多侵犯肾的椎体。造影检查可见肾钙质沉着位于肾实质内，而并非位于肾盂肾盏内，可以鉴别。d. 胰腺结石或钙化：胰管多发结石或慢性胰腺炎多发钙化灶，平片可见沿着胰腺走行的多发点状高密度影，从第 2 腰椎右旁向左上斜行分布，这种情况不至于与肾结石混淆。如果胰腺结石或钙化主要分布在胰头及胰尾区，可能与肾区重叠，需要与肾结石鉴别，超声和 CT 检查很容易鉴别二者。

⑦ 肾盂的阴性结石在 IVU 或逆行性造影时需要与凝血块、脂肪球、气泡、肿瘤的充盈缺损相鉴别。综合影像分析并结合临床可以得出正确诊断。

（二）输尿管结石

【X 线诊断】

1. KUB 平片

① 上输尿管结石呈圆形、卵圆形、桑葚形或枣核样致密影。

② 结石位于脊柱两旁，多在输尿管与髂动脉相交处、肾盂输尿管连接部及输尿管膀胱入口处。

③ 输尿管、肾盂积水明显时，复查平片结石位置可有移动。

④ 绞痛发作时，肠道有反射性淤张。

2. IVU

① 按结石所在部位、程度及时间长短而有不同表现。

② 肾盂肾盏有不同程度的扩大积水，肾皮质变薄。

③ 部分阻塞时，结石显示为造影剂中密度更高（阳性结石）或密度稍低（阴性结石）的长圆形影，结石区输尿管可有局限性扩张、轮廓不规则（图 8-1-11）。

④ 梗阻比较完全时，结石下段尿路不显影。

⑤ 结石造成尿路梗阻时间较长而影响肾功能，尿路可能不能显影。

3. 逆行肾盂造影

① 输尿管导管及造影剂常于结石所在部位受阻。

② 输尿管导管内注气时，于结石处可见密度相对增高影；为明确导管与阴影之间的关系，可加摄左右斜位片。

【特别提示】

① 原发于输尿管的结石很少，常由肾脏向下排出移动而来。

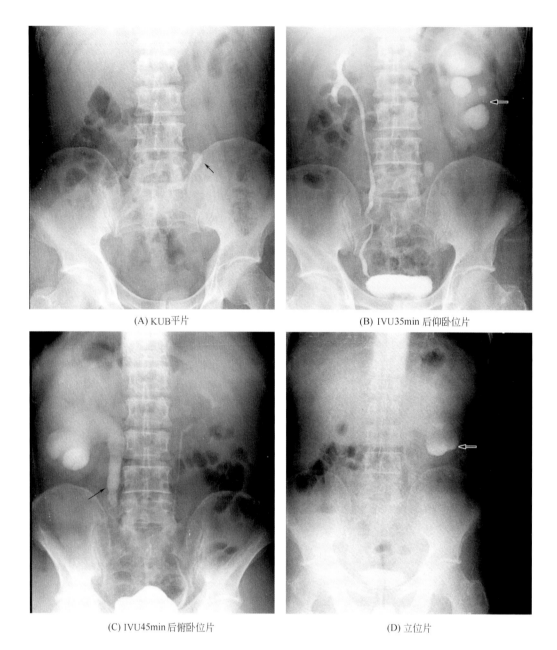

(A) KUB平片　　　　　　　　　　　(B) IVU35min 后仰卧位片

(C) IVU45min 后俯卧位片　　　　　　　　(D) 立位片

图 8-1-11　输尿管结石 IVU 三位片

（A）示左髂嵴高密度影（➡）；（B）示左肾积水（⇨）；（C）示左输尿管中段于结石处梗阻（➡）；（D）示左侧造影剂排空延迟（⇨）

② 输尿管结石一般很小。

③ 可以是高密度的阳性结石，也可以是密度较低的阴性结石。

④ KUB 和 IVU 是诊断输尿管结石最基本的影像检查技术，它可以显示结石大小、部位以及结石上、下尿路梗阻的程度。当结石下段尿路不显影，或尿路梗阻时间较长，影响肾功能，尿路不能显影时，可行逆行尿路造影或肾盂穿刺尿路造影，了解结石处上、下尿路的情况，决定其治疗方法。

⑤ 阳性结石的鉴别诊断

a. KUB 平片上阳性结石需要与较高密度的肠内容物相鉴别，方法是重复摄片，观察是否有变化。

b. 与腹部淋巴结钙化鉴别，观察是否在泌尿系统走行区、其他部位有无钙化，以及钙化形态和分布等有助于鉴别；肠系膜淋巴结钙化密度不均，位置常有变动，侧位像多位于前腹部，造影时阴影位于输尿管外。

c. 右侧肾结石需要与胆囊结石鉴别，拍摄侧位像见胆系结石位置偏前，而肾结石靠后，且常与脊柱重叠。

d. 有时阳性肾结石需要与肋软骨弓钙化相鉴别，透视下动态观察则不难鉴别。

e. 与动脉壁钙化鉴别，其多呈线条状，且多两条平行，与动脉走行一致。

f. 静脉石：盆腔静脉石较小，圆形光滑，大多边缘密度较浓，中心稍淡，常在盆腔外侧，往往两侧多发。静脉石可显示"假尾"征，即静脉石周围有条索状静脉丛，借此可与结石相区别。

（三）膀胱结石

【X 线诊断】

1. KUB 平片

① 膀胱结石多为阳性，KUB 平片可以显示。密度均匀或密度不均，有的呈年轮状，即核心部透亮，外周分层，透亮层与不透亮层交替存在。尿酸结石密度低，不易辨认，且常与骶骨重叠。

② 膀胱结石一般呈圆形或椭圆形，一般光滑，也有的呈桑葚状，边缘毛糙有尖突。

③ 数目上可以单发，也可以多发，尿潴留引起的结石常为多发。

④ 结石位于盆腔中下部耻骨联合上方，膀胱结石可随体位而移动。

2. 膀胱造影

患者肠腔准备不好时常易漏诊，有时需造影确定，表现为充盈缺损影，可随体位改变而移动，较小的高密度结石可能被造影剂遮掩而不显影，需要与平片对照（图 8-1-12）。

【特别提示】

① 膀胱结石可由于尿潴留、感染或异物而产生，也可以为肾结石排入膀胱。结石一般由镁、氨、尿酸组成。

② 结石刺激膀胱可引起慢性炎症，致使黏膜充血、溃疡和出血。

③ 临床主要症状为排尿困难和排尿终末疼痛，以及血尿、尿频等。排尿时尿流常突然中断，患者改变体位后尿流又变通畅。

④ 鉴别诊断。a. 输尿管下端结石：一般位置较高且偏于一侧，结石长轴与输尿管长轴一致，结石位置不变。造影检查尤其是排尿后摄片容易诊断。b. 盆腔静脉石：位置靠近骨盆侧壁，呈中间密度淡而边缘密度深之小圆形阴影，常多发且有双侧性，其位置不随体位改变而移动。c. 膀胱憩室内结石：膀胱憩室内结石可类似输尿管结石，造影检查膀胱结石表现为腔内阴影。d. 子宫肌瘤钙化：子宫肌瘤钙化多呈斑点状，与成层的膀胱结石不同，多呈不规则之团块影。鉴别有困难时，可加照斜位片及造影检查确定。e. 膀胱肿瘤钙化：膀胱肿瘤极少数会发生钙化。但较大的肿瘤表面可有钙盐等沉积，成为外围有一圈密度较深阴影的软组织肿块。f. 膀胱阴性结石在造影时须与向腔内生长的肿瘤、血块、气泡相鉴别，需要复查和进一步行其他检查。

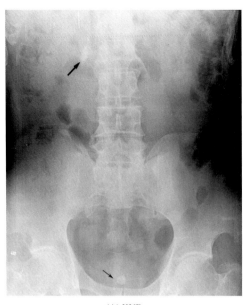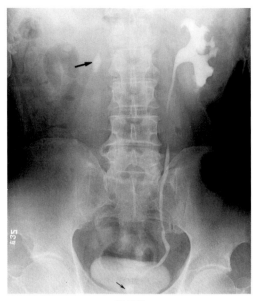

(A) KUB   (B) IVP

图 8-1-12　右肾盂输尿管连接部结石，右肾积水，膀胱结石

（A）右侧肾区可见一"枣核状"结石影（➡），膀胱底部可见一圆形结石影（⟶）。（B）右肾轻微显影，外形增大，KUB 所见右肾结石位于右肾盂输尿管连接部（➡）；膀胱轮廓光整，未见充盈缺损，其底部可见一圆形更高密度影（⟶）

（四）尿道结石

【X 线诊断】

① 尿道阳性结石在 KUB 上可见耻骨联合上缘以下尿道走行区圆形或卵圆形高密度结石影，典型者呈分层状（图 8-1-13）。

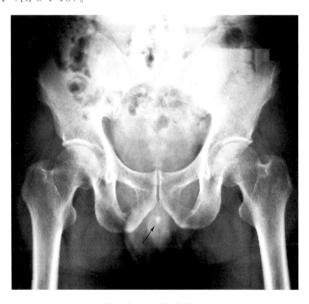

图 8-1-13　尿道结石

患者，男，41 岁。排尿异常，临床怀疑尿道结石。耻骨联合下方尿道软组织影内可见高密度结节影（⟶），结合临床符合尿道结石，需要造影或 CT 证实

② 尿道造影显示近段尿道扩张，梗阻处造影剂通过不畅，阴性结石必须经过造影检查，显示为杯口状、圆形、椭圆形充盈缺损。

【特别提示】

① 尿道结石多为泌尿系统其他部位结石排入尿道所致，少数在尿道中形成，多位于尿道的前列腺部、球部、会阴部前段及舟状窝。

② 临床症状：局部疼痛、排尿痛、排尿障碍及尿线中断等，继发感染时可出现尿道炎症改变。

③ 尿道结石需要与膀胱颈部结石和前列腺结石鉴别。

a. 膀胱颈部结石与后尿道结石部位相近，鉴别诊断较困难，一般来说，如果膀胱颈结石不引起嵌顿，不至于导致明显的尿路梗阻症状，与尿道结石的临床症状略有不同。

b. 前列腺结石常见于 50 岁以上的人，大多无特殊临床症状，可出现尿频和排尿困难，部分病人有尿潴留和血尿，X 线平片表现分为弥漫型和马蹄型。弥漫型多见，为多个小致密阴影散在于整个腺体之中。马蹄型结石位于耻骨联合的两侧，易于诊断，有时结石较小，且与耻骨联合重叠，易漏诊，也容易与后尿道结石混淆。尿路造影见结石位于前列腺部尿道之外，在精阜所在的区域，即耻骨联合附近。

三、泌尿系统结核

（一）肾结核

【造影诊断】

1. KUB

① 偶见肾轮廓增大或缩小，干酪坏死病灶钙盐沉积表现为肾实质斑点或弧线状钙化。

② 全肾钙化及功能丧失，即肾自截是典型的肾结核表现，依此即可确诊。

2. IVU

（1）肾脏改变

① 早期可表现正常。

② 随着病情进展，肾小盏显影可逐渐浅淡、杯口模糊且轮廓不规则或呈"虫蚀样"改变，此为其最早期表现。

③ 病变发展，一个或一组肾盏明显变形、积水或消失，有时可显示局限性脓腔，呈小水潭状改变或添加影（图 8-1-14）。

④ 晚期全肾受累，患肾明显积水、显影浅淡，或完全不显影。

（2）肾盂输尿管改变

① IVU 显影者可见肾盂扩大或肾盂、肾盏扩大，后期肾盂和（或）部分大盏常见狭窄，其中肾盏常为不对称性扩大。

② 同侧输尿管可以不显影，即使显影也僵硬变形或呈"串珠样"。

③ 对侧肾可因膀胱受累而形成肾积水。

④ 肾区局限性大块状钙化或斑点状、结节状钙化区常是干酪坏死较重的区域，此区肾盏破坏消失，小盏顶端消失，残留颈部者称为打尖征（图 8-1-15）。

【特别提示】

① 肾结核是泌尿系统的常见疾病，通常是由原发肺结核经血行播散到肾脏的。肾结核是肺外结核最常见的类型，但同时发现肺结核者仅为 $50\%\sim60\%$，而其中为活动性肺结核者更不到 10%。

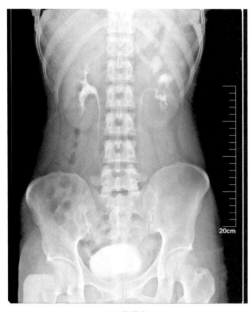
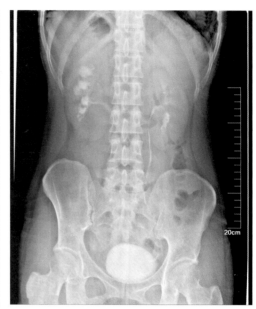

(A) 仰卧位　　　　　　　　　　　　　　　　　　(B) 俯卧位

图 8-1-14　左肾结核

　　患者，女，33 岁。左腰痛，下腹痛，尿频半年。左肾盂肾盏形态不规则，肾盏扩张为主，肾盂狭窄，左肾上盏外上方不规则添加影，左肾上段输尿管轻度增宽，中、下段输尿管未见确切显示。膀胱充盈良好，类圆形，容积略小

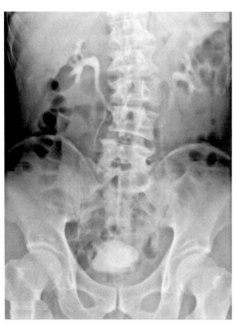
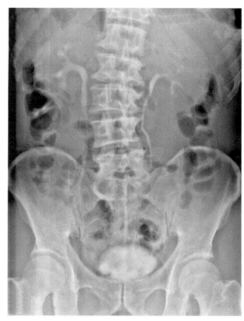

图 8-1-15　左肾和输尿管结核，结核性膀胱炎，膀胱多发憩室

　　患者，男，52 岁。间断血尿 10 个月，肺结核病史。左侧肾盂肾盏显影较右侧稍延迟，部分小盏杯口变浅，中组小盏杯口消失，出现"打尖征"，左侧输尿管轻度扩张，边缘不光滑。膀胱充盈良好，边缘不光滑，两侧可见囊袋状突出

② 肾结核从分期上大致可分为病理性肾结核、早期肾结核、中晚期肾结核。病理性肾结核不引起泌尿系统症状，多数可以自愈；早期肾结核可以出现无痛性血尿；只有到了中晚期，肾实质结核波及肾盂肾盏，进而累及输尿管和膀胱，才出现典型的临床症状。

③ 泌尿系统症状为尿急、尿痛、血尿，甚至脓尿；全身症状有低热、乏力、贫血、体重减轻等。

④ 鉴别诊断

a. 肾结石：局限于肾盂肾盏内，边缘清晰，密度较高，形态常与肾盂肾盏相似。

b. 肾逆流：各种类型的肾逆流均各有其特征，肾小盏表现正常，肾结核与局限性肾窦逆流的鉴别需密切结合临床及定期复查。

c. 肿块型肾结核需要和肾肿瘤鉴别：肾肿瘤除表现肾小盏破坏外，尚可有肾盏变形移位和充盈缺损，小盏破坏的边界多较结核清晰。

（二）输尿管结核

【造影诊断】

（1）KUB

① 多无异常表现。

② 极少数病例由于输尿管增宽、壁增厚及管腔内积脓可见沿输尿管走行条形密度增浓影。

③ 有的可见输尿管壁钙化形成的断续或连续的双轨状线形钙化影。

（2）IVU

① 早期输尿管结核主要表现为输尿管扩张。输尿管黏膜面的溃疡引起输尿管虫蚀样破坏，输尿管光滑的内壁线消失，形成小锯齿状改变；溃疡性输尿管炎使输尿管舒缩失常，变得不规则。

② 中晚期纤维瘢痕收缩，输尿管呈现粗细不均的串珠状改变或僵直的管状（图8-1-16）。

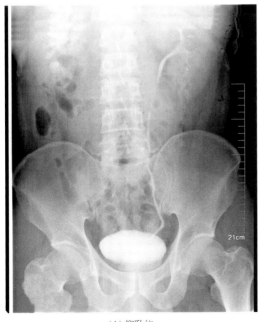
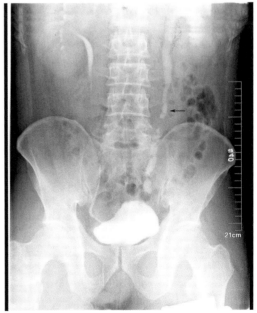

(A) 仰卧位　　　　　　　　　　　　　(B) 俯卧位

图 8-1-16　右肾结核，右输尿管结核

患者，男，47岁。IVU显示右肾显影及排泄时间较左侧延迟。右侧肾盂扩张、肾盏杯口圆钝。右侧输尿管不均匀扩张呈串珠状改变（——➤），膀胱形态未见异常

③ 重度输尿管狭窄可以造成患侧肾脏及输尿管显影浅淡、延迟，甚至不显影，此时逆行性造影可以显示狭窄的下端。

④ 透视下观察输尿管的蠕动对于诊断也很重要。

【特别提示】

① 输尿管结核由肾结核引起，50％的泌尿系结核伴有输尿管结核。

② 输尿管结核的病理为结核性输尿管炎，可引起输尿管黏膜破坏、溃疡形成。早期输尿管结核如仅有输尿管扩张和溃疡性输尿管炎，经过治疗可以完全恢复。中晚期输尿管边缘不规则，管壁可增厚、僵直、形成瘢痕及钙化，造成管腔狭窄或闭塞。患处病变广泛时输尿管变硬短缩，最后全部输尿管变为索条状组织。

③ 结核性输尿管狭窄最常见于第三生理狭窄处，肾盂输尿管连接部及输尿管中段较少见。多处狭窄的融合可导致一长段的不规则狭窄。

④ 临床症状与肾结核者相同。

⑤ 鉴别诊断

a. 囊性输尿管炎：很少见，输尿管内有多个囊肿形成，一般无阻塞，可与囊性肾盂肾炎同时存在，由慢性炎症引起，有一般的尿路感染症状，甚至发生肾绞痛。IVU 时则见肾功能佳，肾盂肾盏显示亦满意，可有积水扩大现象。典型的改变是输尿管内多发小圆形充盈缺损，其边缘可甚清晰，在聚集成堆时则因互相重叠而边缘不规则。

b. 肾盂输尿管淀粉样变：很少见。本病可分为原发性及继发性：前者为全身或系统性疾病的局部表现，后者继发于慢性炎症，包括结核。病理表现为肾的收集系统，特别是肾盂肾盏及输尿管的壁内有淀粉样变，呈斑块状或地图状，管壁增厚变硬，不规则狭窄，但不至于闭塞。表面有坚硬颗粒或斑块状隆起，附近组织有脂肪沉着。临床上有腰痛，继之出现无痛性肉眼全程血尿，有时伴血块，无尿频、尿急及发热。病变位于肾实质时 X 线表现可完全正常或仅肾功能有所减退。当累及肾盂、肾盏、输尿管及膀胱时，尿路造影可见病变区有细小颗粒状充盈缺损，以及因慢性炎症而引起增厚变粗的黏膜皱襞及轻度积水征象，但无狭窄。

（三）膀胱结核

【X 线诊断】

（1）平片　晚期常可见结核钙化灶。

（2）IVU 及膀胱造影

① 输尿管间嵴因炎性水肿而增宽，输尿管口高抬变直。

② 局部膀胱变形、不规则及模糊的充盈缺损，挛缩明显时似憩室形成。

③ 晚期整个膀胱收缩变小，边缘光滑或不规则（图 8-1-17）。

④ 膀胱输尿管反流，输尿管下段僵硬，甚至肾盂输尿管积水。

⑤ 可形成瘘管。

【特别提示】

① 膀胱结核大多来自肾结核，由尿路下行性感染所引起，因此早期改变多发生在膀胱输尿管交界处或输尿管间嵴附近。此外膀胱结核还可来自生殖系结核。

② 膀胱结核的早期黏膜充血水肿，以后形成结核结节或溃疡。病变常累及整个膀胱，致使膀胱挛缩、容量减小、膀胱输尿管反流。严重时病变可穿透全壁，形成膀胱阴道瘘或膀胱直肠瘘。

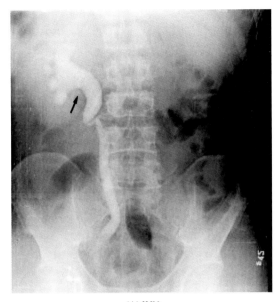 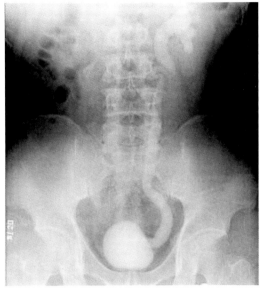

(A) IVU   (B) 120min后俯卧位片

图 8-1-17 膀胱结核

（A）左肾结核不显影，右侧上尿路积水扩张（ ➞ ）；（B）显示膀胱挛缩，容积明显缩小

③ 临床主要症状为尿频、尿急、血尿或脓尿及结核感染的全身症状。尿液检查可见红细胞及脓细胞。

④ 主要与非特异性膀胱炎鉴别：非特异性膀胱炎急性期为黏膜充血、水肿、出血和溃疡。溃疡一般较浅，仅及黏膜下层。慢性期的溃疡较深，侵及肌层。肌层有不同程度的增生和纤维化。膀胱正常膨胀性部分消失，容量减小。黏膜可有增生、萎缩或肉芽组织形成。临床上主要为尿频、尿急、脓尿或血尿。非特异性膀胱炎与膀胱结核在某些病理上并无严格的区别，其鉴别主要靠肾脏结核的明确诊断及临床血尿化验综合分析判断。

四、泌尿系统炎症

（一）肾盂肾炎

【造影诊断】

1. 急性肾盂肾炎

（1）KUB 平片　①初期无异常，进一步发展表现为肾影增大（弥漫性肾肿胀所致）；②肾周脓肿导致肾轮廓不清。

（2）IVU　肾灌注减低导致肾实质密度减低、肾盏显影延迟和肾盂显影减弱。细菌内毒素麻痹集合系统导致张力减低，表现为输尿管上段和肾盂轻度扩张（图 8-1-18）。

2. 急性灶性肾盂肾炎

IVU 表现为肾脏局部肿胀增大，压迫肾实质。肾脏显影延迟。

3. 气肿性肾盂肾炎

KUB 表现为肾内及肾周积气，患肾增大，膈下及腰大肌周围积气。

4. 慢性肾盂肾炎

① 一个或多个肾小盏顶端杵状变形，边缘整齐，为肾乳头瘢痕退缩所致。

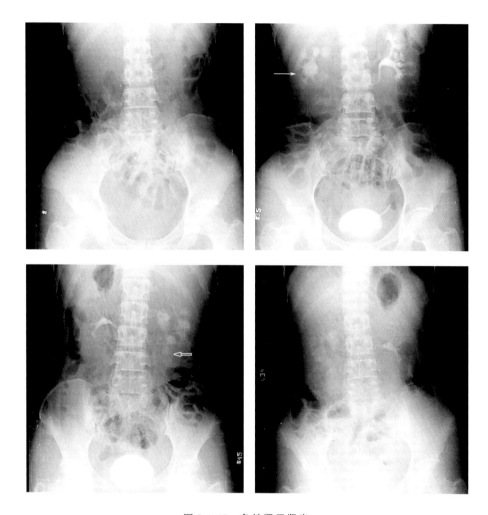

图 8-1-18　急性肾盂肾炎

IVU 显示右肾盂肾盏和输尿管显影延迟且显影较浅淡，肾盂肾盏不规则扩张（ ➙ ）。上段输尿管轻度扩张（ ⇨ ）

② 肾实质局灶性或不对称变薄、凹陷，整体外观凹凸不平，为萎缩增生相间所致。

③ 肾盏不均匀扩张、扭曲变形，可同时伴有狭窄。

④ 有时可见变形扩张的肾盏紧贴变薄的肾实质边缘。

【特别提示】

① 肾盂肾炎是常见病。女性多于男性，血行性感染约占 30%，上行感染约占 70%，后者也称为反流性肾病，最终均导致肾盂及肾实质发生炎症。

② 肾盂肾炎慢性期的主要病理表现为肾间质炎症和纤维化，纤维化开始于髓质，进而形成肾皮质局限或广泛的瘢痕收缩。影像学对于显示肾脏外形及内部结构、判断肾脏排泌功能等情况具有很大价值。

③ 急性灶性肾盂肾炎也称为大叶性肾炎，属于局部肾盂肾炎与肾脓肿的中间状态。

④ 气肿性肾盂肾炎是一种急性凶险性化脓性肾感染，病理为急性坏死性肾盂肾炎。68% 为大肠杆菌引起。

⑤ 肾盂肾炎主要应与肾皮质脓肿和肾周脓肿鉴别，肾脓肿早期不易与急性肾盂肾炎相区别。此外，还应与如下一些疾病鉴别。

a. 先天性小肾：外形常更小，但边缘光滑而规则，肾盏亦小但与肾的大小成比例，无肾盂肾盏的瘢痕性牵拉变形。

b. 肾血管性狭窄引起的肾萎缩：平片可见肾外形缩小，但在静脉尿路造影时，肾盂肾盏可较正常显影为早且密度较浓，当然在狭窄显著、肾缺血严重时显影亦可延迟，且密度较低。肾动脉造影检查可明确诊断，不但显示血管的狭窄，且可以肾质的显影浓度来估计其功能。

c. 肾乳头坏死：多见于糖尿病、肾内小动脉栓塞、血黏度增高。IVU 及 CT 可见肾乳头部呈相连的弧形带状或花边状低密度区，或不规则的锯齿状低密度区。

(二) 黄色肉芽肿性肾盂肾炎

【造影诊断】

① 局限型病变呈肿块样表现。逆行肾盂造影显示肾盂肾盏扩张，有不规则充盈缺损和破坏。

② 弥漫型病变呈肾积水表现，肾脏普遍性增大，肾轮廓模糊不清，常伴有肾结石。IVU 可见肾盂肾盏呈球形或棒状变形，或因肾实质破坏及纤维化，肾功能受损，致肾盂肾盏显影不良或不显影。逆行肾盂造影，肾盂肾盏有不同程度的扩张，边缘较模糊不整，可有小盏颈部或肾盂出口狭窄。

③ 黄色肉芽肿性肾盂肾炎平片可见肾轮廓模糊，其内可见结石和钙化，形态不规则（图 8-1-19）。诊断困难时可行 CT 扫描。

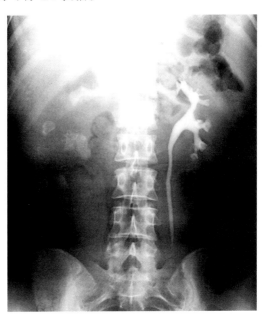

图 8-1-19 黄色肉芽肿性肾盂肾炎

右肾增大，轮廓不清，合并多发结石。IVU 几乎不显影，CT 和病理证实为黄色肉芽肿性肾盂肾炎

【特别提示】

① 黄色肉芽肿性肾盂肾炎是一种慢性炎症性疾病。常见于中年妇女，约占肾脏炎症疾病的 12.7%。炎症感染刺激导致肾内脂质代谢紊乱及肾内微循环尿流动力学改变是黄色肉芽肿性肾盂肾炎发病不可缺少的因素。

② 炎症始于肾盂，进而延伸破坏周围髓质和皮质形成多个脓腔，脓腔周围有黄色肉芽组织围绕。病程多见于 4 个月至 6 年。

③ 本病均有不同程度白细胞增多、红细胞沉降率（血沉）增快（60%）、贫血、尿频及排尿困难，罕有血尿，多伴有肾功能不同程度受损及结石。尿液检查常出现脓尿和蛋白尿，尿培养阳性率为74%～88%，多数为大肠杆菌和变形杆菌。80%晨尿离心沉渣涂片可找到泡沫细胞，这有助于诊断和鉴别诊断。

④ 主要与下列疾病进行鉴别诊断。

a. 肾结核：常表现肾髓质、肾乳头旁或肾实质内单个或多发大小形态不同、密度不等的囊腔，常与肾盂肾盏相通，可见点状或弧形钙化、肾皮质萎缩、纤维化。常伴有肾盂及输尿管增厚狭窄。

b. 肾脓肿：两者均可侵犯肾周组织，临床上有发热、肾区胀痛、白细胞增高及脓尿等，以致鉴别有困难。但肾脓肿CT增强扫描有一定特点，可资鉴别。

c. 肾盂积水：少数弥漫型黄色肉芽肿性肾盂肾炎的影像学表现与肾或输尿管结石并发肾盂积水相似，以致造成误诊。但肾盂积水表现为扩张的肾盂肾盏壁薄而光滑、均匀的水样密度，一般无肾周炎性反应。

(三) 膀胱炎

【X线诊断】

（1）KUB

① 一般慢性膀胱炎没有明显异常改变。

② 气性膀胱炎可能在膀胱壁上观察到细线状透亮带和小气泡阴影，膀胱内也可看见气体影。

（2）膀胱造影

① 膀胱体积缩小，边缘毛糙、高低不平、呈不规则锯齿状。

② 如果合并下尿路梗阻，尚可见膀胱小梁形成，可见波浪状突出影及憩室形成 [图 8-1-20（A）]。

③ 有时可见膀胱输尿管反流。

④ 气性膀胱炎一般分为三期：第一期，造影剂边缘可见宽约1mm的透亮带，气泡很小不易分辨，膀胱内无游离气体；第二期，膀胱壁不规则、肿胀增厚，由于蓄积的气体增多，除上述的线状透亮带之外，尚可见串珠状气泡透亮影，膀胱内仍然无游离其体；第三期，气泡破裂，膀胱腔内出现游离气体。

⑤ 腺性膀胱炎常在三角区及膀胱颈部或其他部位可见不规则的充盈缺损，需要和肿瘤鉴别 [图 8-1-20（B）]。

【特别提示】

① 膀胱炎常由大肠杆菌和葡萄球菌感染引起。寄生虫、放疗、长期抗癌药物也可引起膀胱炎。异物、结石、肿瘤、其他原因引起的下尿路梗阻和神经源性膀胱成为膀胱炎的诱因。

② 急性膀胱炎一般不作影像学检查。慢性膀胱炎临床上症状一般不明显，尿中白细胞增多，并有红细胞，尿细菌培养阳性。气性膀胱炎常有糖尿病病史，或者有静脉输液血糖增高病史。

③ 腺性膀胱炎需与膀胱肿瘤相鉴别。腺性膀胱炎病灶表面一般较光滑，可有囊肿及蛋壳样钙化形成；膀胱肿瘤因缺血坏死致使病灶表面不光整，充盈缺损和龛影同时出现，可有液性坏死区及斑点状钙化灶。需要结合CT扫描和诊断性治疗进一步诊断。

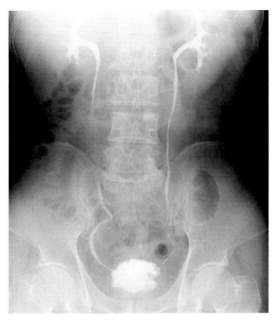
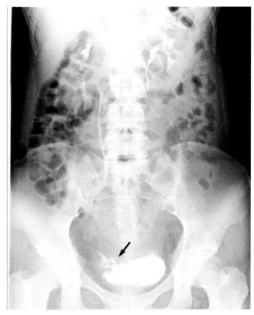

(A) 膀胱炎　　　　　　　　　　　　　　　　(B) 腺性膀胱炎

图 8-1-20　膀胱炎

（A）示膀胱容积缩小，边缘不光滑，膀胱小梁增粗。（B）示膀胱右上后壁形态不整，可见不规则充盈缺损
（➡）。病理检查：上皮下见布鲁恩（Brunn）巢，间质内淋巴细胞浸润

五、肾囊肿性疾病

（一）单纯性肾囊肿

【造影诊断】

① KUB：囊肿较大时平片可显示肾区肿块，偶见囊肿壁蛋壳样钙化。

② IVU：实质强化期显示肾区低密度不强化肿块，肾实质受压移位，边缘呈"鸟嘴样"改变，肾盏弧形受压移位，有时囊实性病变鉴别困难（图 8-1-21）。

【特别提示】

① 单纯性肾囊肿为最常见的肾脏占位性病变，发病机制可能为肾实质内继发性肾小管阻塞、扩张，也可为退行性改变。

② 囊肿多位于肾皮质内，单发或多发。大小不等，一般小于 5cm，大者可达 10cm 以上。囊内含有透明浆液，外周有被囊与肾实质分隔。囊肿壁为纤维囊，内衬扁平上皮或纤维组织。囊壁可发生钙化。

③ 可合并感染、出血、肾积水、结石等。

（二）肾盂旁囊肿和肾窦囊肿

【造影诊断】

1. 肾盂旁囊肿

① KUB：囊肿较大时可见肾外形增大，有时囊肿内可有结石影。

② IVU：正常显影，囊肿较大时表现为肾盂、输尿管上段受压、变形、移位和拉长 ［图 8-1-22（A）］。通常囊肿本身不显影，肾盂源性囊肿可能显示一细管与肾盂或肾盏相通，囊肿内可有结石 ［图 8-1-22（B）］。

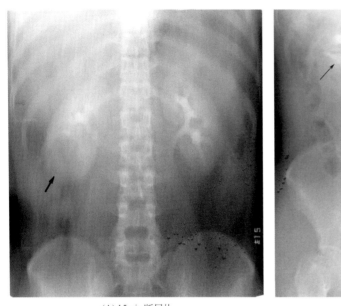
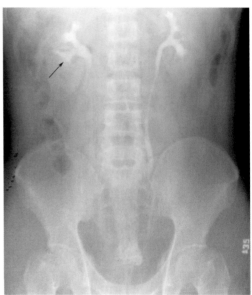

(A) 15min 断层片   (B) 35min 断层片

图 8-1-21　右肾下极肾囊肿

IVU 示右侧显影略延迟，右肾下极于 15min 断层片可见一个圆形低密度病灶（➡），直径为 6.5cm，35min 片显示下组肾盏受压上移（➡），未见破坏

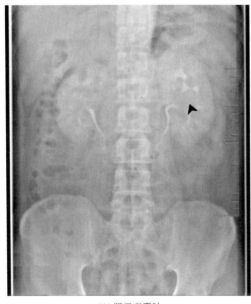
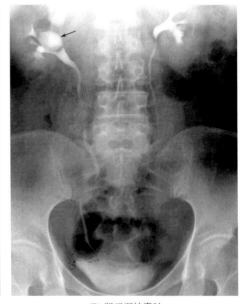

(A) 肾盂旁囊肿   (B) 肾盂源性囊肿

图 8-1-22　肾盂旁囊肿和肾盂源性囊肿

（A）显示左侧上、下组肾盏间占位（肾盂旁囊肿）（◀）。超声示左肾积水。左侧上组肾盏上下分离，可见浅弧形压迹，符合占位病变，CT 证实为肾盂旁囊肿。（B）IVU 显示右侧肾盂旁囊肿（➡），可见造影剂充盈，边缘光滑

2. 肾窦囊肿（淋巴性囊肿）

与肾盂旁囊肿相似，位于肾窦内，IVU 表现为肾盂多发压迹。

【特别提示】

① 肾盂旁囊肿是指起源于肾实质，主要向肾窦内生长的单纯性囊肿。本病需与肾盂积水鉴别，静脉肾盂造影可用于两者之间的鉴别。

② 肾盂源性囊肿多由先天性因素造成，组织学来源为肾实质或陈旧性含尿囊肿。位于肾髓质部，贴于大肾盏或肾盂旁，通常单发，囊肿大小 2～4cm，常有一细管与肾盂肾盏相通。多见于 50 岁以上的患者。

③ 肾窦囊肿（淋巴性囊肿）起源于肾窦外、侵入肾窦，多是小的外形不规则的多发囊肿，很多迹象表明其为淋巴管扩张或淋巴管梗阻所致。组织学上囊肿壁为内皮细胞和淋巴细胞，目前在临床上将其归入肾盂旁囊肿。

（三）多囊肾和多囊性发育不良肾

1. 多囊肾

【造影诊断】

① 成人型多囊肾病（常染色体显性遗传多囊肾病）IVU 表现为双肾增大变形，肾脏强化及对比剂廓清均延迟。集合系统受压移位、分离或扩张，偶见囊肿壁钙化（图 8-1-23）。

② 婴儿型多囊肾病（常染色体隐性遗传多囊肾病）IVU 表现为双肾区软组织密度肿块，推移周围肠道。对比剂分泌延迟，肾实质内可见条纹状或斑点状对比剂聚积区，集合系统受压变形。

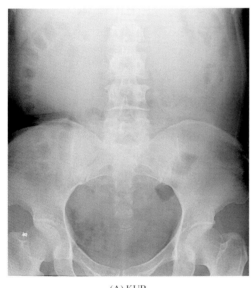

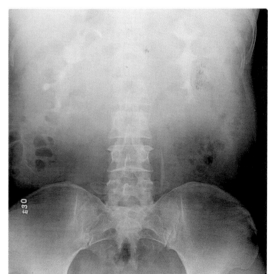

(A) KUB	(B) IVU

图 8-1-23 多囊肾

KUB 示双肾外形略增大。IVU 示双肾影增大，显影及排泄时间稍延迟。双侧肾盂、肾盏变形，可见多个弧形压迹，部分肾盏颈部受压变窄，远端肾盏扩张，杯口变钝

【特别提示】

多囊肾依遗传方式不同可分为成人型和婴儿型。

（1）成人型多囊肾病

① 属常染色体显性遗传病，但一半以上的病人无明确家族史。

② 发病机制为器官形成阶段，部分肾小管未与集合管相连，而呈囊状扩张。正常肾实质受压、萎缩，肾功能不全。多双侧发病。

③ 病理表现为双肾不对称性增大，肾皮、髓质满布大小不等的囊性病灶。囊壁可钙化，囊内可合并出血、感染及结石（18%），称为复合性成人型多囊性肾病。

④ 本病可合并肝脏（30%）、胰腺（10%）、脾（5%）、肺及中枢神经系统（少见）的先天性囊肿，也可合并其他类型的疾病，如脑动脉瘤（28%）、主动脉夹层、马方（Marfan）综合征、结肠憩室病等。

⑤ 本病合并肾细胞癌的机会高于正常人 5~10 倍。

⑥ 此型多在 30~50 岁发病，但也可见于新生儿和儿童，男女发病均等。临床上可出现血尿、腹痛、腹部肿块等表现，60%~70% 有高血压及肾功能不全表现，还可有肾盂肾炎史。

（2）婴儿型多囊肾病

① 属常染色体隐性遗传病。

② 发病机制主要是集合管水平的发育异常，导致集合管出现囊样扩张、融合，但肾单位（近曲和远曲小管、髓襻）完整。

③ 病理上，肾脏增大，髓质内集合管呈弥漫性囊袋状扩张，致肾髓质形态呈蜂窝状、海绵状改变。

④ 常同时并发肝囊肿、肝脏纤维化、胆系扩张。

⑤ 本病女性多于男性，二者之比为 2∶1。临床上可分为新生儿型和年长儿型，前者多在出生后死于尿毒症。后者病情较轻，肾脏囊性病变较少，多在 3~5 岁时出现临床症状，双肾、肝、脾增大，还可出现门静脉高压等表现。

2. 多囊性肾发育不良

【造影诊断】

① KUB：患肾区见软组织密度肿块，偶见多环形钙化。

② IVU 不显影，逆行造影有时可见输尿管闭锁。

【特别提示】

① 本病发病机制为输尿管胚芽上升过程中，其分支停止，肾盂和漏斗部闭锁，肾单位未形成，导致肾实质发育不良。有时只有输尿管胚芽的上 1/3 部分闭锁，出现肾积水型的多囊性肾发育不良。

② 病理上，肾脏变为多囊性、发育不良性肿块。肾小叶紊乱、集合系统发育不全、肾动脉缺如或发育不良。囊肿直径 0.5~8.0cm，囊肿壁可发生钙化，肾实质受压移位、稀少。有时可伴有输尿管闭锁。约 25% 的病例对侧尿路可出现先天性畸形，最常见者为肾盂输尿管连接部梗阻。

③ 本病通常为单侧发病。本病为婴儿期常见的囊性肾脏病变，无遗传性，为新生儿肾脏增大的常见原因之一。

④ 除触及腹部肿块外，多无其他临床表现，偶可有高血压。

⑤ 多数病例，肾脏病变可数年不发生变化。约 9% 的病人生后 3 年内病变可自动消失。

⑥ 本病主要应与婴儿型多囊肾病鉴别，后者具有遗传性，CT 及超声上不易显示囊肿为其特征。

（四）髓质海绵肾

【造影诊断】

① KUB：肾乳头及锥体区可见细小簇状钙化（图 8-1-24）。

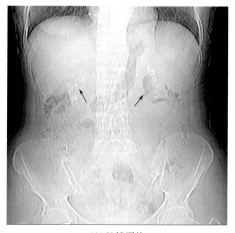

(A) X 线平片

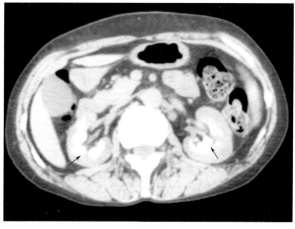

(B) CT

图 8-1-24　双侧髓质海绵肾

患者，女，58 岁。(A) 平片显示双侧肾多发钙化、扇形分布（———）；(B) CT 显示双侧肾髓质区域内多发大小不等高密度结石影（———）

② IVU 显示对比剂滞留于扩张的集合管内，乳头区呈葡萄串样或毛刷状改变。

【特别提示】

① 髓质海绵肾为先天性肾髓质囊性病变的一个类型，无明显遗传倾向。

② 发病机制为输尿管胚芽上升及分支过程中，在集合管形成时中断，引起集合管远端的增大、扩张。

③ 病理特征性改变为肾集合管的柱状和小囊状扩张，直径为 1～6mm，切面上呈细孔海绵样改变，病变只累及集合管远端。50％ 以上的病例，囊状扩张的集合管内可出现钙盐沉积。

④ 本病可单侧或双侧肾脏发病，也可局限于单个肾乳头。

⑤ 本病男性稍多于女性，多数髓质海绵肾无明显临床意义，病人无症状或症状轻微，偶可出现血尿、尿路感染及肾绞痛等症状。

⑥ 静脉肾盂造影为本病的首选检查方法，可显示扩张的远端集合小管和与其相通的小囊肿，造影前平片尚可显示锥体部有圆形或梭形的成簇小结石，具有特征性。

⑦ 主要应与肾结核、肾盂肾炎、肾乳头坏死、肾钙盐沉积、肾盂逆流等进行鉴别。

六、泌尿系统肿瘤

（一）肾脏良性肿瘤

【造影诊断】

1. 肾血管平滑肌脂肪瘤

① IVU 对本病诊断价值不大，有时可见局部肾轮廓外突及实质内占位表现。

② 血管造影可见肿瘤血供丰富，有时可见葡萄样动脉瘤，动静脉分流少见。环绕肿瘤周围的静脉受压、移位，呈洋葱皮样改变。

2. 肾腺瘤

① IVU 不能显示肿瘤本身，可见肾内占位、轮廓不规则、邻近肾盂、肾盏受压变形，边缘光滑无破坏（图 8-1-25）。

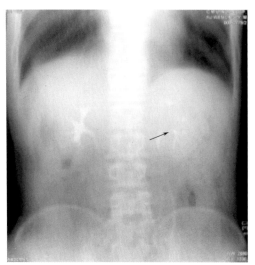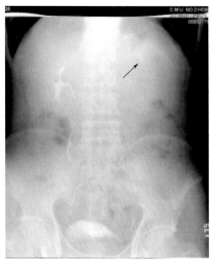

图 8-1-25　左肾腺瘤

IVU 示左侧肾盂肾盏受压改变（——），未见破坏和积水扩张。病理证实

② 血管造影：肿块为乏血管区，有时可见少量新生血管呈轮辐状由肿瘤外周向中心区分布，或在毛细血管期显示有均匀性肿瘤染色。

3. 肾脂肪瘤

IVU 可见肾内局灶性透亮区及邻近肾盂、肾盏受压变形。

4. 肾血管瘤

① IVU 对本病诊断帮助不大。

② 血管造影可显示肿瘤的异常血管簇、动静脉异常分流和静脉早期显影。经动脉给予肾上腺素，异常血管不收缩。

【特别提示】

① 肾脏良性肿瘤的发生率明显低于恶性肿瘤。

② 其直径多小于 2cm，一般不引起临床症状，也很少被发现。较大的良性肿瘤可出现与恶性肿瘤相似的临床表现和影像学征象。

③ 尿路造影无特异性征象，需 CT、MRI 进一步检查。

(二) 肾脏恶性肿瘤

1. 肾细胞癌

【造影诊断】

（1）IVU 的主要表现　①肾脏肿块：肾脏轮廓不规则、连续性中断，肾脏增大、移位；②集合系统受压移位、拉长，或集合系统受侵犯，如肾盂内不规则充盈缺损、肾盂肾盏截断、肾盂肾实质对比剂反流等；③肿瘤内多发斑点状钙化（图 8-1-26）。

（2）血管造影主要表现　①肾内肿块：致肾动、静脉受压、移位、拉直或包绕；肾实质期肿瘤表现为形态不规则的不透光区。②病理性肿瘤血管：肿瘤区可见散在分布、异常扩张或狭窄的肿瘤血管。有时可见多发微动脉瘤、动静脉瘘、静脉早期显示等征象。③异常侧支

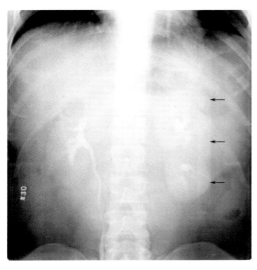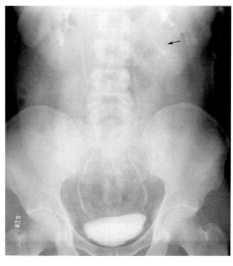

图 8-1-26 左肾细胞癌

IVU 示左侧肾影较对侧增大，中部明显向外突出（——），左肾上、下盏扩张呈圆钝状，肾盂及左肾中盏受压、推移呈"手握球"征（——）

血管：肿瘤血管通过肾外侧支血管与肠系膜动脉、腰动脉、肋间动脉、腹腔动脉相连。④静脉内瘤栓：肾静脉或下腔静脉内可见瘤栓形成的不规则充盈缺损影。

【特别提示】

① 肾细胞癌常简称为肾癌，是泌尿系统常见的恶性肿瘤，约占肾全部恶性肿瘤的 85%，占全身恶性肿瘤的 3%左右。

② 肾癌的发病年龄常为 50~70 岁。

③ 肾癌多为孤立性，单侧多发者约占 5%，双侧发生者占 1%~2%。

④ 病理上，肾癌来自肾小管上皮，镜下依肿瘤细胞构成比例、形态学特点等，肾癌可分为以下 6 种亚型：肾透明细胞癌、肾颗粒细胞癌、乳头状肾细胞癌、肾嫌色细胞癌、肉瘤样肾癌和肾集合管癌，其中以透明细胞癌和颗粒细胞癌常见。

⑤ 临床上，常见症状为无痛性血尿，进展期可出现腹痛，腹部触及肿块。

2. 肾母细胞瘤

【造影诊断】

（1）腹平片和 IVU ①肾区软组织密度肿块，肾体积增大。②约 10%的病例其肾内可见斑点状钙化。③肾脏及集合系统受压、移位（图 8-1-27）。④10%~20%的病例，肾脏无功能而不显影。

（2）血管造影 ①肿瘤可推移较大的肾动脉和静脉分支，使之移位、变形、拉直。②Fuchs 等研究显示，肾癌型可见病理性异常血管，而肉瘤型肿瘤血管少见。

【特别提示】

① 肾母细胞瘤又称为维尔姆斯（Wilms）瘤，为儿童腹部最常见的恶性肿瘤，主要见于 7 岁以下儿童，尤以 2.5~3 岁者常见，为第一发病高峰期。偶可发生于成人，以 20~40 岁多见，为第二发病高峰期。

② 约 5%为双侧发病，1%具有家族性，15%合并其他的先天性异常，如泌尿生殖系统畸形、神经纤维瘤病等。

③ 病理上，早期肿瘤内即可见中央部坏死和出血，约 15%瘤内有钙化。可经血行转

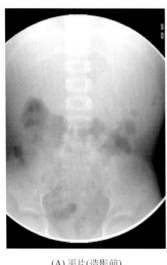 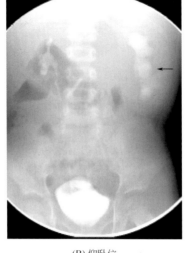 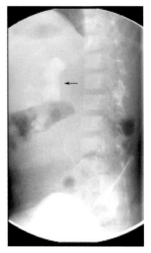

(A) 平片(造影前)　　　　　　(B) 仰卧位　　　　　　(C) 俯卧位

图 8-1-27　左肾母细胞瘤

患者，男，4 岁。造影前常规检查：左腹部见有暗区。IVU 延长时间在仰卧位上见左侧肾盂肾盏显影延迟、积水扩张，且向外移位，左侧肾盂输尿管连接部狭窄、变形，左输尿管近端断续显影（➞）

移至肺、肝、骨骼及中枢神经系统等部位，也可经淋巴转移。

④ 主要临床表现有腹部肿块、厌食、恶病质、腹痛及镜下血尿等。肉眼血尿少见，原因为肿瘤一般不侵犯肾盂。

3. 肾淋巴瘤

【造影诊断】

（1）IVU　①可显示肾脏增大、肿块，肾盏、肾盂受压变形、移位或侵犯。②还可显示由于淋巴结增大引起的尿路梗阻表现。

（2）血管造影　肾内乏血管肿块，肾脏轮廓模糊，肾内动脉移位。

【特别提示】

① 肾淋巴瘤主要为非霍奇金淋巴瘤通过血行播散或腹膜后淋巴瘤的继发性侵犯所致，尸检显示约 33％淋巴瘤有肾脏侵犯，其中 60％以上为双侧侵犯。

② 正常肾脏淋巴系统主要位于集合系统，原发性淋巴瘤多由肾盏向肾实质方向生长。继发性者主要位于肾髓质，表现为单发或多发结节样肿块，弥漫性浸润少见。

③ 本病通常无症状，部分病人可有肾衰、尿路梗阻等表现。

4. 白血病肾浸润

【造影诊断】

IVU 无特征性表现，可显示双侧肾脏增大，肾盏拉直、变窄。

【特别提示】

① 白血病肾浸润不少见，尸检显示约 50％的白血病病人有肾脏侵犯。

② 主要病理改变为白血病细胞在肾脏间质内的局灶性或弥漫性浸润，偶可形成肿块。

（三）肾盂和输尿管肿瘤

【造影诊断】

1. 肾盂癌

（1）KUB　多无阳性所见，少数移行细胞癌可有无特征性钙化。

（2）IVU ①主要表现为肾盂肾盏内的充盈缺损影，往往形状不规则，肿瘤较小时IVU可能漏诊（图8-1-28）。②肿瘤向下种植到输尿管时可引起不同程度的积水扩张或充盈缺损。③肿瘤可侵犯肾实质，与肾实质肿瘤表现相似，但肾外形一般不大。④肾盂鳞癌主要表现为肾盏边缘不规则变钝，可有轻、中度积水，少数病例主要表现为积水与结石，需要观察肾盏、肾盂边缘有无不规则表现。

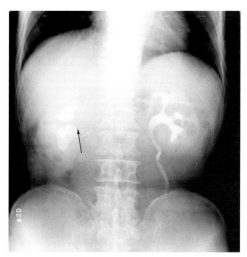
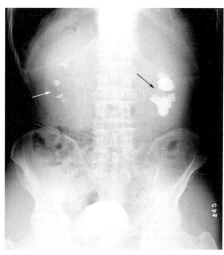

图 8-1-28 右肾盂癌

右肾小盏杯口变钝，肾盏扩张，肾盂内可见分叶状充盈缺损影（——→），右输尿管上段和下段部分显影，未见扩张

2. 输尿管癌

（1）KUB 明显积水时可见病肾扩大。

（2）IVU ①乳头状癌呈乳头状充盈缺损，其基底较宽，表面不甚规则，局部输尿管腔持续性不规则狭窄（图8-1-29）。②原发性浸润性癌则表现为边缘光滑、僵直的持续性、局限性狭窄。③输尿管狭窄近侧段积水扩张。④输尿管积水扩张可能使肿瘤显示不清，逆行肾盂造影对不全梗阻或完全梗阻者能清晰显示梗阻部位的特点，以利于诊断。二者联合应用诊断效果更好。

【特别提示】

① 肾盂和输尿管肿瘤的发生率远远少于肾脏和膀胱肿瘤，且以恶性居多，主要为肾盂癌或输尿管癌，易引起尿路梗阻、肾盂肾炎和尿路结石。

② 肾盂癌：a. 移行细胞癌占80%～90%，鳞状细胞癌占5%～20%，腺癌及未分化癌则较为罕见。双侧性肿瘤约占4%。b. 肾盂癌的发病高峰年龄为40～70岁，儿童与青年罕见。c. 典型临床症状是无痛性全程血尿和胁腹部疼痛，大的肿瘤或合并肾积水时可触及肿块。

③ 输尿管癌：a. 大多为移行细胞癌，其中又以乳头状癌较为多见。b. 多发生在50～70岁。c. 多位于输尿管下1/3段。d. 早期症状多不明显。其后出现血尿、疼痛和可触及的肿块（往往是积水的肾脏）三个主要症状。其中以间歇性大量血尿最重要、出现也最早。

（四）膀胱良性肿瘤和肿瘤样病变

【造影诊断】

（1）可表现为膀胱壁肿块、膀胱变形或不对称、膀胱壁增厚、输尿管梗阻、膀胱出口梗

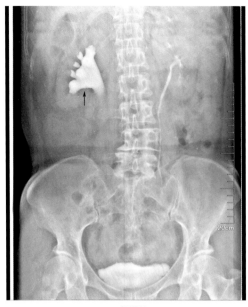
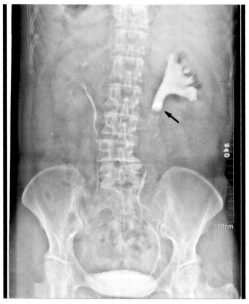

(A) 仰卧位　　　　　　　　　　　(B) 俯卧位

图 8-1-29　右输尿管非浸润性乳头状尿路上皮癌（低级别）

　　患者，女，57 岁，血尿病史。右肾盂肾盏扩张（——→），仰卧位输尿管显示不清。俯卧位可见右侧输尿管上段端不规则充盈缺损影（——➤），管腔狭窄，中、下段形态未见异常

阻等征象。

　　（2）膀胱血管瘤　膀胱造影表现为膀胱壁充盈缺损或壁增厚，但出血后，由于病变被压缩，充盈缺损可不明显。

　　（3）膀胱平滑肌瘤　①腔内者，膀胱造影表现为边缘光滑的充盈缺损。②壁内及壁外者，膀胱造影显示不清。

　　（4）膀胱嗜铬细胞瘤　膀胱造影与其他良性肿瘤类似，表现为膀胱壁充盈缺损，无特异性。

　　（5）膀胱神经纤维瘤　膀胱造影本病表现与其他良性肿瘤相似，无特异性。

　　（6）膀胱内翻性乳头状瘤　常位于膀胱三角区，影像学表现为肿块，造影显示充盈缺损，但膀胱壁柔软（图 8-1-30）。

　　（7）膀胱子宫内膜异位症　膀胱造影表现为膀胱壁充盈缺损及移位，有时还可引起输尿管梗阻。

　　【特别提示】

　　① 膀胱良性肿瘤和肿瘤样病变罕见，单纯影像学方法常不能作出诊断。

　　② 部分良性肿瘤具有特征性临床表现，如膀胱嗜铬细胞瘤常有阵发性高血压、出汗、头疼等症状，膀胱子宫内膜异位症具有周期性尿路症状等。

（五）膀胱恶性肿瘤

　　膀胱恶性肿瘤主要为膀胱癌。

　　【造影诊断】

　　（1）平片　偶可显示膀胱区肿瘤的钙化。

　　（2）膀胱造影　①膀胱内息肉样充盈缺损（图 8-1-31）。②膀胱壁僵硬。③膀胱轮廓不

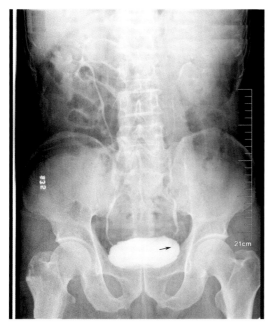
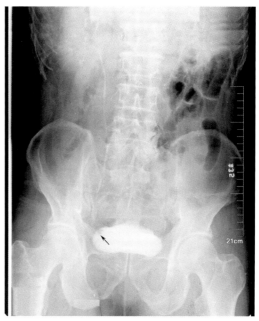

(A) 仰卧位　　　　　　　　　　　　　　　(B) 俯卧位

图 8-1-30　膀胱内翻性乳头状瘤

患者，男，72 岁。IVU 示膀胱左上壁近输尿管口处可见一充盈缺损影，大小约 1.0cm×0.8cm（——）。病理：移行上皮增生，呈乳头状、巢状，为膀胱内翻性乳头状瘤

规则呈锯齿状。④膀胱形态不对称也应高度怀疑本病。⑤若出现输尿管积水扩张，说明输尿管口被肿瘤浸润。⑥传统的尿路造影对于并发的上尿路肿瘤和输尿管积水的检查、对本病治疗后的定期复查仍具有重要作用。⑦髂内动脉血管造影与膀胱内注气相结合，可显示肿瘤内扭曲、异常的肿瘤动脉及螺旋状毛细血管，肿瘤实质可有染色，另外还可见动静脉分流。

【特别提示】

① 膀胱肿瘤以恶性肿瘤常见，恶性肿瘤中以移行细胞癌最常见，约占 95%，鳞状细胞癌不到 5%，腺癌不到 1%。

② 移行细胞癌：a. 约 80% 位于膀胱三角区和膀胱底部。b. 多发生于 50～70 岁，男女之比约为 3∶1。c. 形态学分三型。非浸润型（原位癌）；乳头型：组织学上为移行细胞癌Ⅰ级，约 25% 的病变为多发；浸润型（实体型）：在膀胱壁内浸润性生长，恶性程度较高，预后较差。d. 约 3% 膀胱移行细胞癌病人并存上尿路肿瘤；而 50%～80% 的上尿路移行上皮癌病人有可能发生膀胱癌。e. 主要临床表现为间断性肉眼血尿及膀胱炎。

③ 膀胱移行细胞癌与膀胱其他少见恶性肿瘤鉴别较困难。

膀胱鳞状细胞癌：a. 根据病史，若病人有慢性尿路感染、膀胱结石或血吸虫病的历史或影像学证据，有可能为鳞状细胞癌。b. 膀胱造影表现为膀胱变形、团块状充盈缺损或膀胱壁结节样增厚、僵硬，以后者多见（图 8-1-32）。c. 可有骨骼或其他部位的远隔转移。

膀胱腺癌：影像学表现无特征性表现。肿瘤浸润使得膀胱壁局限性增厚，肿瘤内偶见到钙化。

膀胱淋巴瘤：影像学上原发性淋巴瘤与移行细胞癌不能区分。继发性淋巴瘤影像学表现亦无特异性，主要改变有膀胱外形不规则、膀胱壁增厚、结节样肿块。

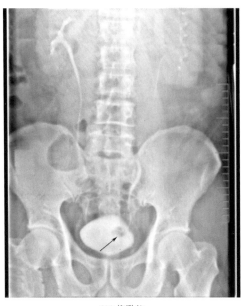

(A) 仰卧位

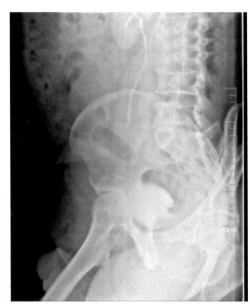

(B) 侧卧位

图 8-1-31　膀胱癌

　　膀胱左前壁可见类椭圆形略分叶状充盈缺损，大小约为 24mm×18mm（——→）。膀胱镜：膀胱左侧壁可见一大小约 2cm×2cm 菜花样肿物，粗蒂，距左输尿管管口近，左侧输尿管管口未及，肿物周围可见范围约 2cm×1cm 黏膜绒毛样改变，病理：膀胱癌

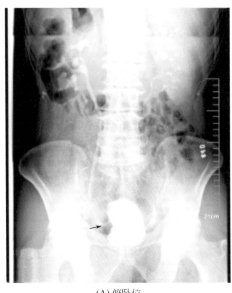

(A) 俯卧位

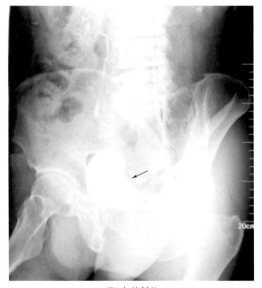

(B) 左前斜位

图 8-1-32　膀胱鳞状细胞癌

　　患者，男，70 岁。双侧上尿路无异常。膀胱形态不整，边缘轮廓欠光整，左侧壁局部凹陷（——→）。病理：膀胱鳞状细胞癌

膀胱平滑肌肉瘤：X线表现无特异性，膀胱镜检查黏膜正常有助于与来自膀胱黏膜的肿瘤相鉴别。

④ 膀胱癌需与以下疾病鉴别：腺性膀胱炎、前列腺肥大、膀胱结石或血块等。

⑤ 确诊依靠膀胱镜及活检。

⑥ 膀胱肿瘤的影像学检查主要作用包括：a. 初步检出膀胱内的占位性病变。b. 显示肿瘤对膀胱壁和膀胱周围组织的侵犯范围。c. 主要是发现肾盂、肾盏、输尿管并存的肿瘤。

■■■ 第二节　女性生殖系统 ■■■

一、生殖系统畸形

(一) 子宫畸形

【造影诊断】

① 幼稚子宫：宫腔保持正常三角形，壁光，但较正常宫腔小。

② 单角子宫：宫腔偏于一侧，呈梭状，边缘光滑，一端接宫颈管，另一端延伸为同侧输卵管。

③ 双角子宫：可见单宫颈，宫腔呈"心"状或底部内凹成半隔［图 8-2-1（A）］。

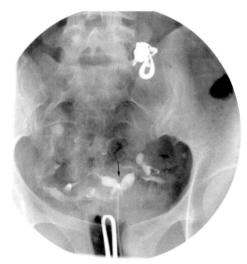
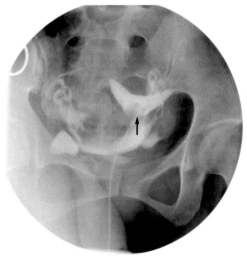

(A) 双角子宫，输卵管积水　　　　　　　　(B) 鞍状子宫

图 8-2-1　子宫发育畸形

（A）患者，女，26 岁，不孕症。单宫颈及两个宫腔显影（──→）。双侧输卵管均扩张积水，远端造影剂未见确切弥散。（B）患者，女，31 岁。不孕症。子宫底内陷呈鞍状（──→），双侧输卵管通畅，造影剂弥散可

④ 双子宫：可见双阴道、双宫颈；左右各有一个梭状单角子宫，两者分得较开，壁光，各自与宫颈和同侧输卵管相接。

⑤ 弓形子宫（鞍状子宫）：宫底向内凹陷似马鞍状，宫腔壁光整［图 8-2-1（B）］。

⑥ 不完全纵隔子宫：宫底向内深凹，使宫腔的一半被其隔开。

⑦ 完全纵隔子宫：宫腔中间隔开为左右两个紧邻的梭状宫腔，宫腔壁光滑，有时两个宫腔之间有细小通道。

【特别提示】

① 子宫由一对副中肾管演化而来，双侧副中肾管在发育、融合和吸收的过程中受到内外因素的影响，即可造成子宫不同类型的发育畸形。

② 子宫输卵管造影（HSG）具有显影清晰、直观、侵袭性小并可同时显示宫腔轮廓和输卵管情况等特点，能够准确诊断大部分子宫畸形，为首选方法。

③ 以下情况可误诊为单角子宫。a. 当残角子宫的残角宫腔与对侧单角的宫腔不连通时；b. 当双子宫和全隔子宫因插管原因 HSG 只显示一侧宫腔时；c. 当正常子宫因旋转屈曲较明显，一侧宫角与宫体重叠时。

④ 典型双角子宫和纵隔子宫的鉴别点为：双角子宫两个梭形宫腔构成较平坦的"V"字形，中间突起的充盈缺损形成的夹角通常＞90°，两宫角间距离一般＞4cm；而纵隔子宫中间的间隔较直，形成的夹角常＜90°，两宫角间距离一般＜4cm，两宫角连线和两侧壁组成的轮廓与正常三角形轮廓基本相符。表现不典型者，须密切结合临床表现进行诊断：双角子宫只有一个宫颈口，完全纵隔子宫则可见两个宫颈口；双角子宫者多有不孕或自然流产史，有正常孕产史者多支持不完全纵隔子宫诊断。

⑤ 双子宫和完全纵隔子宫的鉴别：双子宫的两个宫腔较散开，两个宫腔形态大小不对称。

⑥ 宫底肌瘤和鞍状子宫的鉴别：宫底肌瘤亦表现为宫底的弧形凹陷，但仔细观察可见弧形凹陷和近宫角处宫底间有一定的夹角，与鞍状子宫宫底全程完全顺滑的弧形凹陷稍有差别。

⑦ HSG 因无法显示子宫外部形态和肌层情况而具有一定的误诊率，故对于可疑的子宫畸形不可妄下诊断，而应结合超声、MRI、宫腔镜和腹腔镜等检查，以避免误诊、漏诊。

（二）阴道畸形——阴道横隔

【造影诊断】

① 阴道完全闭锁：造影宫腔不显影。

② 阴道不全闭锁：子宫输卵管造影自小孔注入造影剂，见横隔后方有一囊腔，有时中间有一充盈缺损，为宫颈。注入较多造影剂后，有时亦可使宫腔、输卵管显影。

③ 双子宫、双宫颈、双阴道、一侧阴道闭锁或不全闭锁：表现为一侧单角子宫。如另侧阴道为不全闭锁时，自小孔注入造影剂，表现与上述阴道不全闭锁相同。

【特别提示】

① 阴道完全闭锁：临床无经血排出。主要表现为经血积聚于阴道内而产生的周期性腹痛，逐月加重，继而持续性下腹胀痛，甚至影响大小便排出。妇科检查阴道短，上端囊状膨出，未见宫颈。

② 阴道不全闭锁：临床表现为经血排出不畅，经期长。妇科检查阴道短，顶部未见宫颈，仅见一小孔，经血自此孔流出。

③ 双子宫、双宫颈、双阴道、一侧阴道闭锁或不全闭锁：本症是一种特殊类型的生殖道畸形。常伴有闭锁侧肾脏缺如。临床除月经按月来潮外，可同时伴有阴道闭锁或不全闭锁的症状。

二、生殖系统炎症和结核

（一）输卵管炎

【子宫输卵管造影诊断】

① 整个输卵管形态尚软，峡部小憩室。

② 输卵管完全或不全阻塞；输卵管积水扩张 [图 8-2-2（A）]。

③ 盆腔粘连使造影剂在盆腔内呈雪花状、细斑片状弥散不均。

④ 宫腔粘连时子宫输卵管造影表现为宫腔内单个或多个不规则充盈缺损，缺损边缘锐利。

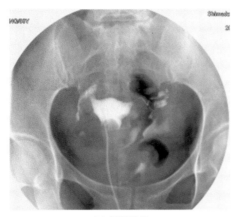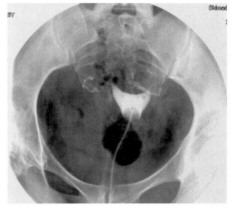

(A) 输卵管炎　　　　　　　　　(B) 输卵管结核

图 8-2-2　输卵管炎和结核

（A）患者，38 岁。宫腔显影良好，形态无异常。右侧输卵管部分显影，远端未见造影剂弥散。左侧输卵管粗细不均，造影剂弥散少。（B）患者，26 岁。双侧输卵管形态僵硬，左侧明显，管径增粗不均，未见造影剂弥散

【特别提示】

① 输卵管炎为链球菌、葡萄球菌等细菌感染所致，多为双侧性。

② 急性、亚急性输卵管炎输卵管肿胀、充血、水肿，甚至积脓；慢性输卵管炎以粘连为主，可导致输卵管部分或严重阻塞、输卵管积水，积水与卵巢囊肿相通时则形成输卵管卵巢囊肿。最后，输卵管峡部的黏膜上皮呈憩室样伸入肌层，可致峡部结节性输卵管炎。

③ 临床不孕，重者可有腹痛、发热等盆腔炎症状，轻者无症状。

④ 宫腔粘连较少见。宫腔粘连为子宫内膜完全脱落，肌层组织粘连所致，多见于子宫内膜炎或刮宫术后。临床表现为闭经或经血流出不畅、痛经，子宫峡部完全粘连而宫腔有部分不粘连时，可致经血滞留。子宫输卵管造影绝大部分病变仅限于宫腔，两侧输卵管仍可保持正常，此点可与生殖道结核相鉴别。

（二）输卵管结核

【造影诊断】

（1）输卵管结核 X 线平片　可显示输卵管钙化，表现为盆腔两侧细颗粒状或不规则状钙化影，形似部分输卵管样。

（2）子宫输卵管造影　①早期无特殊表现，仅见输卵管壶腹部纵形黏膜增粗。②后期双侧输卵管形态僵硬，呈棒状、锈铁丝状、念珠状、末端杵状，部分可出现钙化 [图 8-2-2（B）]。③个别病例除有上述 X 线表现外，输卵管尚可稍通。④宫腔结核表现：早期无特殊表现，后期表现为宫腔粘连变形，常呈三叶草样；病变进展可使宫腔呈不规则盲腔；可能出现钙质沉着；造影剂逆流入间质、血管及淋巴管，造影剂进入间质时表现为沿宫腔边缘形成网织样阴影，不易消失；进入血管时造影剂分布于远离宫腔的血管内，呈树枝状，并随血流变形；进入淋巴管者可见盆腔两侧条状淋巴管及椭圆形的淋巴结显影。

【特别提示】

① 输卵管结核多继发于身体其他部位的结核病灶，经血行、淋巴管或直接蔓延而来。

② 病理改变：早期仅为黏膜水肿、充血；继之管腔黏膜上皮增生、狭窄，部分可有干酪样坏死、溃疡，病变浸及浆膜时可见粟粒样结节；后期可形成纤维瘢痕组织，使管壁变硬，甚至钙质沉着。

③ 宫腔结核：a. 主要病理改变为内膜充血、水肿、破坏和干酪样坏死，病变稳定后可形成瘢痕粘连、宫腔狭窄变形及钙质沉着。b. 临床上，早期月经量增多；后期月经量稀少或闭经。c. 子宫输卵管造影时显示造影剂易逆流入间质、血管及淋巴管，提示为活动性结核。

三、计划生育

【X 线诊断】

1. 宫腔内节育器透视或盆腔平片正常表现

① 常见为环状、V 形或 T 形节育器金属密度影。节育器的形态因宫腔形态大小和曲度不同而异，环形节育器可呈正圆形、扁圆形或横一字形。

② 平卧位时金属密度影位于耻骨联合上 2～10cm，距中心左或右 3cm 以内。

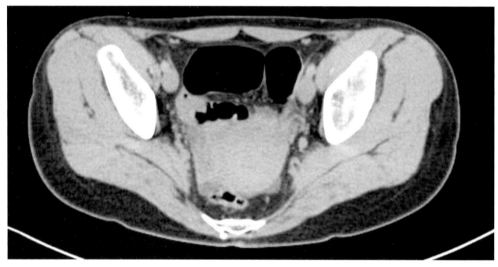

(A) 正常宫腔无节育器

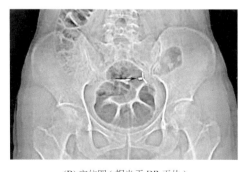

(B) 定位图（相当于 DR 平片）
显示金属节育器变形 (⟶)，位置较高

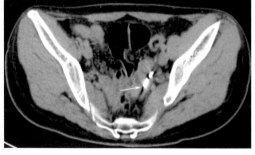

(C) CT 平扫较 A 层面高，节育
器完全脱离宫腔，位于左侧盆腔边缘(⟶)

图 8-2-3　宫内节育器脱离宫腔

③ 立位时金属密度影位于耻骨联合上 0.5～8cm，距中心左或右 3cm 以内。

2. 异常表现

① 宫腔内节育器过大，宫腔相对小时，节育器金属密度影呈长圆形或"A"或"8"形。

② 节育器在子宫峡部或颈管内时，呈长圆形，并与耻骨联合重叠。

③ 节育器呈正圆形，但与耻骨联合重叠者，除子宫下垂者外，一般节育器在阴道穹内。

④ 节育器嵌顿宫壁时，子宫输卵管造影正、侧位片上可于宫腔边缘见部分节育器影。

⑤ 宫内节育器完全脱离宫腔时，节育器形态和位置异常，子宫输卵管造影或超声、CT可见节育器远离宫腔之外，造影有时可见宫腔某一边缘毛糙不平，估计宫内节育器自此处破出宫腔（图 8-2-3）。

【特别提示】

① 检查宫腔内节育器行透视或摄盆腔平片时注意要排空膀胱，以免影响测量。

② 怀疑节育器嵌顿宫壁或完全脱离宫腔时，也可进行超声或 CT 扫描来进一步诊断，尤其是 MSCT 重建可以清晰显示上述异常。

第九章

乳房疾病的 X 线诊断

■■■ 第一节　正常乳房 X 线表现 ■■■

一、摄片体位

乳房钼靶 X 线摄片是乳腺病变筛查及诊断最常用的检查方法之一，常用的摄片体位包括头尾位（轴位，CC）和内外侧斜位（MLO），有时为了临床诊断需要，还需加摄侧位（ML），还有加压摄片及放大摄片等。

二、正常乳房分型

乳房是不断变化的器官，年龄、妊娠、月经周期、哺乳情况及内分泌情况等因素均可影响乳房 X 线的表现。按乳房内成分比例不同，BI-RADS 将乳房分为如下几种类型：①脂肪型，乳房内几乎全部为脂肪组织（图 9-1-1）；②致密型，乳房内见致密腺体组织（图 9-1-2）；③混合型，乳房内腺体及脂肪成分同时存在，按乳房内腺体与脂肪的不同比例，可进一步分为少量腺体型和多量腺体型（图 9-1-3）。

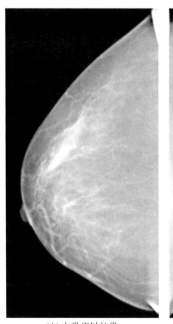 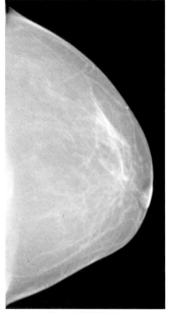

(A) 右乳房轴位像　　　　　　　　　　(B) 左乳房轴位像

图 9-1-1　脂肪型乳房

63 岁女性，双乳房轴位像，脂肪型乳房，双乳房腺体退化，密度减低，可见少量腺体、乳管及乳腺小梁结构

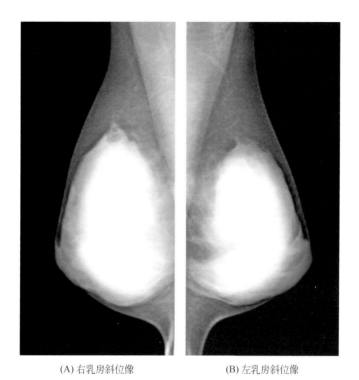

(A) 右乳房斜位像　　　　　　(B) 左乳房斜位像

图 9-1-2　致密型乳房

20 岁女性，双乳房斜位像，致密型乳房，腺体密度较高，均匀致密，层次欠清晰

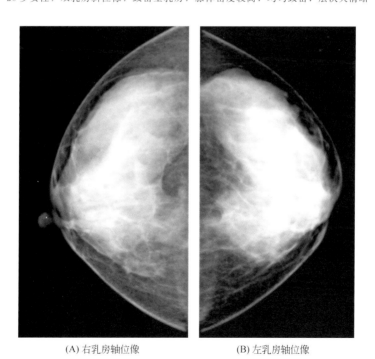

(A) 右乳房轴位像　　　　　　(B) 左乳房轴位像

图 9-1-3　混合型乳房

38 岁女性，双乳房轴位像，混合型乳房，腺体密度欠均匀，可见片状高密度腺体与低密度脂肪组织混杂存在

三、正常乳房 X 线表现

乳房 X 线上表现为扇形或三角形阴影。皮肤为线状高密度影，平均厚度为 0.5～3mm，乳晕周围皮肤较其他部位增厚；皮下脂肪为皮下带状低密度透光区域，厚度为 5～25mm，内可见纤维间隔及血管影，有时还可见到束状或线状 Cooper 韧带；皮下脂肪与腺体之间有浅筋膜，表现为线状影；乳腺腺体由腺小叶及其周围纤维组织组成，表现为片状高密度影，边缘模糊不清，因腺体及脂肪组成不同，密度可均匀或不均匀；在腺体后方与胸大肌之间可见片状低密度区域，为乳后脂肪间隙；乳腺导管表现为条索状或带状影，以乳头为中心呈放射状向腺体深部分布，乳腺导管造影可以清楚显示乳腺导管分布及形态；乳房内淋巴结多不常见，而腋窝内淋巴结较多见，表现为结节影，可为圆形、椭圆形或蚕豆状，良性淋巴结边缘光滑、锐利，中心密度多低于周边，可见淋巴结"门"结构，而恶性淋巴结多表现为高密度结节、边缘毛糙（图 9-1-4）。有时双腋下可见副乳，表现为腋下斑片状腺体影，密度可等于或低于乳房内腺体（图 9-1-5）。

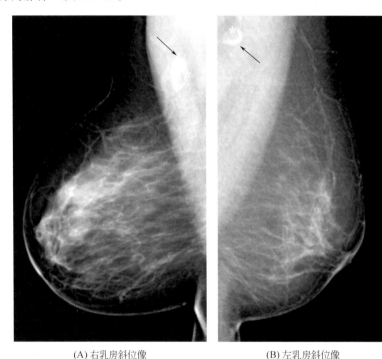

(A) 右乳房斜位像　　　　　　(B) 左乳房斜位像

图 9-1-4　腋下淋巴结

乳房斜位像示腋下与胸大肌影像重叠处可见蚕豆状及类圆形小结节影（——→），边缘光滑，界限清楚，中心密度低于周边，可见淋巴结"门"（✱）

四、乳房 X 线特殊检查——乳腺导管造影

乳腺导管造影是一种基于乳房 X 线检查的特殊检查方法，是乳腺溢液性疾病的主要检查手段之一。主要检查步骤是：

① 仔细观察溢液的位置，准确找出溢液乳孔，多发乳腺导管溢液时，应选择溢液量最多、颜色最深者；

② 轻轻提起乳头将钝头针经溢液乳孔轻轻捻入，注意尽量垂直进针；

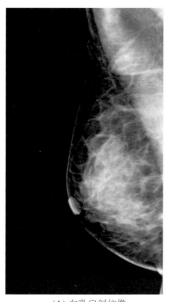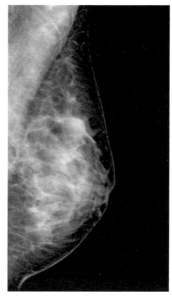

(A) 右乳房斜位像　　　　　　　　(B) 左乳房斜位像

图 9-1-5　腋下副乳

双乳房斜位像示腋下与胸大肌影像重叠处可见淡片状腺体影，密度不均，边缘模糊，密度与乳房内腺体相当

③ 缓慢匀速注入造影剂使相应乳腺导管显影，注意不要将气泡注入乳腺导管内；

④ 常规摄乳腺轴位、斜位片，必要时加摄局部放大像等（图 9-1-6）。

乳腺导管造影检查的主要目的是观察乳腺导管病变，应仔细观察乳腺导管的形态、走行、分布、管径及有无充盈缺损等征象。正常人有 15～20 支乳腺导管，均开口于乳头，呈放射状向乳腺深部走行，并逐渐分支，最后终止于乳腺腺泡结构，管壁光滑连续，管腔由粗逐渐变细。有文献报道，正常乳腺导管直径分别为：一级导管的最大直径约 2.5mm，最小直径约 0.5mm，平均直径 1.28mm；二级导管的最大直径约 2mm，最小直径约 0.5mm，平均直径 0.93mm；三级导管的最大直径约 1mm，最小直径约 0.2mm，平均直径 0.59mm。

五、乳腺影像报告数据系统简介（乳腺 X 线摄影 BI-RADS 第 5 版）

乳腺作为一个整体器官，其影像学正常与异常情况的诊断报告应有所规范，使用统一的专业术语、标准的诊断归类及检查程序，使放射科医师的诊断有章可循，也使临床治疗医师看到影像报告后即知道下一步该做什么。为达到这一目的，1992 年，美国放射学院（American College of Radiology）出版了指导性的文件：乳腺影像报告数据系统（Breast Imaging-Reporting And Data System，BI-RADS）。经过多次改版、更新，2013 年已是第 5 版，根据这一诊断报告系统，将乳腺的影像学表现分为 0～6 类，临床医师可根据不同类别的乳腺 X 线表现采用不同的临床对策，现简述如下。

BI-RADS 0：评估不完全，需要进一步影像学评估或与旧片对比。

BI-RADS 1：乳腺摄影显示乳腺结构清楚，没有任何明显异常。

BI-RADS 2：肯定的乳房良性肿块（如纤维腺瘤、纤维脂肪腺瘤、脂肪瘤、单纯囊肿、积乳囊肿等）、肯定的良性钙化（如粗大斑点状钙化、大小较单一的圆点状钙化、钙乳钙化等）均属此类。

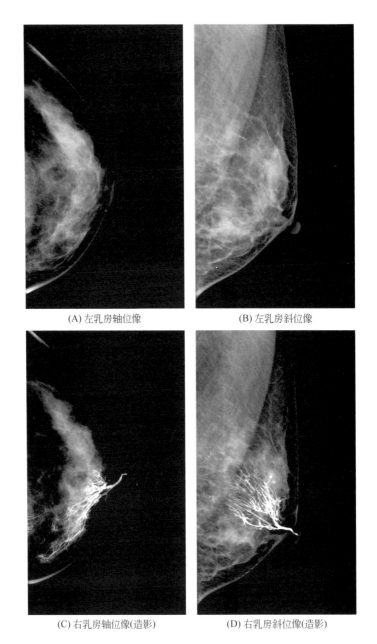

(A) 左乳房轴位像　　　　　　　　(B) 左乳房斜位像

(C) 右乳房轴位像(造影)　　　　　(D) 右乳房斜位像(造影)

图 9-1-6　左乳房轴位、斜位片及乳腺导管造影

（A）、（B）示混合型乳房，可见斑片状腺体及脂肪岛；（C）、（D）为经溢液乳腺导管注入造影剂后摄片，可见内上象限乳腺导管显影，乳腺导管呈放射状分布，内未见确切充盈缺损，远端可见小腺泡显影

BI-RADS 3：良性可能性大，恶性的概率小于 2%（亦即几乎都是良性）。此类病变需要短期内随访复查，一般随访期限为 6 个月。

BI-RADS 4：可疑恶性病变，恶性的概率为 2%～95%。此类病变应考虑进一步活组织检查以确定是否为恶性病变。

BI-RADS 5：几乎肯定为乳腺癌的病变，恶性概率高于 95%。此类病变应采取适当的处理措施。

BI-RADS 6：此类病变是新增加的类型，用来描述已被组织学证实为乳腺癌，病变在X线检查中得到确认，并与活检结果相符合的病变。

　　乳腺实质构成分类是第5版新增的内容，比以往ACR的乳腺实质背景分型更有临床实际意义（按乳腺实质与脂肪的百分比来分类的实质背景分型已被取消）。其主要根据乳腺构成的纤维腺体组织密度高低和分布范围划分为4类。a类：脂肪类；b类：散在纤维腺体类；c类：不均匀致密类，可遮掩小肿块；d类：极度致密类，使乳腺X线摄影敏感度降低。

第二节　乳房常见疾病的X线表现

一、乳腺囊肿

【X线诊断】

　　X线表现为边界清楚的圆形或卵圆形肿块，伴或不伴晕征（图9-2-1）。

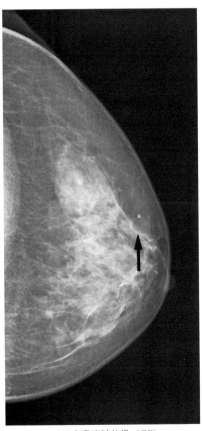
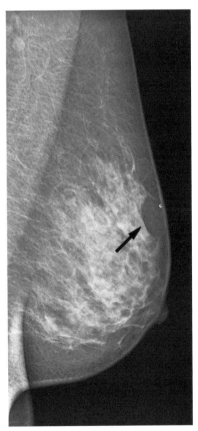

（A）左乳房轴位像（CC）　　　　　　（B）左乳房斜位像（MLO）

图 9-2-1　乳腺囊肿

左乳外上象限可见类圆形低密度影，形态规则，边缘光滑（➡）

【特别提示】

　　乳腺最常见的孤立性肿块，常表现为双侧乳腺多发肿块，好发年龄为20～50岁（40～50岁为发病高峰）。

二、急性、慢性乳腺炎

（一）急性乳腺炎

【Ｘ线诊断】

① 腺体密度增高，边缘模糊不清，血运增加，血管增粗。

② 受累皮肤增厚，皮下脂肪模糊，可见斑片状模糊影或网格影。

③ 有时可形成脓肿，表现为片状或类圆形低密度影、中等密度影、边界清楚或不清。

④ 腋下可见增大淋巴结（图 9-2-2）。

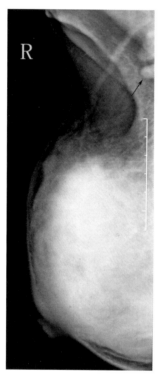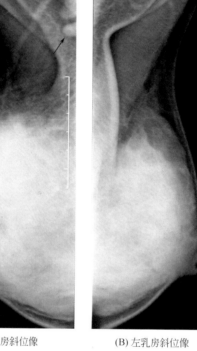

(A) 右乳房斜位像　　　　　　　　　　　(B) 左乳房斜位像

图 9-2-2　双侧急性乳腺炎

双乳房斜位像（MLO），可见腺体密度不均匀增高，腺体结构层次不清，边缘模糊，右乳房上部皮肤增厚，右腋下可见密度增高淋巴结影（———→）

【特别提示】

① 急性乳腺炎常有典型的临床症状，表现为乳房肿胀、疼痛，局部皮肤发红、发热，可有触痛及跳痛，伴有脓肿形成时可触及肿块，质硬或软，活动度差，严重时可有高热、寒战等全身症状，急性乳腺炎经抗生素治疗症状可明显好转，常可根据典型临床症状作出初步判断。

② 乳腺炎急性期多不主张用乳腺钼靶 X 线摄片检查，因检查时对乳房的挤压常会导致症状加重及炎症扩散。此时可选用超声、CT 或 MRI 检查，均可见腺体水肿、层次不清，皮肤水肿增厚等改变。对于病变腺体细节及脓肿中心坏死液化区域的显示，上述 3 种检查方法均优于乳腺钼靶 X 摄片。

（二）慢性乳腺炎

【X线诊断】

病变多较局限，呈非对称性致密影，皮肤增厚亦较局限且轻微。

【特别提示】

① 慢性乳腺炎常常发生于已婚育龄妇女，发病高峰年龄在 20～40 岁。

② 鉴别诊断

乳腺癌：发病高峰年龄为 45～55 岁，通常表现为高密度的不规则形肿块影，伴有分叶或毛刺，肿块内部及周边常常可见恶性钙化灶，周围腺体走行僵直或紊乱。

乳腺增生：多为乳房周期性的疼痛伴有片状增厚区，有触痛，生理期前症状明显，生理期后可缓解，通常表现为局部密度增高的斑片影，形态较规则，周围可伴有纵横交错的放射状索条影。

三、乳腺增生

【X线诊断】

① 以乳腺小叶增生为主时，表现为乳腺内片状高密度影，局限性或弥漫性分布，以外上象限为著，增生腺体内可见大小不等结节，边缘模糊不清（图 9-2-3）。

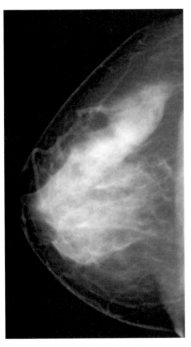 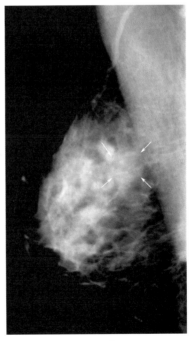

(A) 右乳房轴位像 (CC)　　　　　　　　(B) 右乳房斜位像 (MLO)

图 9-2-3　右侧乳腺增生

51 岁女性，混合型乳房，腺体退化不良，可见片状高密度腺体影，以外上象限为著，内部密度欠均匀，外上象限腺体后方可见一稍高密度增生结节（——→），边缘模糊不清

② 以乳腺导管增生为主时，尤其是小乳管高度扩张形成囊肿时，表现为多发大小不等类圆形稍高密度影，边缘光滑，界限清楚（图 9-2-4～图 9-2-6）。

③ 有时腺体内可见散在小圆形微小钙化，边缘光滑清楚，密度浅淡、不均匀。

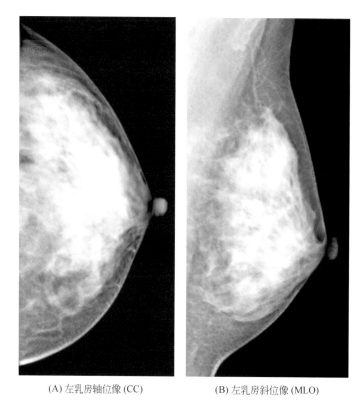

(A) 左乳房轴位像 (CC)　　　　　　　(B) 左乳房斜位像 (MLO)

图 9-2-4　左乳腺导管增生

37 岁女性，混合型乳房，可见片状高密度腺体影，以乳头为中心可见索条状增粗乳腺导管影放射状向腺体内延伸

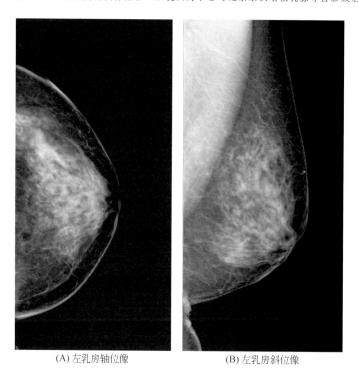

(A) 左乳房轴位像　　　　　　　　(B) 左乳房斜位像

图 9-2-5　左乳导管增生

50 岁女性，混合型乳房，(A)、(B) 示片状高密度腺体影，以乳头为中心可见索条状增粗乳腺导管影（呈低密度索条影）放射状向腺体内延伸

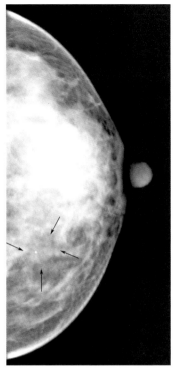 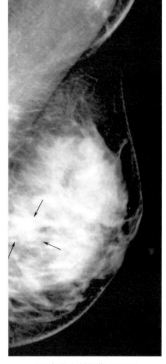

(A) 左乳房轴位像(CC)　　　　　　(B) 左乳房斜位像 (MLO)

图 9-2-6　左乳囊性乳腺增生

42 岁女性，混合型乳房，可见片状高密度腺体影，左乳内下象限可见一类圆形稍高密度影（——），部分界限清楚、经病理证实为乳腺导管囊性扩张；其余腺体内可见多个点状钙化灶；左腋下可见少量腺体影，为副乳

【特别提示】

① 乳腺增生为女性乳房的常见疾病，多发生于 30～40 岁女性，可为单侧或双侧，双乳增生多见。表现为乳房胀痛和乳房可触及多发结节，症状常与月经周期有关。

② 因月经前乳腺增生性改变可能加重，因此建议月经后 1～2 周后进行乳腺钼靶 X 线摄片检查，又或者在月经前后对比观察。

③ 除 X 线摄片检查外，乳房超声也是一种常用的检查手段，表现为腺体增厚、结构紊乱、内部回声不均匀，有时可见类圆形低回声区域，为乳腺导管囊性扩张或囊肿形成。当然 CT 和 MRI 检查同样可以发现腺体成分不均、结构紊乱，也更易于发现乳房体内的增生结节及囊肿。

④ 值得指出的是，因不同年龄阶段乳房可有不同的表现，因此在诊断乳腺增生时，应密切结合病人所处年龄阶段及乳房分型，综合判断。

四、乳腺纤维腺瘤

【X 线诊断】

① 腺体内可见圆形或椭圆形肿块影，可呈分叶状，边缘光滑，界限清楚或略模糊，密度与乳腺腺体密度相近或稍高于腺体密度，病变周围可见较窄的低密度晕环（图 9-2-7）。

② 病变内可见钙化，可呈粗颗粒状、结节状或斑片状（图 9-2-8）。

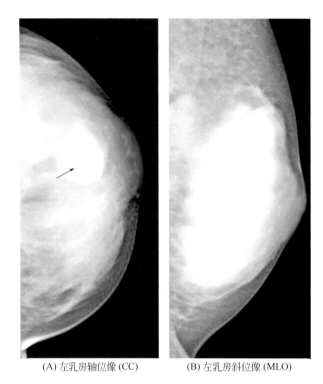

(A) 左乳房轴位像 (CC)　　(B) 左乳房斜位像 (MLO)

图 9-2-7　左乳腺纤维腺瘤

混合型乳房，可见片状高密度腺体影，左乳外上象限可见一类圆形高密度结节（——），边缘光滑锐利，浅分叶状，界限清楚，斜位像示病变周围可见弧形低密度晕环

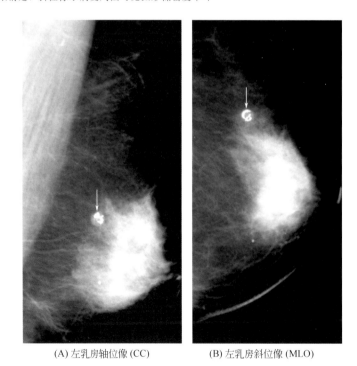

(A) 左乳房轴位像 (CC)　　(B) 左乳房斜位像 (MLO)

图 9-2-8　左乳腺纤维腺瘤伴钙化

混合型乳房，可见片状高密度腺体影，左乳外上象限腺体后方可见一圆形结节（——），稍低于腺体密度，内部可见斑片状、弧形钙化

【特别提示】

① 乳腺纤维腺瘤多发生于年轻女性，无自觉症状，多偶然触及发现，肿块质地较韧，活动度良好，常无触痛，可单发或多发。

② 增强 CT 或增强 MRI 检查，可以进一步显示病变形态及内部结构，也可根据病变不同强化方式鉴别病变，乳房纤维腺瘤 CT 表现为结节状稍高密度影、界清；MRI 亦表现为腺体内占位病变，可为高或低信号，与病变内部成分不同有关；增强后表现为缓慢均匀强化或由中心向外周的离心样强化。

③ 乳腺纤维腺瘤是乳房内常见良性肿瘤，应与乳腺癌相鉴别。乳腺纤维腺瘤常发生于年轻女性，肿块边缘光滑、锐利，查体可触及肿块，活动性良好；而乳腺癌多发生于中老年女性，常呈浸润性向周围组织侵犯，表现为高密度肿块，边缘毛糙，可见毛刺影或呈蟹足样向周围组织延伸，查体可扪及肿块，质硬，活动度差，有时可见皮肤凹陷及乳头牵拉等改变。增强 CT 或 MRI 检查，乳腺纤维腺瘤强化均匀、缓慢，而乳腺癌则表现为快速明显强化及迅速廓清，强化由边缘向中心进行，可不均匀。

五、乳腺导管内乳头状瘤

【X 线诊断】

① 乳腺导管内乳头状瘤在常规乳腺钼靶 X 线摄影上多无异常发现，少数仅表现为结节影，形态可规整或不规整，边界清晰或不清 [图 9-2-9（A）、（B）]；但发生于乳晕区域的小结节影，应考虑本病的可能。极少数病例可发现乳腺导管扩张。

② 乳腺导管造影检查是诊断本病安全、有效的检查手段，表现为乳腺主导管或二、三级分支导管内圆形或椭圆形充盈缺损，单发或多发，大小不等，边界大多清楚 [图 9-2-9（C）、（D）]，少数病例出现导管梗阻或杯口样截断，继发远端导管扩张。乳腺导管壁光滑、完整，无浸润现象。

【特别提示】

① 乳腺导管内乳头状瘤典型的临床症状为无痛性、间断性乳头溢液，可为浆液性、淡黄色或暗红血性，伴有感染时可出现脓性溢液，溢出液体较为黏稠、颜色发黄。

② 除 X 线乳腺导管造影检查外，超声检查也可以作为一种简单常用的检查手段，可以发现乳腺导管囊状或柱状扩张，有时扩张导管内可见到小结节影，表面不规整；乳头溢液涂片检查也是常用的检查手段之一，镜下发现乳头状排列瘤细胞即可诊断，但敏感度较低；乳腺纤维导管内镜检查是另一种有效的检查手段，可以直接发现病变并准确定位。

③ 值得指出的是，急性乳腺炎病患禁忌做乳腺导管造影检查，因检查时需逆行注入造影剂，可能导致症状加重或炎症扩散。此时可选择超声或乳腺导管溢液涂片等其他检查手段。

④ 乳腺导管内乳头状瘤主要应与乳头状癌相鉴别，前者多表现为乳腺导管突然中断，断端呈光滑杯口状，近侧乳腺导管显示明显扩张，并见圆形或卵圆形充盈缺损，导管柔软、光整；而乳头状癌则表现为乳腺导管中断、断端不整、边缘毛糙，或乳腺导管呈鼠尾状变窄，管壁僵硬。

六、乳腺脂肪瘤

【X 线诊断】

X 线表现为透 X 线的分叶状肿块（图 9-2-10）。

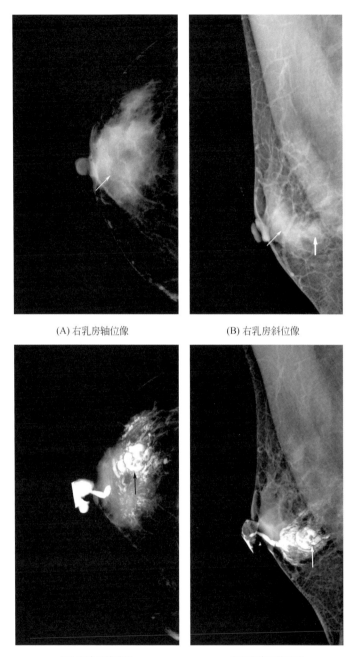

(A) 右乳房轴位像　　　　　　　　(B) 右乳房斜位像

(C) 乳腺导管造影　　　　　　　　(D) 乳腺导管造影

图 9-2-9　右乳外上象限乳腺导管内乳头状瘤

混合型乳房，(A)、(B) 可见片状高密度腺体影 (——)，右乳外下象限偏后方腺体内见一类圆形结节 (—►)，呈等密度，边缘模糊不清。(C)、(D) 示右乳外下象限相应部位囊状扩张乳腺导管影 (——)，内见多发小结节状不规则充盈缺损影

【特别提示】

本病是由脂肪组织组成的良性肿瘤，多见于老年人，质软。

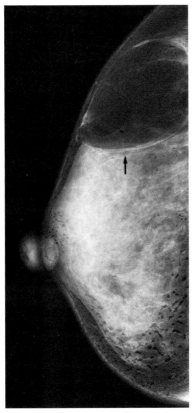

(A) 右乳房轴位像（CC）　　　　　　(B) 右乳房斜位像（MLO）

图 9-2-10　乳腺脂肪瘤

右乳房外上象限可见一类圆形含脂肪低密度影（➡），边界清晰，其内可见细小间隔，邻近腺体受压

七、乳腺错构瘤

【X 线诊断】

X 线表现为大的 3～5cm 边界清楚的肿块，呈高低混杂密度（图 9-2-11）。

【特别提示】

① 由正常乳腺组织构成的乳腺良性肿块（包括小叶结构、间质及脂肪组织）。

② 可发生于任何年龄，通常可触及肿块。

③ 在影像上有时与其他良性肿瘤鉴别困难，如纤维腺瘤。

④ 在组织学上可表现为正常乳腺组织。

八、积乳囊肿

【X 线诊断】

乳腺内圆形均匀透亮影，有完整的高密度晕环，边界清楚（图 9-2-12）。

【特别提示】

① 积乳囊肿是由于浓缩的乳汁堵塞导管形成的含乳囊肿，多发生在哺乳期或哺乳后不久（位于乳晕周围区域）。

② 哺乳期因乳腺肿胀，肿块不易被发现，往往在断奶后才可清楚扪及。囊肿呈圆或卵圆形，表面光滑，可以推动，多数为单侧、单个囊肿，可有轻微压痛，触之可有囊性感。

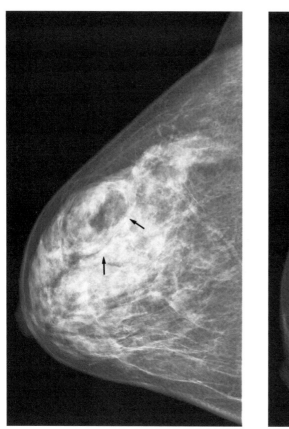
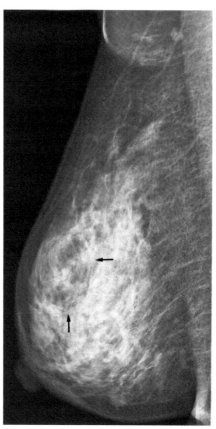

图 9-2-11 乳腺错构瘤
右乳房外上象限可见一混杂低密度团块影，边界较清晰（➡）

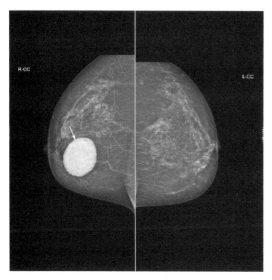
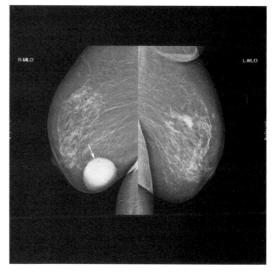

图 9-2-12 右乳房内下象限积乳囊肿（➡）（女，48 岁）

九、乳腺叶状肿瘤

【X 线表现】

① 叶状肿瘤形态多样，可呈圆形、椭圆形或分叶状。

② 肿块大小不一，体积较小者表现为小结节状高密度影，内部密度均匀，边界清楚；瘤体较大时，外形呈波浪形或多囊状改变。

③ 多呈膨胀性生长，压迫推挤周围正常腺体组织，肿块周边可见"透明晕"。

④ 病变多边界光整、界限清晰，部分恶性肿瘤向周围组织浸润时，肿块边缘模糊不清。

⑤ 部分交界性或恶性病变可发生腋下淋巴结转移（图 9-2-13、图 9-2-14）。

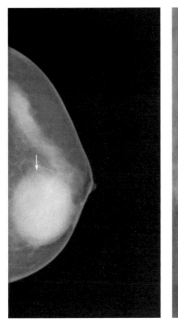

(A) 左乳房轴位像　　　　　　　　(B) 左乳房斜位像

图 9-2-13　左乳房内侧象限乳腺叶状肿瘤

混合型乳房，（A）、（B）示片状高密度腺体影，左乳内侧象限偏上方腺体内见稍高密度团块影
（——），边缘浅分叶状，大部分界限清楚

【特别提示】

① 乳腺叶状肿瘤多见于中年女性，高峰年龄为 50 岁左右。临床表现为无痛性肿块，少数伴局部轻压痛，质地硬韧，部分可有囊性感。肿块边缘光滑，边界清晰，活动度可，与皮肤及周围组织无粘连。

② 增强 CT 及增强 MRI 检查，可进一步观察病变形态特征，并通过多期动态增强扫描，观察肿瘤血供情况。CT 及 MRI 上该肿瘤表现为边界清晰的分叶状或卵圆形肿块，呈软组织密度/信号，较大病变内部可见坏死、囊变及出血；动态增强后病变时间-信号强度曲线（TIC）多为渐增型或平台型。

③ 病理组织学上，乳腺叶状肿瘤可分为良性、交界性和恶性三种，后两种尤其是恶性病变可发生周围组织浸润及远处转移，CT 和 MRI 检查可有利于恶性征象的早期发现和明确诊断。

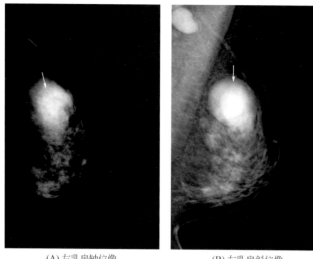

(A) 左乳房轴位像   (B) 左乳房斜位像

图 9-2-14   左乳房外上象限乳腺叶状肿瘤

混合型乳房。（A）、（B）可见淡片状未退化腺体影，左乳房外上象限腺体内见高密度团块影（——），边缘分叶状，大部分界限清楚（——）。腋下可见高密度增大淋巴结影

十、乳腺癌

【X线表现】

① 乳腺癌常表现为腺体内高密度肿块，分叶状，边缘模糊不清，可见毛刺形成，有时病变周围可见较宽大晕环，常为肿瘤向周围组织侵犯所致；乳腺癌有时也可表现为腺体内局部不对称密度影，或仅表现为局部腺体结构牵拉、扭曲（图 9-2-15）。

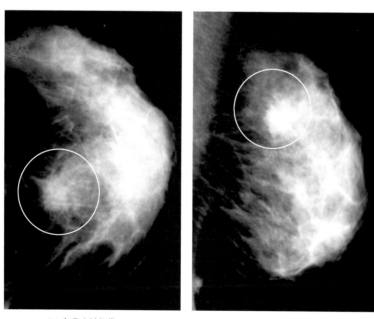

(A) 左乳房轴位像 (CC)   (B) 左乳房斜位像 (MLO)

图 9-2-15   左侧乳腺癌（一）

混合型乳房，可见片状高密度腺体影。左乳房内上象限可见一稍高密度结节影（圆形区域），浅分叶状，界限模糊不清，边缘毛糙，可见长短不等毛刺，病变周围似见宽大低密度晕环

② 乳腺钼靶 X 线检查常可发现病变内的恶性微细钙化，多呈集簇状、线性、节段性或区域性分布，浓淡不均，钙化形态可为细小颗粒状、杆状、分支状或不规则形等，对微细钙化的高敏感度是乳腺钼靶 X 线检查用于乳腺癌筛查及诊断的一大优势（图 9-2-16～图 9-2-19）。

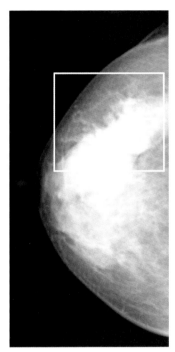
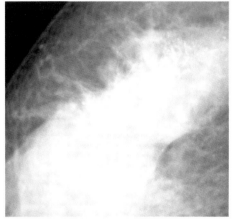

(A) 右乳房轴位像 (CC)　　　　　　(B) (A)方框内局部放大图像

图 9-2-16　右侧乳腺癌（一）

混合型乳房，可见片状高密度腺体影。右乳房外侧象限腺体内可见不规则钙化影（方框区域），局部经放大可见颗粒状、杆状、线状及分支状钙化，大小不等，浓淡不均，呈节段性分布，后经病理证实为乳腺导管癌

③ 乳腺癌对周围结构的侵犯还可导致相应的 X 线表现，侵犯皮肤及皮下脂肪时，可出现皮肤增厚、凹陷，皮下脂肪内可见网格影或索条影，也可见增粗的 Cooper 韧带；累及大导管时可见乳头下导管增粗，密度增高，边缘粗糙——"大导管征"，还可引起乳头牵拉、回缩。

④ 腋下淋巴结肿大是乳腺癌淋巴结转移所致，表现为腋下高密度结节，边缘毛糙，可见毛刺，肿大淋巴结可以相互融合，形成肿块。

【特别提示】

① 乳腺癌多见中老年女性，临床上表现为乳房肿块、疼痛、乳头回缩或溢出血性液体，触诊时乳腺内可扪及肿块，活动度差，质地坚硬，腋窝及锁骨上可触及肿大淋巴结。

② 增强 CT 或增强 MRI 检查，可以进一步显示病变形态、对周围结构侵犯情况及转移情况，乳腺癌 CT 表现为肿块状病变，形态不规则，边缘毛糙；MRI 亦表现为腺体内不规则占位病变，呈长 T_1、长 T_2 信号；增强后表现为不均匀明显强化，强化方式为快速强化及迅速廓清，强化常由边缘向中心进行。

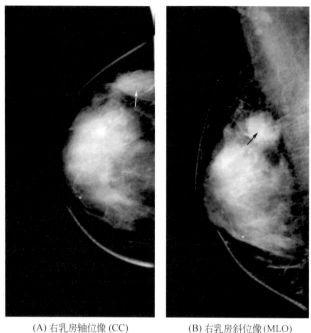

(A) 右乳房轴位像(CC)　　　　　　(B) 右乳房斜位像(MLO)

图 9-2-17　右侧乳腺癌（二）

　　混合型乳房，可见片状高密度腺体影。右乳房外上象限可见一稍高密度结节影（——），浅分叶状，界限稍模糊不清，边缘毛糙，可见毛刺，病变内部及外上象限腺体内可见区域性分布的微细钙化，呈细小颗粒状，浓淡不均

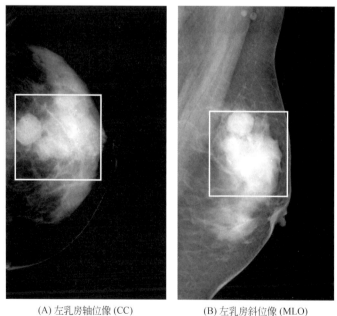

(A) 左乳房轴位像(CC)　　　　　　(B) 左乳房斜位像(MLO)

图 9-2-18　左侧乳腺癌（二）

　　混合型乳房，(A)、(B) 可见片状高密度腺体影。左乳房外上象限可见高密度团块及结节影，边缘模糊不清，内见不定型微细钙化灶，浓淡不均，区段性分布

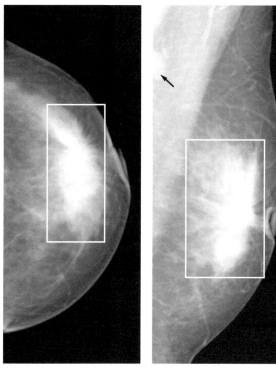

(A) 左乳房轴位像 (CC)　　　　　(B) 左乳房斜位像(MLO)

图 9-2-19　左侧乳腺癌（三）

混合型乳房，乳头后外侧腺体结构扭曲，边缘毛糙，可见"大导管征"，乳头及乳晕皮肤局部
受牵拉内陷（——➤）；右腋下可见一稍高密度淋巴结（——➤）

　　③ 乳腺癌常需与乳腺纤维腺瘤相鉴别。乳腺纤维腺瘤常为边缘光滑肿块，密度与腺体
相近，内部可见粗大钙化；而乳腺癌常表现为高密度肿块，边缘毛糙，可见微细钙化等恶性
征象；增强 CT 或 MRI 检查，乳腺纤维腺瘤强化均匀、缓慢，而乳腺癌则表现为不均匀强
化，且呈现迅速强化及快速消退。

参考文献

［1］白人驹. 医学影像学. 第 8 版. 北京：人民卫生出版社，2017.

［2］韩萍. 医学影像诊断学. 第 5 版. 北京：人民卫生出版社，2022.

［3］薛静，濮月华，张东坡. 正常人体医学影像学图谱—神经系统影像解剖图谱. 北京：人民卫生出版社，2016.

［4］孟悛非. 中华医学影像学：骨关节与软组织分册. 北京：北京大学医学出版社，2015.

［5］周纯武. 中华影像医学：乳腺卷. 第 3 版. 北京：人民卫生出版社，2019.

［6］陈敏，王霄英. 中华影像医学：泌尿生殖系统卷. 第 3 版. 北京：人民卫生出版社，2019.

［7］王振常，鲜军舫. 中华影像医学：头颈部卷. 第 3 版. 北京：人民卫生出版社，2019.

［8］龚启勇，卢光明，程敬亮. 中华影像医学：中枢神经系统卷. 第 3 版. 北京：人民卫生出版社，2019.

［9］尚梁长虹，胡道予. 中华影像医学：消化道卷. 第 3 版. 北京：人民卫生出版社，2019.

［10］刘士远，郭佑敏. 中华影像医学：呼吸系统卷. 第 3 版. 北京：人民卫生出版社，2019.

［11］徐文坚，袁慧书. 中华影像医学：骨肌系统卷. 第 3 版. 北京：人民卫生出版社，2019.

［12］WHO 中枢神经系统肿瘤分类. 第 3 版，2022.